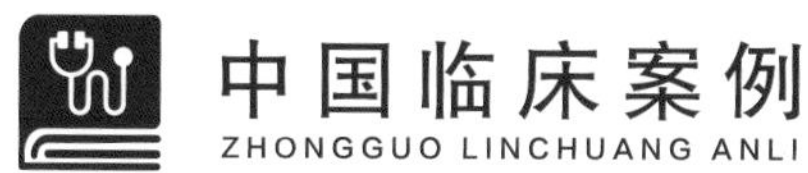

临床实践与教学丛书

肿瘤生物细胞治疗病例精解

主　　编　张　毅　韩为东　任秀宝

上海科学技术文献出版社
Shanghai Scientific and Technological Literature Press

图书在版编目（CIP）数据

肿瘤生物细胞治疗病例精解 / 张毅，韩为东，任秀宝主编 . -- 上海：上海科学技术文献出版社，2024.
(中国临床案例). -- ISBN 978-7-5439-9149-1

Ⅰ. R73

中国国家版本馆 CIP 数据核字第 2024M6V888 号

策划编辑：张　树

责任编辑：应丽春

封面设计：李　楠

肿瘤生物细胞治疗病例精解

ZHONGLIU SHENGWU XIBAO ZHILIAO BINGLI JINGJIE

主　　编：张　毅　韩为东　任秀宝

出版发行：上海科学技术文献出版社

地　　址：上海市淮海中路 1329 号 4 楼

邮政编码：200031

经　　销：全国新华书店

印　　刷：河北朗祥印刷有限公司

开　　本：787mm × 1092mm　1/16

印　　张：18.25

版　　次：2024 年 7 月第 1 版　2024 年 7 月第 1 次印刷

书　　号：ISBN 978-7-5439-9149-1

定　　价：238.00 元

http://www.sstlp.com

《肿瘤生物细胞治疗病例精解》
编委会

主　编

张　毅　郑州大学第一附属医院

韩为东　中国人民解放军总医院

任秀宝　天津医科大学肿瘤医院

副主编

蒋敬庭　常州市第一人民医院

崔久嵬　吉林大学第一医院

刘宝瑞　南京大学医学院附属鼓楼医院

赵翔宇　北京大学人民医院

梁爱斌　上海市同济医院

钱文斌　浙江大学医学院附属第二医院

编　委

（按姓氏拼音排序）

包昌倩　浙江大学医学院附属第二医院

曹　江　徐州医科大学附属医院

曹勋红　北京大学人民医院

陈陆俊　常州市第一人民医院

陈耐飞　吉林大学第一医院

陈新峰　郑州大学第一附属医院

丁振宇　四川大学华西医院

段玉青　河北医科大学第四医院

丰恺超　中国人民解放军总医院
韩婷婷　北京大学人民医院
李　萍　上海市同济医院
李　青　四川大学华西医院
李成功　华中科技大学同济医学院附属协和医院
李嘉瑞　北京大学肿瘤医院
李润美　天津医科大学肿瘤医院
李志芳　中国人民解放军总医院
刘　畅　北京大学肿瘤医院
刘　恋　北京大学肿瘤医院
刘　芹　南京大学医学院附属鼓楼医院
刘　洋　中国人民解放军总医院
刘继彦　四川大学华西医院
刘丽华　河北医科大学第四医院
刘艳粉　郑州大学第一附属医院
卢楠楠　中国人民解放军总医院
吕　微　河北医科大学第四医院
梅　恒　华中科技大学同济医学院附属协和医院
孟娟霞　天津市第一中心医院
齐长松　北京大学肿瘤医院
秦国慧　郑州大学第一附属医院
邱婷婷　徐州医科大学附属医院
沈　洁　南京大学医学院附属鼓楼医院
唐蕊洁　河北燕达陆道培医院
王　丹　郑州大学第一附属医院
翁德胜　中山大学肿瘤防治中心

吴　晨　常州市第一人民医院
夏　韩　常州市第一人民医院
向　橦　中山大学肿瘤防治中心
谢永盛　浙江大学医学院附属第二医院
徐　斌　常州市第一人民医院
徐开林　徐州医科大学附属医院
杨昕怡　中山大学肿瘤防治中心
张　弦　河北燕达陆道培医院
张　钰　天津市第一中心医院
张改玲　河北燕达陆道培医院
张焕新　徐州医科大学附属医院
赵　璇　郑州大学第一附属医院
赵爱琪　浙江大学医学院附属第二医院
赵靖靖　中山大学肿瘤防治中心
赵玲玲　吉林大学第一医院
赵明峰　天津市第一中心医院
郑　晓　常州市第一人民医院
钟淑涵　浙江大学医学院附属第二医院

主编简介

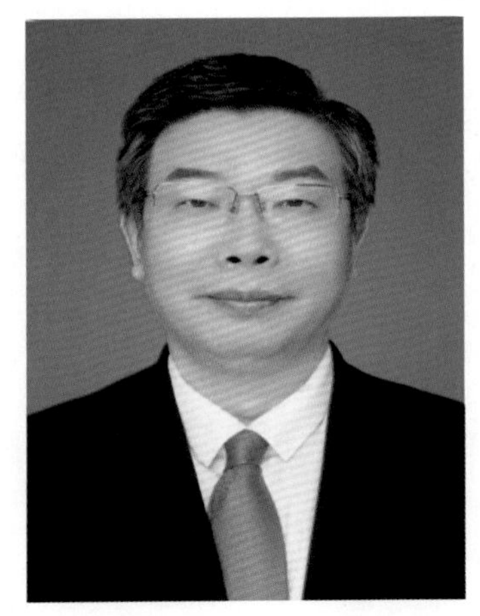

张毅，二级教授，主任医师，博士生导师，中原学者，国务院政府特殊津贴专家。郑州大学第一附属医院首席科学家，郑州大学医学院学术副院长，郑州大学第一附属医院生物细胞治疗中心主任。致力于免疫和细胞治疗的基础研究、创新转化研究和临床应用30多年。担任省部共建食管癌国家重点实验室副主任和河南省肿瘤免疫与生物治疗重点实验室主任。

兼任中国免疫学会肿瘤免疫与生物治疗专委会主任委员、中国抗癌协会生物治疗专委会副主任委员、中国细胞治疗质量管理和研究专委会常务副主任委员、中国研究型医院生物治疗学分会副主任委员和中国生物物理学会感染与免疫分会副会长等。

在SCI期刊发表论文256篇，连续入选中国高被引学者，全球顶尖前10万科学家和全球前2%顶尖科学家榜单。担任*J Hematol Oncol*等英文杂志和《中国肿瘤生物治疗杂志》等中文期刊编委或副主编。以第一完成人获得河南省自然科学一等奖、河南省科技进步一等奖、中国抗癌协会科技奖二等奖以及中国侨界贡献奖。

主编简介

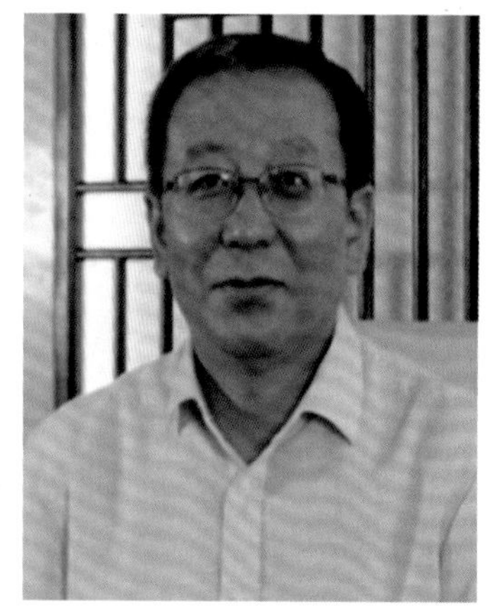

韩为东，临床医学博士，主任医师，教授，博士生导师。国家百千万人才，国务院政府特殊津贴专家，首都科技创新领军人才。现任中国人民解放军总医院生物治疗科主任。

主要从事肿瘤治疗抵抗机制、肿瘤免疫治疗新技术研发以及临床转化研究。国家发明专利20余项。

以第一作者或通讯作者在*JCO*、*Cell Res*、*Blood*、*Nature Cancer*、*CCR*、*NAR*、*JNCI*、*STTT*、*Nat Comm*、*JHO*、*CMI*、*Leukemia*、*Lancet Hematology*、*JCI*、*Mol Can*、*JEM*等学术期刊发表SCI论文180余篇，累计影响因子1500余分，H指数55分；总被引用10367次。2020—2022年连续3年被爱思唯尔评为临床医学领域中国高被引学者。

主编简介

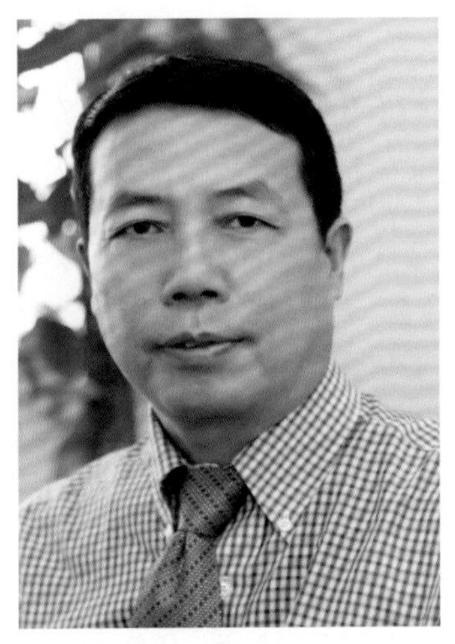

任秀宝，主任医师，教授，博士生导师。“国家特支计划”百千万工程领军人才，人社部“万人计划”领军人才，享受国务院政府特殊津贴。现任天津医科大学肿瘤医院生物治疗科主任。

兼任天津市医学会肿瘤学分会主任委员、中国医药生物技术协会医药生物技术临床应用专业委员会副主任委员、中国抗癌协会肿瘤生物治疗专业委员会副主任委员、中国研究型医院学会生物治疗学专业委员会副主任委员、CSCO肿瘤免疫治疗专家委员会常务委员、CSCO恶性黑色素瘤专家委员会常务委员、CSCO罕见肿瘤专家委员会常务委员。

主编《实体肿瘤细胞免疫治疗》，在*Signal Transduct Target Ther*、*Clinical Cancer Research*等杂志发表SCI论文70余篇（通讯作者）。

序　一

应张毅、韩为东和任秀宝三位教授之邀，非常荣幸为他们组织编写的《中国临床案例·肿瘤生物细胞治疗病例精解》一书作序。肿瘤作为危及人类生命健康的重要疾病，其治疗模式随着科学研究的发展已逐步发生改变，而生物细胞治疗已被证实是一种非常有潜力的治疗方法。

本书收集了细胞治疗相关的典型病例34例，涵盖多种细胞疗法治疗实体瘤和血液系统恶性肿瘤，以图文并茂的形式，详实记录每个病例的临床表现、诊断过程、治疗方案和预后情况，并邀请行业内知名专家进行了点评，凝练了集体的智慧，通过这些真实而生动的病例，能够深刻了解到细胞治疗领域的基本状况和最新进展，在行业内具有重要的参考价值。

细胞治疗之路将打开肿瘤治愈之门，该书的出版会为细胞治疗领域内的临床工作者提供参考。

田志刚

2024年6月

序言作者简介

田志刚，中国工程院院士。中国科学技术大学生命科学学院教授、博士生导师。免疫学研究所所长，中国科学院“百人计划”入选者。

序　二

近10年来，生物细胞治疗领域飞速发展，从针对血液系统肿瘤到实体肿瘤的免疫细胞疗法临床研究，例如靶向CD19、BCMA 和EGFR以及双靶点等CAR-T细胞疗法显示了显著优势，同时这些新型疗法也有力推动了细胞治疗领域的革新，呈现出良好的应用前景。

我国的免疫细胞治疗技术研发和临床研究处于世界前沿水平。本书由张毅教授、韩为东教授和任秀宝教授组织国内细胞治疗领域内的专家们共同撰写，他们在细胞治疗基础和临床研究方面有着丰富的经验。本书收集了不同细胞疗法治疗多种恶性肿瘤的典型案例，包括了目前细胞治疗领域内的新产品和治疗新策略，对本领域具有重要的指导作用。

基于细胞治疗手段的多样化，相信更多细胞治疗产品将走向临床研究，最终有可能达到并将突破肿瘤的传统治疗模式。

2024年6月

序言作者简介

王福生，中国科学院院士。中国人民解放军总医院第五医学中心感染病医学部主任，国家感染性疾病临床医学研究中心主任。国家及军队生物安全专家组专家，中华医学会感染病学分会候任主任委员。国家杰出青年基金获得者，全国创新争先奖状获得者，全国优秀科技工作者，全国优秀共产党员。

8日行淋巴细胞采集术，2021年9月9日给予R-Gemox方案化疗桥接治疗，2021年9月30日为接受CAR-T细胞治疗返院。

既往史：患桥本氏甲状腺炎2年，口服优甲乐治疗。无高血压、心脏病病史，无糖尿病、脑血管疾病病史，无肝炎、结核、疟疾病史，无外伤、输血史，无食物、药物过敏史。

个人史：无特殊。

家族史：父亲死于肝癌，母亲已故，1兄2妹、1子健康。

（二）体格检查

体温36.6℃，脉搏80次/分，呼吸20次/分，血压118/72mmHg，身高166cm，体重70kg。颈软、无抵抗，颈静脉无怒张，全身浅表淋巴结无肿大，心肺听诊无异常，未见明显阳性体征。

（三）辅助检查

2021年9月13日病理学检查：肺穿刺，弥漫大B细胞淋巴瘤，CD3（-），CD19（+），CD20（弱+），CD21（灶+），CD10（-），Bcl-6（+），MuM-1（+），Bcl-2（-），c-Myc（约40%+），AE1/AE3（上皮+），Ki-67（30%+）。

2021年11月15日病理学检查：肺穿刺，肺组织慢性炎，间质纤维组织增生，局灶呈机化性肺炎改变，结合免疫组化结果，未见明确肿瘤累及，CD3（+），CD19（-），CD20（-），CD79a（-），CD21（-），CD10（-），Ki-67（5%+）。

（四）临床诊断

1. 非霍奇金淋巴瘤-弥漫大B细胞淋巴瘤Ⅳ期 IPI 3分 高中危。

2. 桥本甲状腺炎。

二、诊治经过

2021年9月30日复查PET-CT示：双肺见多发结节状、团片状软组织影放射性分布浓聚，SUVmax约34.3，大者约3.2cm×4.8cm，脾胃间新发高代谢淋巴结影，大小约1.0cm×1.1cm，综合评价为疾病进展，排除化疗及CAR-T细胞治疗禁忌，于2021年10月8日始给予FC（氟达拉滨25mg/m^2+环磷酰胺250mg/m^2）方案连续3天化疗，2021年10月13日给予静脉回输GC012F注射液（2×10^5/kg），回输过程顺利，回输后第6～9天间断发热，热峰最高为39.1℃，综合判断为细胞因子释放综合征1级，于第9天给予托珠单抗注射液4mg/kg后缓解，期间合并粒细胞下降，给予升白、预防性抗生素应用，病情稳定后于细胞治疗后第11天出院。回输GC012F注射液后体内细胞因子和CAR-T细胞扩增的变化情况见病例1图1，扩增高峰在第7～14天出现（病例

1图1A），CAR copies在第14天达到高峰（病例1图1B），而细胞因子水平IFN-γ在第10天达到高峰（病例1图1C）。CAR-T细胞治疗后1个月复查CT示：两肺内多发团块并部分实变，较前变化不大（病例1图2）；PET-CT（2021年11月10日）示：双肺部多发结节状、团片状软组织影代谢稍活跃，较前代谢活性减低，SUV_{max} 3.5，大者2.5cm×3.4cm（病例1图3）。穿刺病理示：肺组织慢性炎，间质纤维组织增生，局灶为机化性肺炎改变，B细胞标记为阴性，未见明显肿瘤累及；并且组织内CAR浸润明显（CAR copies 140263μg/g DNA）。后续随访PET-CT示：疾病一直处于稳定状态，肺部结节逐渐缩小，2023年4月7日复查PET-CT示（回输后18个月）：双肺见多发结节状、斑片状及条索状高密度影部分放射性分布稍浓聚，SUVmax 3.4（病例1图3），综合评价患者为完全缓解。该例为全球首例接受CD19/BCMA CAR-T细胞疗法的患者，至今已达完全缓解2年。

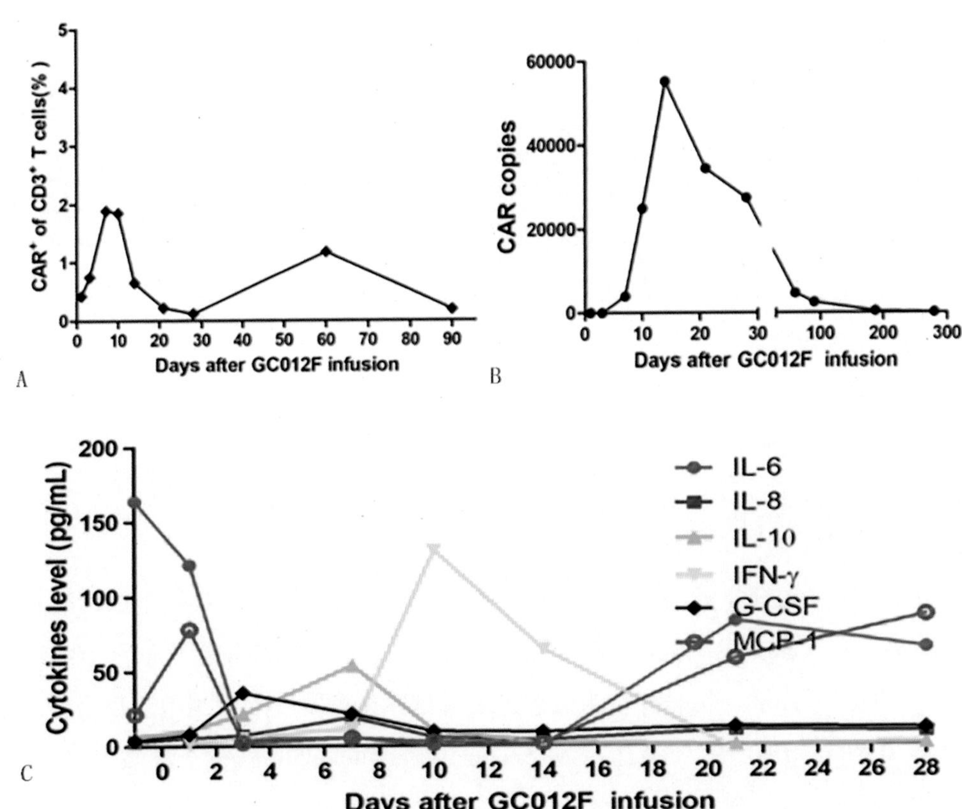

病例1图1　GC012F注射液回输后体内CAR-T细胞扩增和细胞因子水平的动态变化

注：A.CAR$^+$T 细胞在体内的情况，流式细胞术检测外周血中 CAR$^+$/CD3$^+$T 细胞的比例；B.CAR copies 在体内的动态变化，qPCR 技术检测 CAR-T 细胞在体内的存活情况；C.GC012F 注射液回输后体内细胞因子的动态变化，多细胞因子检测体内 IL-6、IL-8、IL-10、IFN-γ、G-CSF 和 MCP-1 的分泌水平。

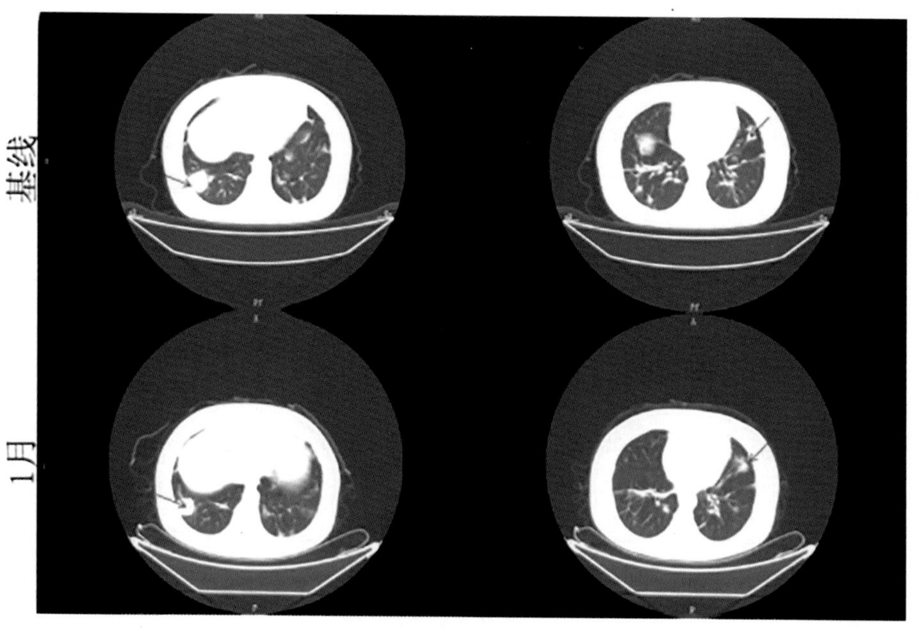

病例1图2　患者肺部病灶治疗前和回输GC012F 1个月后的CT影像学表现

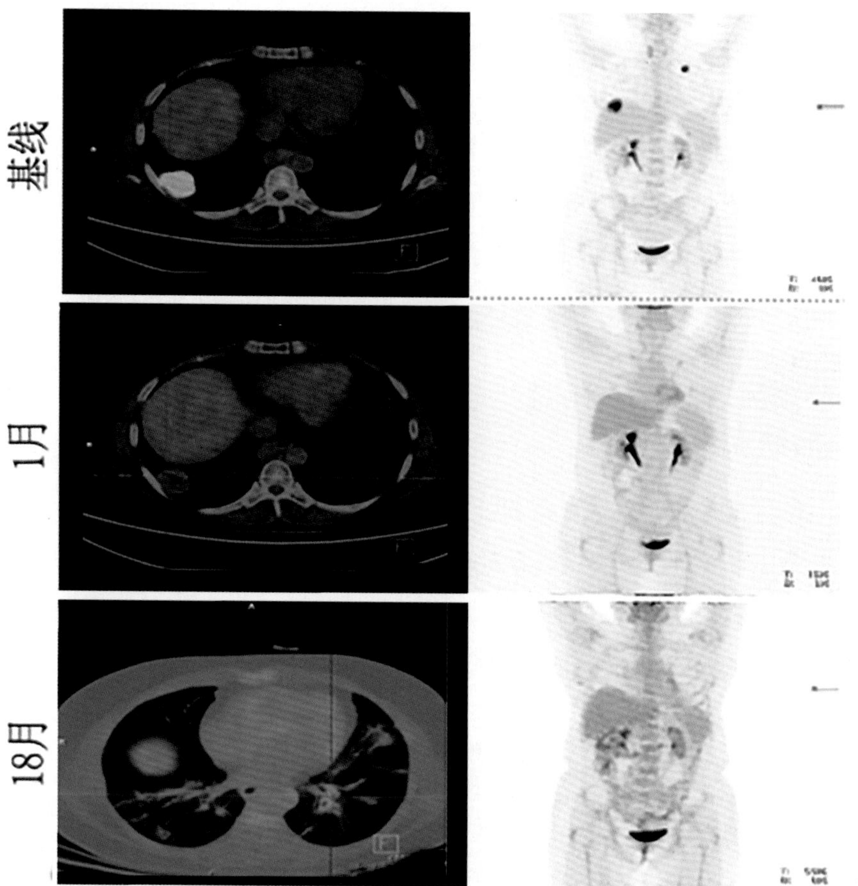

病例1图3　输注GC012F注射液前后患者肺部病灶变化

三、疾病介绍

B细胞非霍奇金淋巴瘤按大小分为大细胞型如弥漫性大B细胞淋巴瘤、伯基特细胞淋巴瘤、淋巴母细胞淋巴瘤，小细胞型如套细胞淋巴瘤、滤泡细胞淋巴瘤、毛白等。弥漫大B细胞淋巴瘤（DLBCL）是成人恶性B细胞淋巴瘤中最常见的一种类型，是一类在临床表现、组织形态和预后等多方面具有较大异质性的恶性肿瘤。可发生于任何年龄，以中老年为主，中位发病年龄60～64岁，男性居多，DLBCL的发病率约占非霍奇金淋巴瘤所有病例的40%。其中靶向药物联合化学药物治疗往往为一线治疗方案，达到完全缓解后可应用自体或异体造血干细胞移植巩固治疗。但仍有约1/3患者进入复发/难治阶段，针对复发/难治性B细胞淋巴瘤患者过去主要依靠化疗及靶向药物治疗；近些年来，靶向CD19的CAR-T细胞疗法已被批准应用于复发/难治性B细胞淋巴瘤的多个亚型，在我国，也有两款CD19 CAR-T细胞疗法获批用于二线及以上系统性治疗后复发/难治性大B细胞淋巴瘤成人患者，包括DLBCL非特指型、原发性纵隔B细胞淋巴瘤（PMBCL）、高级别B细胞淋巴瘤和滤泡淋巴瘤转化的DLBCL。然而，目前已批准的CD19 CAR-T疗法也有一定的局限性，部分患者可出现严重的不良反应，部分患者无效或者缓解后复发，所以行业内仍在继续研发、希望进一步提高疗效并降低不良反应。比如调整CAR的亲和性降低不良反应，使用双靶点CAR-T设计降低免疫逃逸从而提升疗效等，这些研发方向都有一些新的成果出现；其中前期研究结果显示BCMA在部分淋巴瘤组织中亦高表达，体内外实验证实CD19/BCMA CAR-T细胞能够产生有效的抗肿瘤疗效，基于此开展了CD19/BCMA CAR-T细胞治疗复发/难治性B细胞淋巴瘤安全性和有效性的探索性临床研究。

四、病例点评

首先，我们知道CD19已被广泛验证是针对治疗B-NHL非常有效的靶点，但疗效还有进一步提升的空间；双靶点或者多靶点CAR-T细胞已被证实能够提升CAR-T细胞疗法的有效率并降低复发；根据国际学术期刊报道，39%～97%的非霍奇金淋巴瘤临床样本会表达BCMA，同时靶向BCMA的CAR-T细胞疗法已被美国FDA批准应用于治疗复发/难治性多发性骨髓瘤，证实了其作为CAR-T细胞疗法靶点的安全性和可行性，因此BCMA也可作为B细胞淋巴瘤的治疗靶点。相对于混合输注或连续输注不同靶点的CAR-T细胞相比，双靶点CAR-T细胞在安全性和易用性上具有显著优势。前期体内外实验证实了FasT CAR-T技术编辑的CD19/BCMA CAR-T细胞的特异性抗肿瘤效果；同时，我们临床试验结果初步显示：CD19/BCMA双靶点CAR-T细胞疗法在一定程度上能够避免免疫逃逸，降低复发率，可起到提升抗肿瘤免疫反应，特别在B-NHL治疗中具有很好的应用前景。然而，GC012F注射液是基于的FasT CAR“次日生产平台”进行开发，在提升患者可及性方面具有巨大优势，能将过去传统CAR-T的制备时间从数周缩短到次日完成，缩短患者等待接受CAR-T细胞治疗的时间，这对降低复发/难治性患者的疾病进一步恶化意义重大。同时因为制备时间较短，这样得到的FasT CAR-T细胞表型更年轻、增殖能力更强，在体内的扩增和针对肿瘤的杀伤能力都是有提升的。此外，快速生产的模式，可高效降低生产成本，相信未来成功获批后，GC012F在生产成本上会有一定优势。

此外，该病例经GC012F注射液治疗后，1个月影像学通过增强CT评估，同回输前变化不大，而PET-CT评估肿瘤活性较前明显下降，经病理学穿刺活检示：B细胞标记为阴性，为机化性肺炎，而CAR-T细胞浸润可检测到，综合判断该例患者从GC012F注射液治疗中明显获益，结合后期随访评价为完全缓解，这些提示我们CAR-T治疗后部分患者肿瘤大小可无明显变化，但代谢活性、病理学和CAR-T细胞浸润等将有利于精准评估。

总之，GC012F注射液作为FasT CAR双靶产品，在淋巴瘤的治疗中显示出一定优势，疗效佳且不良反应小，是复发/难治性B细胞淋巴瘤的一种有效治疗策略。

（病例提供：陈新峰　秦国慧　郑州大学第一附属医院）

（点评专家：张　毅　郑州大学第一附属医院）

参考文献

[1]Loomis D，Huang W，Chen G.The International Agency for Research on Cancer（IARC） evaluation of the carcinogenicity of outdoor air pollution：focus on China[J].Chin J Cancer，2014，33（4）：189-196.

[2]Chong EA，Ruella M，Schuster SJ.Lymphoma Program Investigators at the University of P：Five-Year Outcomes for Refractory B-Cell Lymphomas with CAR T-Cell Therapy[J].N Engl J Med，2021，384（7）：673-674.

[3]Shah NN，Fry TJ.Mechanisms of resistance to CAR T cell therapy[J].Nat Rev Clin Oncol，2019，16（6）：372-385.

[4]Tong C，Zhang Y，Liu Y，et al.Optimized tandem CD19/CD20 CAR-engineered T cells in refractory/relapsed B-cell lymphoma[J].Blood，2020，136（14）：1632-1644.

[5]Bluhm J，Kieback E，Marino SF，et al.CAR T Cells with Enhanced Sensitivity to B Cell

Maturation Antigen for the Targeting of B Cell Non-Hodgkin's Lymphoma and Multiple Myeloma[J].Mol Ther，2018，26（8）：1906-1920.
[6]Mullard A.FDA approves first BCMA-targeted CAR-T cell therapy[J].Nat Rev Drug Discov，2021，20（5）：332.
[7]Cordoba S，Onuoha S，Thomas S，et al.CAR T cells with dual targeting of CD19 and CD22 in pediatric and young adult patients with relapsed or refractory B cell acute lymphoblastic leukemia：a phase 1 trial[J].Nat Med，2021，27（10）：1797-1805.
[8]Yang J，He J，Zhang X，et al.Next-day manufacture of a novel anti-CD19 CAR-T therapy for B-cell acute lymphoblastic leukemia：first-in-human clinical study[J].Blood Cancer J，2022，12（7）：104.

病例2　高龄原发难治DLBCL患者CD20-CAR-T治愈满10年

一、病历摘要

（一）基本信息

患者男性，70岁，主因“确诊非霍奇金淋巴瘤1年余”于2012年11月入院。

现病史：患者2012年3月无明显诱因出现右下腹包块，伴消瘦，无发热、盗汗，无明显腹痛、腹泻。查腹部超声示：右侧腹腔不均质包块，约14.2cm×4.9cm×8.7cm。肠镜下取组织，病理检查提示：（回盲部）弥漫性大B细胞淋巴瘤，生发中心细胞型。免疫组化示肿瘤细胞：CD20（++），Ki-67（+，>75%），Bcl-6（+），CD3（-），Mum-1（-），CD10（-），ALK（-），CK（-），CD56（-），CD5（-），cyclinD1（-）。PET-CT检查示：全身多发淋巴组织异常浓聚，累及颈部、锁骨上区、纵隔、内乳淋巴结、腹腔、盆腔、腹膜后多个部位，符合淋巴瘤表现；脑部未见明显异常。骨穿活检、免疫分型、基因及染色体无异常。诊断明确为：非霍奇金淋巴瘤 弥漫性大B细胞淋巴瘤 生发中心细胞性 ⅢX期B（大包块型）IPI评分3分 高中危。

一线治疗：2012年3月29日予COP方案减瘤化疗，2012年4月4日至2012年7月21日给予6周期R-CHOP方案化疗，4周期后PET-CT疗效评估为PR，6周期后PET-CT疗效评估提示仍有残留病灶。

二线治疗：2012年8月19日至2012年9月14日予2周期R-ICE方案化疗，疗效评估仍有残存病灶。建议患者局部放疗，但患者本人在家休养，未行放疗。

患者于2012年10月初无明显诱因出现大便次数增多，约4次/日，大便不成形，无明显腹痛，自诉于右下腹可触及一大包块。于当地医院就诊查腹部超声：示右下腹可见一22.2cm×8.3cm包块，提示疾病复发可能，为进一步系统诊治就诊于我科。

个人史：无特殊。

既往史：胆囊结石病史10余年，余无其他慢性病病史。

家族史：否认家族传染病及遗传病史，否认家族肿瘤病史。

（二）体格检查

体温36.5℃，脉搏68次/分，呼吸18次/分，血压120/78mmHg，身高168cm，体重61kg，BMI 21.6，BSA 1.69m^2，ECOG 1分，NRS（疼痛）0分。全身浅表淋巴结未触及肿大；双肺呼吸音清，未闻及干湿性啰音及胸膜摩擦音，心律齐，各瓣膜听诊区未闻及杂音，腹平软，腹部可触及一大小约10cm肿物，质硬，轻压痛，肝脾肋下未触及，Murphy征阴性，移动性浊音阴性，双下肢无水肿，病理征未引出。

（三）辅助检查

2012年11月28日行PET-CT检查示：提示右侧腹部肠道壁多节段增厚，代谢活跃，腹膜后淋巴结、右上腹高代谢，均考虑淋巴瘤累及。检查结果见病例2图1。

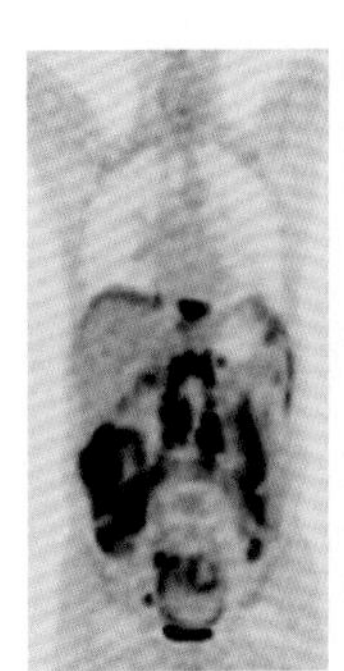
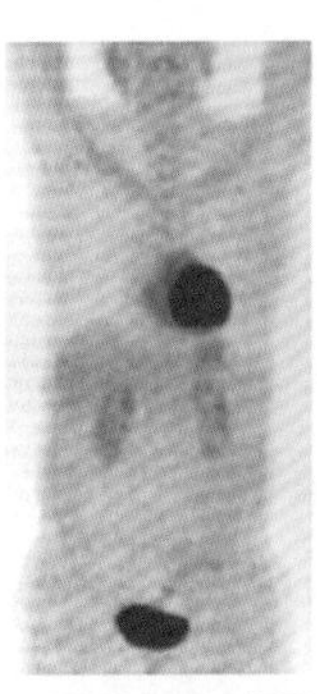
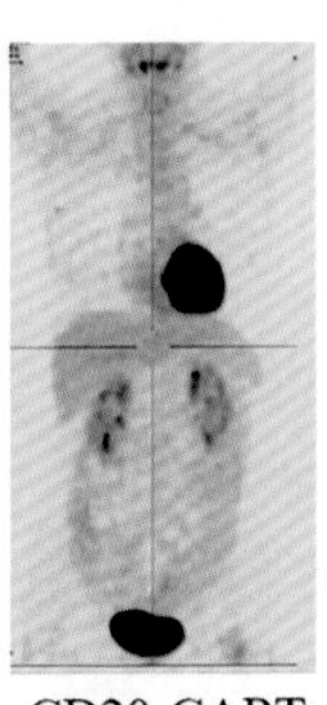
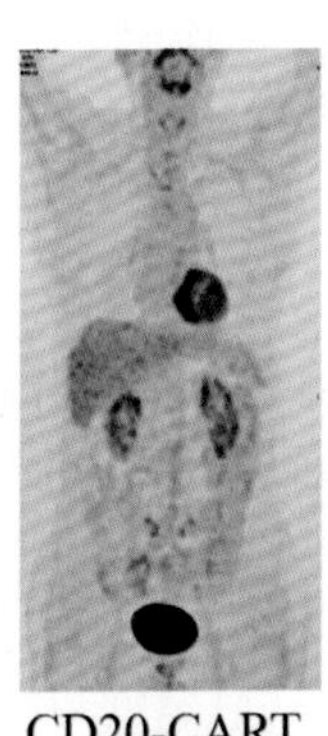
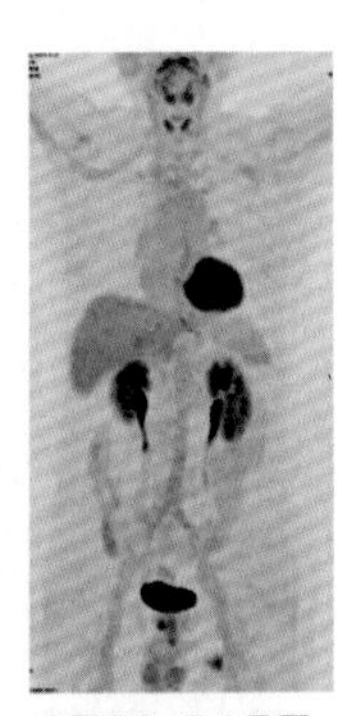

初诊　标准8周期免疫化疗后1个月　CD20-CART治疗后1月　CD20-CART治疗后1年　CD20-CART治疗后5年　CD20-CART治疗后10年

病例2图1　初诊、复发及靶向CD20抗原CAR-T细胞治疗前后靶病灶影像学变化

（四）临床诊断

非霍奇金淋巴瘤 弥漫性大B细胞淋巴瘤 生发中心细胞型 ⅢX期B（大包块型）IPI评分3分 高中危。

二、诊疗经过

考虑患者原发难治型非霍奇金淋巴瘤，经二线标准免疫化疗后快速复发，伴腹部大包块，符合CD20-CAR-T临床研究入组标准。2012年12月患者同意入组靶向CD20抗原的CAR-T细胞临床试验并签署知情同意书，并采集患者外周血单个核细胞制备CAR-T细胞。

桥接治疗：于2012年12月予R-ESHAP方案化疗减负，后序贯受累野局部放疗（DT=40Gy/20F），过程顺利。

2013年4月22日、2013年4月23日分次予靶向CD20 CAR-T细胞输注（d1：

9.6 × 10^6/kg，d2：2.1 × 10^7/kg），过程顺利。

细胞输注期间及输注后出现的不良反应：输注细胞当天患者出现寒战、发热，Tmax 38.2℃，其余生命体征平稳，予苯海拉明、盐酸异丙嗪抗过敏治疗，给予退热、补液对症处理后缓解，D3后未再发热及无明显不适。整体评估为G1 CRS。

疗效评估：靶向CD20抗原的CAR-T细胞回输后4周首次评估复查PET-CT（病例2图1）示：非霍奇金淋巴瘤治疗后，与2012年12月检查结果相比，原肠道高代谢病灶基本消失，腹膜后未见明显淋巴结，提示完全缓解（CR）。后定期复查，细胞治疗后1年、5年、10年进行PET-CT评估疗效仍为持续性CR（病例2图1）。末次PET-CT（2023年3月6日）检查示：淋巴瘤治疗后复查，躯干及脑部PET/CT检查未见明确复发征象。末次电话随访时间：2023年9月6日患者一般情况良好，无肿瘤复发迹象，CR持续时间已达10年。

长期安全性：每次随访住院期间预防性予丙种球蛋白输注，患者长期随访期间未出现低丙种球蛋白血症、感染、第二肿瘤等并发症，随访期间白细胞、淋巴细胞数大致正常（病例2图2）。

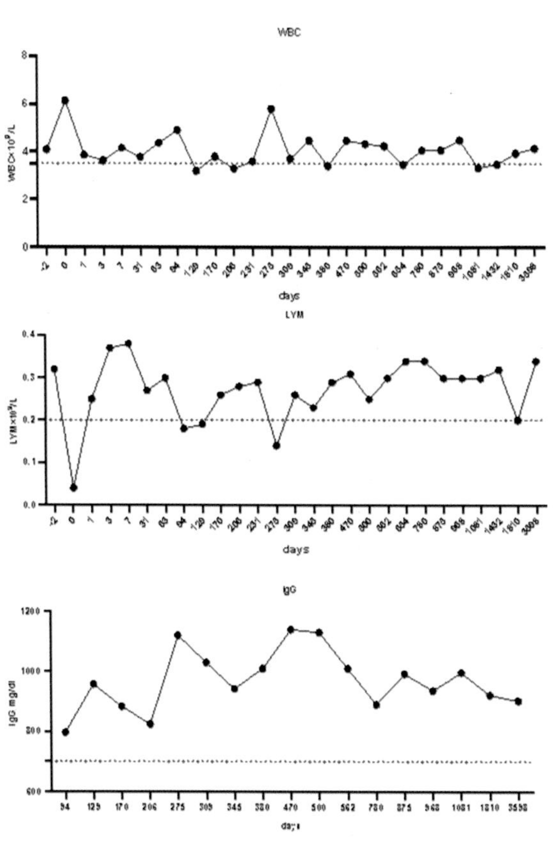

病例2图2　CD20 CAR-T输注前后血细胞、IgG变化情况

靶向CD20抗原的CAR-T细胞输注后在患者体内的扩增：细胞输注后的第3天患者外周血中CAR拷贝数扩增至最高峰，高峰持续约4周左右开始下降，与外周血中$CD20^+$ B细胞计数呈负相关。输注后的第654天，患者体内依然可以检测到CAR拷贝数（病例2图3）；后未再继续动态监测CAR拷贝数。

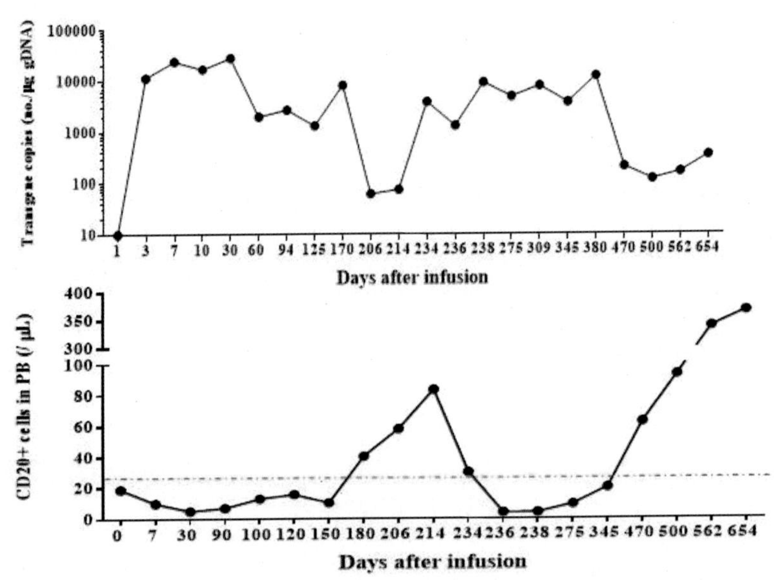

病例2图3　CD20 CART输注后外周血CD20+细胞数及拷贝数变化情况

三、疾病介绍

1．高龄复发/难治弥漫大B细胞淋巴瘤（Relapsed or refactory diffuse large B cell lymphoma，R/R DLBCL）患者的治疗选择　DLBCL是一种具有高度恶性及异质性的非霍奇金淋巴瘤。自1997年利妥昔单抗“问世”，在传统CHOP方案的基础上联合利妥昔单抗治疗极大地提高了DLBCL患者的治愈率。虽然约60%的患者对标准的一线化疗免疫治疗方案产生持久的反应，但IPI评分3～5分（高中危和高危）的患者EFS、PFS和OS均较低。R/R DLBCL患者的治疗仍然面临巨大挑战，尤其是对一线或后线治疗抵抗的患者。

该患者为初治腹部大包块患者，经包含利妥昔单抗的标准免疫化疗方案8周期治疗后未获得明确的CR，考虑原发难治型DLBCL，且1个月后快速进展，仍合并腹部大包块。根据2012年NCCN淋巴瘤指南，对于复发难治性患者，如果能耐受大剂量化疗者行挽救化疗获得缓解后可行大剂量化疗后自体干细胞移植（autoASCT），而不能耐受大剂量化疗者可行临床试验或二线化疗或姑息性放疗。当时患者已70岁高龄，既往治疗对一、二线免疫化疗反应差，且合并腹部大包块不适合行姑息性放疗，后续无标准且明确有效的治疗方案。我们希望新型药物和疗法的临床试验会给患者带来生存获益。

CD20抗原表达于大部分B细胞非霍奇金淋巴瘤细胞上，是公认的淋巴瘤生物免疫治疗靶点之一。2012年中国人民解放军总医院生物治疗科韩为东团队自主研发CAR-T细胞制备技术，在国内首次开展了CAR-T的临床研究。该患者为国内第一批接受CAR-T细胞治疗的患者之一。入组时该患者肿瘤负荷大、进展快，CAR-T细胞输注前给予桥接治疗减负。有研究表明，受累病灶放疗（ILRT）可改善接受标准免疫化疗后局限期DLBCL患者的PFS和OS，尤其是有大包块或血清LDH浓度升高的患者。虽然该患者疾病分期不是局限期，但病灶相对局限于腹部，故我们在予R-ESHAP方案化疗减负后，予腹部受累病灶局部放疗后成功予靶向CD20 CAR-T细胞输注，过程顺利，只出现G1 CRS，未出现ICNS及肿瘤溶解综合征等其他细胞输注相关毒副反应。输注后4周评价效果CR，并持续CR 10年之久。

2. 对CAR-T细胞输注后获得长期缓解患者远期不良事件（Adverse event，AE）的关注　大多数有关CAR-T的临床研究更多关注的是细胞输注1个月内的短期急性毒性（如最常见的CRS及ICANS），而有关远期AE的研究数据（尤其是在CAR-T细胞输注后长期缓解的患者）是非常有限的。随着全世界范围内接受CAR-T细胞治疗的淋巴瘤病例的增加，相当比例患者获得了长期生存，然而随之带来的是人们对CAR-T细胞治疗后远期AE事件和风险的关注。

目前，研究报道的最常见的长期不良反应主要有以下几个：①B细胞发育不全：CAR-T细胞治疗对免疫系统会产生长期影响。CD19 CAR-T输注后长期随访研究表明，B细胞发育不全是很常见的，甚至有25%～38%的患者在CAR-T细胞输注几年后仍存在持续B细胞发育不全；②低丙种球蛋白血症：免疫球蛋白消耗是B细胞和浆细胞活性受损的结果。长期随访数据显示，CD19 CAR-T细胞治疗后的患者中，18%～74%的患者在细胞输注后IgG消耗持续数年，在接受BCMA靶向CAR-T细胞的患者中也观察到长期的免疫球蛋白消耗；③血细胞减少症：包括贫血、白细胞和血小板减少。研究报道，在B细胞淋巴瘤患者中，CAR-T细胞输注3个月后，3～4级细胞减少的发生率约为15%。细胞输注后血细胞减少时间延长的具体机制尚不清楚，有可能与较高级别CRS、多种治疗方案、CAR-T细胞输注前1年内接受异基因HSCT、基线血细胞减少、骨髓恶性肿瘤等因素有关；④感染：虽然免疫系统发生了一系列变化，但与CAR-T细胞输注后1个月内的严重感染发生率相比，CAR-T细胞输注后1个月后的严重感染发生率相对较低，而且随着输注后时间的推移，相应感染的发生率降低，然而，有关这方面的数据很少；⑤第二肿瘤：研究数据表明，CAR-T细胞输注后继发性恶性肿瘤的发生率为4%～16%，而考虑到几乎所有患者都有大量的化疗暴露史，而这本身就增加了继发性恶性肿瘤的风险，现有的数据没有明确证据表明慢病毒CAR传递系统会增加继发性恶性肿瘤的风险。

中国人民解放军总医院生物治疗科韩为东团队靶向CD20的CAR-T细胞临床研究数据提示，持续CR的患者往往伴随较长期的B细胞发育不全及低丙种球蛋白血症，在5例长期CR患者中有1例在CAR-T细胞治疗后7个月出现3级的带状疱疹感染，其余患者均可以通过丙种球蛋白有效预防严重感染。ZUMA-1研究中对101位患者进行5年长期随访数据表明，5%的患者出现了第二肿瘤（非黑色素瘤皮肤癌2%、骨髓增生异常综合征3%），在第60个月的时候B细胞发育不全得到恢复。一项JULIET、ZUMA-1和TRANSCEND试验真实世界研究数据表明，由持续的B细胞发育不全引起的严重低丙种球蛋白血症在所有3个重要的研究中都很少见，在主管医师的判断下21%～33%的患者进行了补充免疫球蛋白治疗。本病例患者在CD20 CAR-T细胞输注后1个月完全缓解，随诊复查10年维持CR状态。随访10年间，未出现感染、血细胞减少和第二肿瘤等远期毒副反应。

“70岁高龄患者CAR-T细胞治疗后持续CR10年，且无任何远期AE事件”，这一结果背后原因，仍然值得临床工作者思考：是因为“合适”的桥接治疗后“充分减瘤”后带来的，CAR-T细胞杀伤和相关的免疫紊乱毒性（如CRS、B细胞缺乏等）的平衡？还是源于患者本身的独特基因组背景、HLA亚型等“个体因素”导致。随着类似病例的增加，以及今后病例样本的深入解析，我们也将尝试回答这一问题。

四、病例点评

该患者在CAR-T细胞治疗后的10年的随访过程中，无任何疾病复发的征象，身体精神状态良好。

近年来，CAR-T细胞治疗以其强大的疗效和总体低水平的毒性在B细胞淋巴瘤中取得了显著的成功。从ZUMA-7研究CAR-T细胞治疗DLBCL优于标准二线治疗，到ZUMA-12研究中CAR-T细胞用于高危DLBCL患者的一线治疗，“战线逐步前移”为更多DLBCL患者带来临床获益。然而，2013年在本项研究开始时，国内CAR-T细胞临床应用研究仍尚未起步；中国人民解放军总医院生物治疗科韩为东团队自主研发CAR-T细胞制备技术，在国内首次开展了CAR-T细胞治疗的临床研究。CD20靶向CAR-T细胞治疗R/R DLBCL后，入组病例观察到的持久的疾病缓解，证明了这种治疗方式在R/R DLBCL患者中的治疗潜力，且毒副反应可耐受、安全性好。这项研究不仅为中国临床医生提供了最早一批应用CAR-T细胞治疗的临床实操经验，同时也为后续的一系列以“提升有效性”的新型CAR-T细胞研究提供了基础性数据。

CAR-T细胞治疗给淋巴瘤患者带来“长缓解、长生存”的同时，因其“基因修饰”后细胞（CAR-T细胞）输入体内可能引起的远期不良事件的顾虑也备受世人关注。因此，如此例患者（2013年CAR-T细胞治疗，以及2012年接受CAR-T细胞治愈的B-ALL的Emily等）的最早一批接受接受CAR-T细胞治疗的患者人群，也成为随访时间轴中最前端的一群先行者。他们对于CAR-T细胞治疗后远期的不良事件的观察和研究意义重大，尽管绝大部分患者CAR-T治疗后数月甚至数年后，外周血内CAR-T细胞会持续衰减至不可检测的水平，但CAR-T细胞是否会在体内以“隐藏式”浸润的形式存在？或者其转染系统对人类基因组是否存在影响？

同时，根据不同中心个案的长期随访数据，规范化CAR-T细胞治疗后长期随访方案、甚至实验室细胞、基因组层面的检测项目，应该是未来的CAR-T细胞治疗后全程管理的又一项艰巨任务。

（病例提供　李志芳　中国人民解放军总医院）

（点评专家　刘　洋　中国人民解放军总医院）

参考文献

[1]By The Non-Hodgkin’s Lymphoma Classifiification Project.A Clinical Evaluation of the International Lymphoma Study Group Classification of Non-Hodgkin’s Lymphoma[J]. Blood，1997，89（11）：3909-3918.

[2]Coiffier B，Thieblemont C，Van Den Neste E，et al.Long-term outcome of patients in the LNH-98.5 trial，the first randomized study comparing rituximab-CHOP to standard CHOP chemotherapy in DLBCL patients：a study by the Groupe d'Etudes des Lymphomes de l'Adulte[J].Blood，2010，116（12）：2040-2045.

[3]Gogesch P，Dudek S，van Zandbergen G，et al.The Role of Fc Receptors on the Effectiveness of Therapeutic Monoclonal Antibodies[J].International journal of molecular sciences，2021，22（16）：8947.

[4]Kwon J，Kim I H，Kim B H，et al.Additional Survival Benefit of Involved-Lesion Radiation Therapy After R-CHOP Chemotherapy in Limited Stage Diffuse Large B-Cell Lymphoma[J].International Journal of Radiation Oncology Biology Physics，2015，92（1）：91-98.

[5]Cappell KM，Kochenderfer JN.Long-term outcomes following CAR T cell therapy：what

we know so far[J].Nat Rev Clin Oncol，2023，20（6）：359-371.
[6]Fredericke FL，Miklos DB，Jacobson CA，et al.Axicabtagene Ciloleucel as Second-Line Therapy for Large B-Cell Lymphoma[J].N Engl J Med，2022，386（7）：640-654.
[7]Chong EA，Ruella M，Schuster SJ.Five-year outcomcs for refractory B-cell lymphomas with CAR T-cell therapy[J].N Engl J Med，2021，384（7）：673-674.
[8]Cordeiro A，Bezerra ED，Hirayama AV，et al.Late Events after Treatment with CD19-Targeted Chimeric Antigen Receptor Modified T Cells[J].Biol Blood Marrow Transplant，2020，26（1）：26-33.
[9]Logue JM，Zucchetti E，Bachmeier CA，et al.Immune reconstitution and associated infections following axicabtagene ciloleucel in relapsed or refractory large B-cell lymphoma[J].Haematologica，2021，106（4）：978-986.
[10]Steffin DHM，Muhsen IN，Hill LC，et al.Long-term follow-up for the development of subsequent malignancies in patients treated with genetically modified IECs[J].Blood，2022，140（1）：16-24.
[11]Zhang WY，Wang Y，Guo YL，et al.Treatment of CD20-directed Chimeric Antigen Receptor-modified T cells in patients with relapsed or refractory B-cell non-Hodgkin lymphoma：an early phase IIa trial report[J].Signal Transduct Target Ther，2016，16002.
[12]Neelapu S S，Jacobson C A，Ghobadi A，et al. 5-Year Follow-Up Supports Curative Potential of Axicabtagene Ciloleucel in Refractory Large B-Cell Lymphoma（ZUMA-1）[J].Blood，2023，141（19）：2307-2315.
[13]Westin J R，Kersten M J，Salles G，et al.Efficacy and safety of CD19-directed CAR-T cell therapies in patients with relapsed/efractory aggressive B-cell lymphomas：Observations from the JULIET，ZUMA-1，and TRANSCEND trials[J].Am J Hematol，2021，96（10）：1295-1312.

病例 3　第四代 CAR-T 细胞联合 PD-1 单抗治疗难治性弥漫大 B 细胞淋巴瘤

一、病历摘要

（一）基本信息

患者男性，43岁，因"确诊淋巴瘤1年余，拟行CAR-T治疗"入院。

现病史： 患者1年前（2020年1月）于右下腹扪及鹅蛋大小肿块，伴腹痛，就诊于当地医院，B超提示"回盲部套叠"，2020年1月27日行"回盲部恶性肿瘤切除术（右半结肠切除）"，术后病理示：回盲部考虑弥漫大B细胞淋巴瘤，非生发中心型（non-GCB），非特殊类型。免疫组化：肿瘤细胞CD10（-）、CD21（+）FDC网、CD23（+）FDC网、CD20（+）、CD79a（+）、CD3（-）、CD5（-）、CD 45RO（-）、Bcl-2（+）、Bcl-6（+）、c-MYC（+）40%、MUM1（+）、SOX-11（-）、Ki-67（+）60%、Cyclin D1（-）。2020年1月开始，患者接受R-CHOP方案治疗6个疗程[具体为：利妥昔单抗（美罗华）700mg d0，CTX 1.3g d1，THP 50mgd1，VDS 4mg d1，地塞米松 15mg d1 ~ d5]，B超提示后腹膜肿块（约11cm），疗效评估疾病进展。2020年7月至上海瑞金医院行PET/CT评估提示疾病进展：腹膜后及系膜区（T_{12} ~ L_2平面）数枚肿块，融合，双肺下叶后基底段团片灶伴代谢增高，Deauville评分5分。（2020年7月至2020年12月）于外院院行泽布替尼＋R-ICE化疗4个疗程后（具体为：泽布替尼160mg bid d1 ~ d28，利妥昔单抗600mg d0，依托泊苷170mg d1 ~ d3，异环磷酰胺8.4g d2），再次行PET/CT评估：吻合口壁略厚（邻近肠管扩张积气明显），胰周及腹膜后多发结节，伴FDG代谢异常增高，胰尾靠近后腹膜区团块（4cm × 2.2cm × 2.8cm）较前明显缩小，提示部分缓解（PR）。2020年12月19日计划行造血干细胞采集，但最终动员失败。此时再行B超评估提示：胰尾靠近后腹膜区团块（6cm × 5cm × 6.5cm，3.2cm × 2.5cm × 2.5cm），较前增大。2021年2月1日患者首次至我院住院治疗，接受西达苯胺＋GDP方案化疗1个疗程（具体为：西达苯胺30mg BIW po.＋吉西他滨1770mg d1＋地塞米松40mg d1 ~ d4＋顺铂44mg d1

～d3），2021年3月3日行全腹部CT增强评估：腹膜后及肠系膜多发肿块，较大者大小约79mm×85mm×70mm，考虑淋巴瘤，伴胰腺侵犯可能，较2021年2月1日病灶增大。以上评估，提示患者疾病仍呈进展趋势，遂为进一步行CAR-T细胞治疗收治入院。淋巴瘤治疗史，如病例3图1所示。

既往史：既往甲亢病史20余年，已停药10余年，自诉恢复正常。否认高血压、糖尿病等慢性病史，既往乙肝病史，否认结核等传染病史。

个人史：出生于浙江省舟山市，否认放射性物质、化学毒物接触史。吸烟10年，约8支/日，1年前已戒烟。饮酒，每次"啤酒"1500ml，酒龄10年，已戒酒1年。

家族史：否认家族性肿瘤病史及类似疾病史。

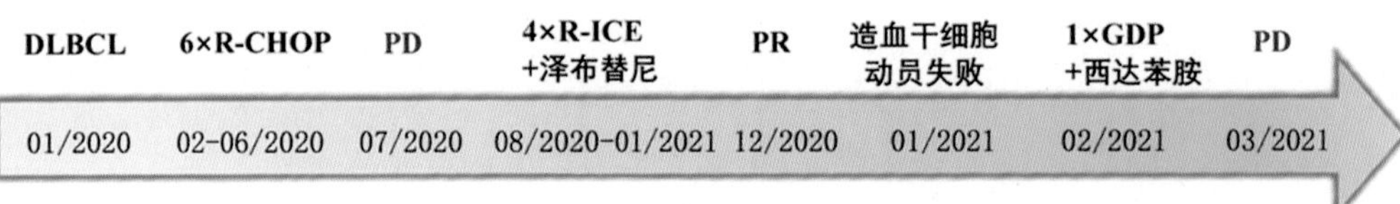

病例3图1　淋巴瘤治疗史

（二）体格检查

脉搏109次/分，呼吸18次/分，血压97/74mmHg，体温37.2℃。神清，精神可，皮肤巩膜无黄染，未见皮疹，浅表淋巴结未触及明显肿大；心律齐，各瓣膜区未闻及病理性杂音，肺部听诊呼吸音粗，双肺未及干湿性啰音，腹软，无压痛、反跳痛及肌紧张，肝脾肋下未及，双下肢无水肿，神经系统检查无殊。

（三）辅助检查

2020年7月23日PET/CT：右半结肠淋巴瘤术后，吻合口区代谢增高灶，肠壁未见明显增厚，考虑炎性病变可能大，建议随访。腹膜后及系膜区（T_{12}～L_2平面）数枚肿块，融合，代谢异常增高，病灶与胰腺界面不清，考虑淋巴瘤浸润所致（Deauvlle评分5分）。双肺下叶后基底段团片灶伴代谢增高，考虑淋巴瘤浸润不除外，请结合临床或随访。降结肠、乙状结肠及直肠肠壁稍微增厚伴代谢异常增高，首先考虑炎性病变可能，建议结合肠镜除外其他性质病变。

2020年11月12日PET/CT：①结肠淋巴瘤治疗后，吻合口壁略厚（邻近肠管扩张积气明显），胰周及腹膜后多发结节，伴FDG代谢异常增高，结合病史，考虑肿瘤浸润所致，建议治疗后随诊；②双侧甲状腺密度欠均匀，未见FDG代谢异常增高，考虑良性，建议B超随诊。双侧上颌窦囊肿；③右肺上肺大泡；右肺中叶纤维灶；④肝囊肿；右肾囊肿；结肠炎；⑤椎体骨质增生；骨髓反应性改变；左侧轻度肩周炎。复查B超提示胰尾靠近后腹膜区团块（4cm×2.2cm×2.8cm），肿块较前明显缩小。

2020年12月B超提示胰尾靠近后腹膜区团块（6cm×5cm×6.5cm，3.2cm×2.5cm×2.5cm），较前增大。

2021年3月3日筛选期PET/CT（病例3图2）：右半结肠淋巴瘤切除术后，胰周、肝胃间隙、腹膜后及肠系膜多发结节、肿块糖代谢异常增高，考虑淋巴瘤病变；左侧髂血管旁淋巴结糖代谢异常增高，考虑淋巴瘤可能；左半结肠糖代谢异常增高，考虑生理性摄取或炎性可能。大者大小约8.33cm×6.91cm，SUVmax＝22.20。

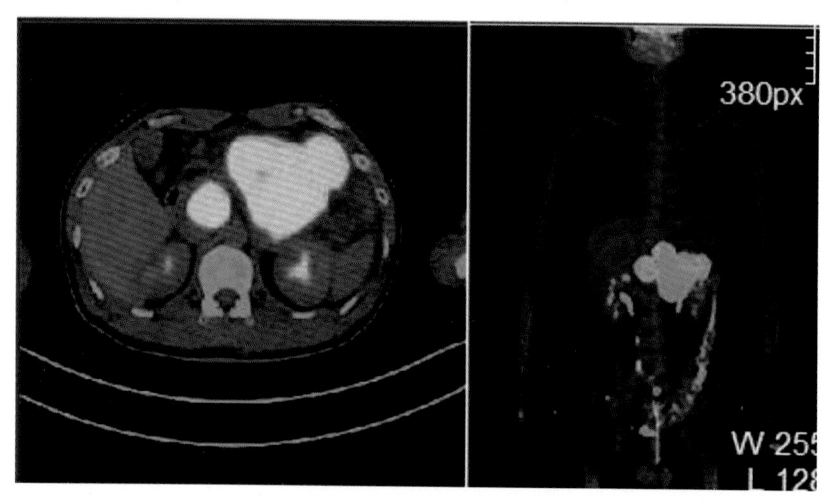

病例3图2　CAR-T细胞治疗前PET-CT评估结果（筛选期）

（四）临床诊断

1. 弥漫性大B细胞淋巴瘤（难治性，non-GCB，NOS，ⅣEXA期，累及结肠、腹膜后肿块、双肺浸润可能，IPI评分2分）。

2. 右半结肠切除术后。

3. 慢性乙型病毒性肝炎。

二、诊疗经过

2021年3月4日行自体外周淋巴细胞采集术，采集淋巴细胞成品145ml，实验室制备CD19-7×19 CAR-T细胞（一种新型表达分泌IL-7和CCL19的CD19-CAR-T细胞）。2021年3月13日予FC方案化疗（氟达拉滨50.1mg d1～3，CTX 0.835g d1～d3）。2021年3月18行CAR-T细胞回输，回输细胞剂量为3×10^6/kg，输注过程顺利。治疗全程，我们通过流式细胞术及PCR动态监测CAR-T细胞在外周血的扩增情况如病例3图3所示。同时我们密切监测患者外周血细胞因子动态变化，如IL-6、TNF-α、

IFN-γ等（病例3图5）。

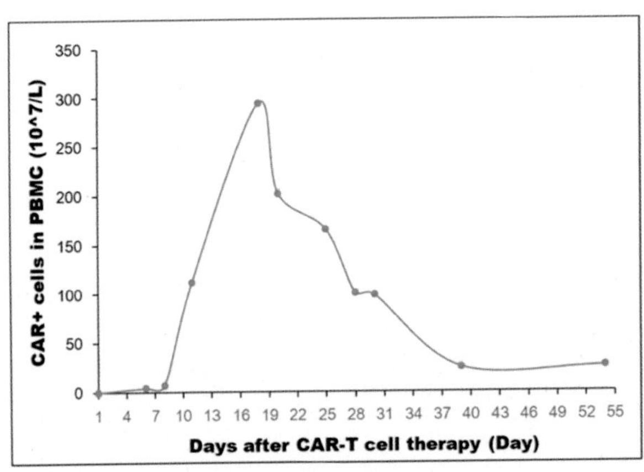

病例3图3　治疗期间外周血CAR-T细胞动态变化趋势

CAR-T细胞回输后第6天，患者开始间断发热（病例3图4），血压下降且补液不能纠正，血氧饱和度基本正常，评估为CRS 3级。此时，实验室数据提示外周血IL-6、TNF-α、IFN-γ显著升高，同时外周血CAR-T细胞增殖活跃。经托珠单抗8mg/kg，甲强龙抗炎，经验性抗感染及加强液体管理等治疗后，CRS得到有效控制。

患者在回输前，神经系统查体正常，简易智力状况检查法（MMSE评分）=30分，表明认知功能完全正常。CAR-T细胞回输后第16天，患者出现定向力、言语表达力、记忆力、命名力、计算力异常，及时进行神经系统查体，MMSE评分=24分，提示轻度认知功能障碍。患者意识清楚，无癫痫发作，运动力正常，考虑CRES 1级。CAR-T细胞回输后第36天时，患者突发失语，表现为混合型失语，神志清楚，但伴有显著的定向力、书写能力、计算力异常，此时MMSE评分=3分，提示重度认知功能障碍，CRES 3级，后续经地塞米松静推后，上述神经系统症状得到快速改善，约半小时再次评估，MMSE评分恢复至25分（病例3图6）。

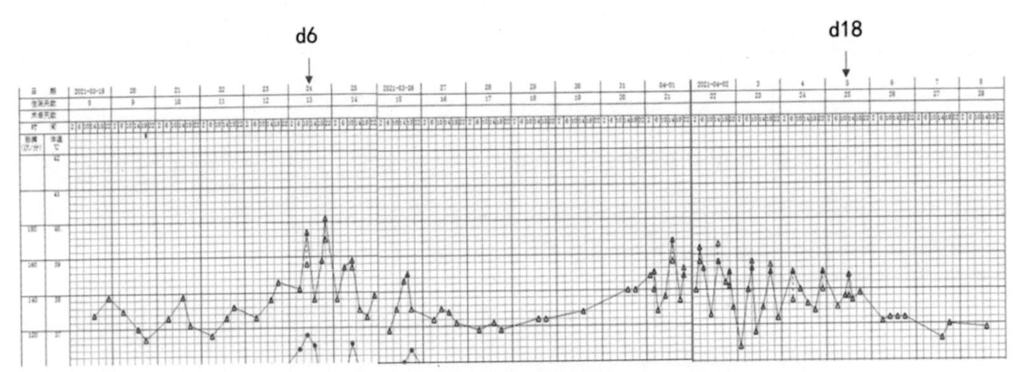

病例3图4　CAR-T细胞回输后的体温变化情况

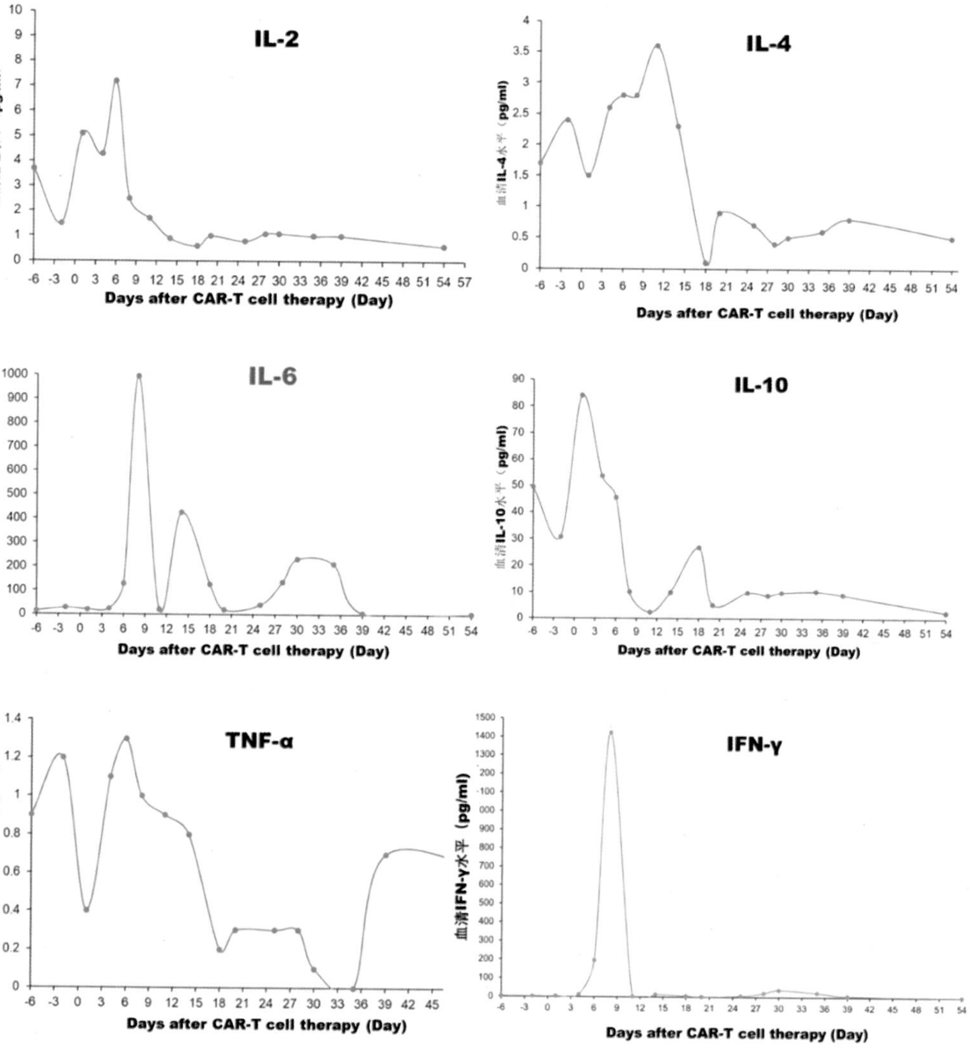

病例3图5　治疗期间细胞因子动态变化趋势

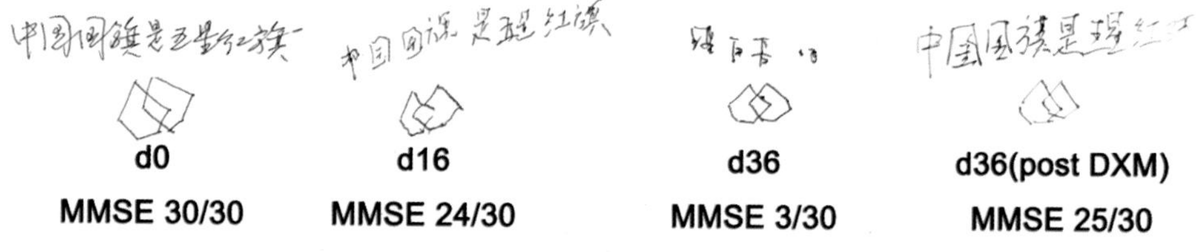

病例3图6　CAR–T治疗期间的认知水平变化

CAR–T细胞回输后1～2周，患者出现全血细胞减少，考虑FC预处理后骨髓抑制可能性较大，予积极预防感染、G–CSF皮下注射、TPO皮下注射、成分输血支持等对症治疗后，白细胞、血色素明显改善，但CAR–T细胞回输＞3周后，血小板仍持续低值，＜20×10^9/L，脏器出血风险较高。后续我们在TPO、血小板输注的基础上，尝试使用血小板生成素受体激动剂（TPO-RA），约1周后，患者血小板计数逐渐回升。

从CAR-T细胞回输后第31天开始，患者开始接受PD-1单抗治疗。以3周为1个疗程，共连续予6次PD-1单抗静脉滴注，过程顺利。随后规律随访至今（31个月），患者一般情况良好，疾病持续缓解状态。

随访：

CAR-T回输3个月后，于2021年6月27日行PET/CT评估疗效：完全缓解（病例3图7）。

右半结肠淋巴瘤切除术后，对照2021年3月2日PET/CT示：原腹膜后及肠系膜多发结节、肿块体积明显减小，代谢明显减低，考虑治疗后病情明显缓解，建议结合临床综合评估；结肠全段糖代谢增高，考虑生理性摄取或炎性可能，建议随访。

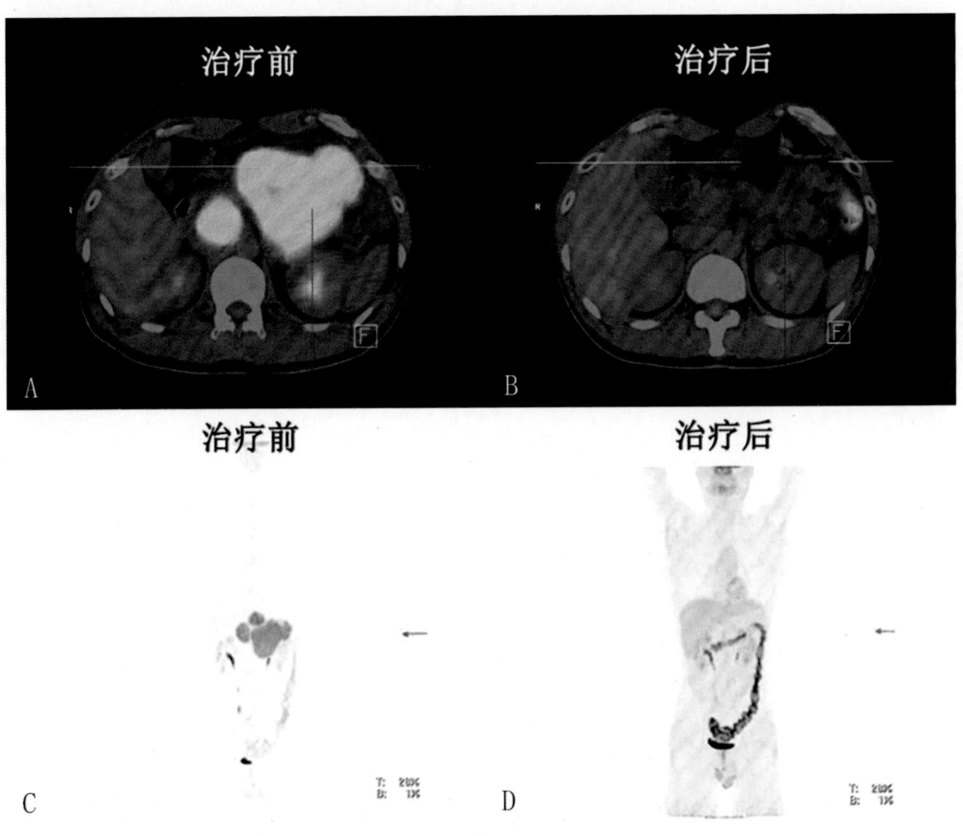

病例3图7　CAR-T细胞治疗后3个月疗效评估提示CR（与治疗前对比）

病例分析：患者中年男性，确诊淋巴瘤1年余，同时合并乙肝病毒感染，分别予化学治疗、靶向治疗及免疫治疗后疾病持续进展，造血干细胞采集失败，因此，该患者诊断为难治性弥漫性大B细胞淋巴瘤，故考虑患者纳入“一种新型表达IL-7和CCL19的CD19 CAR-T细胞（CD19-7×19 CAR-T）联合PD-1单抗治疗复发/难治弥漫大B细胞淋巴瘤”的临床研究。

1. CAR-T回输后出现CRS及CRES，需如何纠正？

患者CAR-T回输后第6天间断出现发热，血压下降，补液不能纠正，氧饱和度尚可维持正常范围，评估患者达3级CRS。CRS的定义是大量免疫细胞的快速激活，导致高水平的全身炎症细胞因子，进而引起机体损伤。它是与CAR-T细胞治疗相关的主要毒副反应之一。典型情况下，CRS发生在CAR-T细胞治疗后的第2～14天，随后的时间足以使CAR-T细胞扩张、循环到肿瘤部位并执行其最初的效应功能，包括细胞因子的产生。CRS很少发生在CAR-T细胞输注后2周以上，通常在CRS发病后2～3周消退。CRS具有高水平的血清细胞因子和炎症标志物，特别是IL6、IFN-γ、铁蛋白和C反应蛋白的特点。临床上，症状包括高烧和流感样症状，可发展为低血压，毛细血管漏，缺氧和多器官功能障碍。CRS的管理通常涉及使用积极的支持性治疗，包括解热、镇痛、补充氧和静脉输液以及用于减弱免疫的直接措施，CRS常见IL-6等细胞因子的升高，NCCN CAR-T治疗相关毒性管理指南中已将托珠单抗、塞妥昔单抗及阿那白滞素等细胞因子拮抗剂作为CRS患者的推荐用药。IL-6单抗（托珠单抗）在临床上广泛使用。此外糖皮质激素作为免疫抑制剂可快速抑制炎症反应，有效缓解CAR-T后CRS，但理论上可能影响抗肿瘤CAR-T细胞的作用效果。对该患者我们首先采取积极的支持性治疗，予托珠单抗注射液（雅美罗）8mg/kg、甲强龙40mg/d减轻患者炎症反应，积极抗感染，去甲肾上腺素升高血压，并加用白蛋白补充胶体，加强液体管理等治疗，并定期监测患者的生命体征及血液指标，患者体温、血压等逐渐恢复正常。患者在2周时出现发作性定向力、言语表达力、回忆力、命名力、计算力等异常，通过简易智力状态检查量表（MMSE）评估患者认知功能，最差时MMSE评分3分（回输前MMSE评分30分）。CRES会出现一系列表现，包括精神错乱、脑病、失语症，有时还会癫痫发作，在管理上很大程度上是支持性治疗，大多数情况下症状是暂时性的。在予该患者更易透过血脑屏障的地塞米松治疗后，患者认知功能可获得改善。

2. 患者CAR-T治疗后出现血液学毒性，需考虑哪些原因及如何处理？

患者治疗过程中出现早期血液学毒性，通常认为是FC预处理化疗后的骨髓抑制，骨髓造血储备不足，CAR-T治疗后炎症因子升高破坏血细胞，CAR-T细胞回输后凝血功能障碍导致的血小板减少以及CAR-T相关ITP等。对于这个患者，首先要对原发病进行评估，确认到底是肿瘤还是CRS引起的全血细胞减少，所以这就要求对细胞因子、淋巴细胞亚群、CAR-T细胞计数进行监测，以评估骨髓造血情况及外周免疫状态。该患者行CAR-T治疗前采用了氟达拉滨联合环磷酰胺的清淋方案，该方案最常用，但其毒性包括中性粒细胞减少、白细胞减少、贫血和血小板减少的血液毒性，也会增加感染的概率。另外患者输入CAR-T后出现3级CRS，CRS是CAR-T后血细胞减少发生的危险因素之一，因此控制CRS是必要的干预措施。因此对该患者的治疗方案中，除上述托珠单抗及激素减轻炎症反应，积极预防感染，我们还予皮下注射粒细胞刺激因子、促血小板生成素，成分输血等支持治疗，在早期血液学毒性得到改善之后，患者出现了延迟性的血小板减少，即CAR-T细胞回输超过3周之后，血象仍然不能恢复。血小板减少持续时间越长，患者的PFS和OS越差，CRS相关细胞因子和血清标志物（如IFN-γ、IL-6、IL-10、铁蛋白、D-二聚体等）是CAR-T后血小板减少的危险因素，其中较高的铁蛋白水平是延迟恢复的独立危险因素，而较高的TGF-β水平和预处理前血小板计数则为保护因素。CRS也是血小板减少的危害因素，CRS等级越高，血小板减少发生越快，水平越低，持续时间越长，恢复速度越慢。对于该患者，我们尝试性联合TPO、TPO-RA、成分输血等多种策略，最终促使外周血小板计数逐步恢复。

动态监测、早期识别、根据CRS进行分级干预是CAR-T相关凝血功能障碍中血小板降低防治的核心。对于1级、2级CRS，血小板减少并不明显，此时可以替代治疗为主，即输注血制品，包括血小板、血浆、纤维蛋白等，而对于3级以上的CRS，则需要应用比较成熟的支持治疗方案，从根本上解决问题。

三、疾病介绍

弥漫性大B细胞淋巴瘤（DLBCL）是最常见的淋巴瘤亚型，约占非霍奇金淋巴瘤（NHL）的40%。目前主流的一线治疗方案是R-CHOP方案，主要是利妥昔单抗加CHOP方案化疗（环磷酰胺、阿霉素、长春新碱和泼尼松）。60%～70%的DLBCL患者通过治疗可以得到缓解。然而，10%～15%的患者对治疗反应性差，20%～25%的患者在最初的缓解后复发。复发或难治性R/R DLBCL二线治疗的总有效率（ORR）为26%，中位总生存期（OS）为6.3个月。在接受大剂量化疗和自体干细胞移植（ASCT）的R/R DLBCL患者中，只有大约50%的患者达到了持久缓解。未经自体干细胞移植治愈或不符合自体干细胞移植条件的患者或挽救化疗无效的患者可考虑接受以CD19为靶点的嵌合抗原受体（CAR）T细胞治疗。

恶性B细胞上CD19、CD20和CD22抗原的普遍存在使它们成为了细胞治疗的完美靶点。嵌合抗原受体重定向的T细胞是经过基因工程的自体T细胞，可以表达能够识别各种肿瘤相关抗原的CAR。B细胞受体的抗原结合域通过病毒载体转染到CD3 TCR（CD3-Zeta）的胞内域。CAR被设计成以特定的细胞表面抗原为靶标，并独立于MHC识别而激活T细胞。各种修饰可以增强CAR效应器的功能，例如共表达细胞内的共刺激结构域，如CD28或CD137。他们在治疗标准化疗无效或ASCT后复发的R/R DLBCL患者方面取得了显著成功。

目前有三种成熟的CAR-T产品可供R/R DLBCL患者使用，AXI-CEL，TISA-CEL和LISO-CEL。他们的区别主要源于不同的共刺激结构域（AXI-CEL为CD28，TISA-CEL和LISO-CEL为CD137）和独特的平衡的CD4+/CD8+T细胞比率。

AXI-CEL是一种自体抗CD19 CARS疗法，在R/R DLBCL患者中显示出疗效。在一项国际Ⅲ期试验中，180例大B细胞淋巴瘤患者被随机分配到AXI-CEL组或标准治疗组。接受AXI-CEL治疗的患者有83%的患者有反应，接受标准治疗的患者有50%的患者有反应，接受AXICEL的患者有65%的患者有CR。患者被随机分配接受AXI-CEL或标准治疗（研究人员选择的、方案定义的化疗免疫治疗2～3个周期，对化疗免疫治疗有反应的患者随后进行大剂量化疗和ASCT）。AXI-CEL组和标准治疗组的中位EFS分别为8.3个月和2.0个月，24个月EFS分别为41%和16%。在一项中期分析中，AXI-CEL组和标准治疗组两年后的OS估计分别为61%和52%。没有发生与CRS或CRES有关的死亡。

TISA-CEL是第一个被批准的CAR-T疗法，用于儿童和成人复发或难治性B-ALL，后来用于成人R/R DLBCL。在一项国际Ⅲ期临床试验中，接受TISA-CEL治疗的322名患者中95.7%有反应，相比之下，接受挽救化疗和自体造血干细胞移植的患者中32.5%有反应。TISA-CEL组有10名患者和标准治疗组有13名患者死于不良事件。两组中位EFS相似，为3个月（$P=0.61$）。在这项Ⅲ期试验中，它并不优于标准的抢救疗法。

LISO-CEL一种CD19导向的自体嵌合抗原受体产物，用于成人R/R DLBCL患者的研究。在一项全球性的Ⅲ期研究中，对232名R/R DLBCL患者进行了筛选，其中184人被分配到LICO-CEL组（n=92）或标准治疗组（n=92）。LISO-CEL组的中位EFS（10.1个月，95%可信区间：6.1%-NR）较标准治疗组（2.3月）显著改善（$P<0.0001$）。在LICO-CEL组中没有与治疗相关的死亡，在标准治疗组中有1例与治疗相关的死亡。

近年血液肿瘤领域的CAR-T细胞疗法发展迅速，从患者的选择、输注产品的制造工艺、后续治疗监测管理到基础机制的各方向研究使其成为了最有希望治愈肿瘤的免疫疗法之一。但许多挑战限制了其诱导缓解的安全性、有效性和持久性，仍需要创新性的系统研究不断优化CAR-T细胞疗法的设计和临床转化。

四、病例点评

弥漫性大B细胞淋巴瘤（DLBCL）是最常见的非霍奇金淋巴瘤（NHL）类型，由具有不同生物学、临床表现和治疗反应的异质性疾病组成。R-CHOP仍然是主要的治疗方法，可以在大多患者中实现长期疾病控制，但仍有部分患者在初始治疗后复发或难以治愈，新疗法有可能改善此类患者的预后。在过去的10年中，新药开发逐渐专注于靶向细胞表面、内部通路和微环境的药物，嵌合抗CD20单克隆抗体、CAR-T过继性治疗的发展，显著改善了复发性难治性患者的预后。

CAR-T疗法作为一种创新疗法为难治/复发性（R/R）DLBCL患者提供了新的选择，多中心也开展了相应的临床研究，也取得了一定的突破，但治疗过程中往往会伴随相关副反应的发生，如本例患者出现CRE、CERS及血液学毒性。目前多项研究在探索副反应的发作机制，临床上已在应用多种细胞因子抑制剂及激素等应对方案，颇有成效。因此，了解CAR-T细胞治疗过程中的机制将有助于开发更好的治疗方法以预防不良反应。

随着不断的科学突破，CAR-T细胞疗法正在迅速发展，改善血液肿瘤患者的预后和生活质量。虽然仍存在许多不可忽视的问题，但通过进一步的基础和临床研究，增强细胞免疫疗法的疗效，扩大适应范围，降低其成本，减少副反应，该疗法将会为更多患者带来希望。

（病例提供：赵爱琪　钟淑涵　浙江大学医学院附属第二医院）

（点评专家：钱文斌　浙江大学医学院附属第二医院）

参考文献

[1]Susanibar-Adaniya S，Barta SK.Update on difuse large B cell lymphoma：a review of current data and potential applications on risk stratifcation and management[J].Am J Hematol，2021，96：617-629.

[2]Rovira J，Valera A，Colomo L，et al0. Prognosis of patients with difuse large B cell lymphoma not reaching complete response or relapsing after frontline chemotherapy or immunochemotherapy[J].Ann Hematol，2015，94：803-812.

[3]Bachanova V，Perales MA，Abramson JS.Modern management of relapsed and refractory aggressive B-cell lymphoma：a perspective on the current treatment landscape and patient selection for CAR T-cell therapy[J].Blood Rev，2020，40：100640.

[4]Crump M，Neelapu SS，Farooq U，et al.Outcomes in refractory difuse large B-cell lymphoma：results from the international SCHOLAR-1 study[J].Blood，2017，130：1800-1808.

[5]Atallah-Yunes SA，Robertson MJ，Dave UP，et al.Novel immune-based treatments for difuse large B-cell lymphoma：the postCAR T cell era[J].Front Immunol，2022，13：901365.

[6]Lu T，Zhang J，Xu-Monette ZY，et al.The progress of novel strategies on immune-based therapy in relapsed or refractory diffuse large B-cell lymphoma[J].Exp Hematol Oncol，2023，12（1）：72.

[7]Sehn LH，Salles G.Diffuse Large B-Cell Lymphoma[J].N Engl J Med，2021，384（9）：842-858.

[8]Grupp SA，Kalos M，Barrett D，et al.Chimeric antigen receptor-modified T cells for acute lymphoid leukemia[J].N Engl J Med，2013，368（16）：1509-1518.

[9]Locke FL，Miklos DB，Jacobson CA，et al.Axicabtagene Ciloleucel as Second-Line Therapy for Large B-Cell Lymphoma[J].N Engl J Med，2022，386（7）：640-654.

[10]Bishop MR，Dickinson M，Purtill D，et al.Second-Line Tisagenlecleucel or Standard Care in Aggressive B-Cell Lymphoma[J].N Engl J Med，2022，386（7）：629-639.

[11]Kamdar M，Solomon SR，Arnason J，et al.Lisocabtagene maraleucel versus standard of care with salvage chemotherapy followed by autologous stem cell transplantation as second-line treatment in patients with relapsed or refractory large B-cell lymphoma（TRANSFORM）：results from an interim analysis of an open-label，randomised，phase 3 trial[J].Lancet，2022，399（10343）：2294-2308.

病例4　携带PD-1/CD28转换受体的新型CAR-T细胞序贯低剂量地西他滨治疗复发/难治性B细胞淋巴瘤

一、病历摘要

（一）基本信息

患者男性，58岁，因“确诊淋巴瘤7年余，拟行CAR-T细胞治疗”入院。

现病史：患者7年余前（2014年）发现右颌下肿物，鹌鹑蛋大小，触之无疼痛。伴盗汗，体重减轻约10斤，无鼻塞咳嗽，无吞咽困难，无畏寒发热，遂至当地医院就诊，行颌下淋巴结粗针穿刺，（2014年4月2日）病理及免疫组化示：淋巴结正常结构大部分消失，小淋巴细胞增生，部分核欠规则，特检结果：M4-125T：BCL-2（+++），BCL-6（-），CD10（-），CD20（++++），CD21（+++），CD23（FDC网破坏+），CD3（肿瘤细胞-），CD83（+++），CD43（+），CD5（弱），Cyclin-D1（弱++），ERER（-），κ（+）ki67（20%～30%），Pax5（+++++），符合套细胞淋巴瘤，经影像学评估后，诊断：套细胞淋巴瘤ⅡA期。（2014年4月11日至2014年10月9日）先后予6周期R-CHOP方案化疗，具体剂量不详。（2016年8月）再发颌下淋巴结肿大，考虑淋巴瘤复发，（2017年2月5日至2017年4月29日）予EPOCH方案4周期后，颌下淋巴结消退。（2017年8月7日）患者感右下腹痛，间断解鲜红色血便，查腹部CT示：升结肠套叠伴近端肠管壁增厚，系膜及后腹膜淋巴结显示，予禁食补液等对症支持治疗后，（2017年8月16日）行腹腔镜下右半结肠切除术＋肠套叠复位，术后病理示：回肠末端黏膜固有层淋巴样细胞弥漫性增生，细胞形态单一，免疫组化：CD20（++++），CD3（异型细胞-），CK（异型细胞-），Cyclin-D1（+++），诊断考虑套细胞淋巴瘤复发。（2017年10月）患者开始接受靶向药物治疗，口服依布替尼420mg qd，因经济原因服药不规律，此后2年余，定期门诊随诊，病情尚稳定。（2020年5月）患者再发下腰部疼痛，伴乏力明显、体重减轻等不适，（2020年6月）复查腹部B超示腹腔团块考虑淋巴结回声（102mm×64mm），伴肝脾肿大。（2020年6月）改为泽布替尼口服，160mg bid，后患者自觉腰痛症状好转，乏力改善。（2020年7月）复查时，腹部B超示：腹腔及腹膜淋巴结肿大（25mm × 13mm × 20mm），较前呈缩小趋势，但此次复查时血检发现白细胞、淋巴细胞绝对值升高，后多次复查病灶稳定，血常规白细胞波动于20×10^9/L左右。（2021年5月）血常规示白细胞59×10^9/L，明显升高，遂于当地医院就诊，系统评估，（2021年5月26日）复查PET-CT示：两侧颈部及腋下、纵隔及两侧肺门、膈上前组两侧膈脚内侧，肝胃间隙，肠系膜间隙，腹膜后间隙，两侧盆壁及腹股沟区多发淋巴结肿大，部分病灶唐代谢轻度升高；脾脏肿大，糖代谢均匀性升高；上述病灶及结合病史提示淋巴瘤相关改变。（2021年5月28日）行骨髓穿刺，流式细胞检查可见53.52%单克隆B淋巴细胞，CD19+，CD20+，CD23-，CD11c-，FMC7+，CD38-，CD5dim，CD10-，CD103-，CD25-，Lambda+，Kappa-。考虑套细胞淋巴瘤复发，白血病。现患者拟行CAR-T细胞治疗，收治我院。淋巴瘤治疗史，如病例4图1所示。

既往史：否认高血压、糖尿病等慢性病史，否认乙肝、结核等传染病史。

个人史：出生于浙江省温州市，否认放射性物质、化学毒物接触史。无烟酒嗜好。

家族史：否认家族性肿瘤病史及类似疾病史。

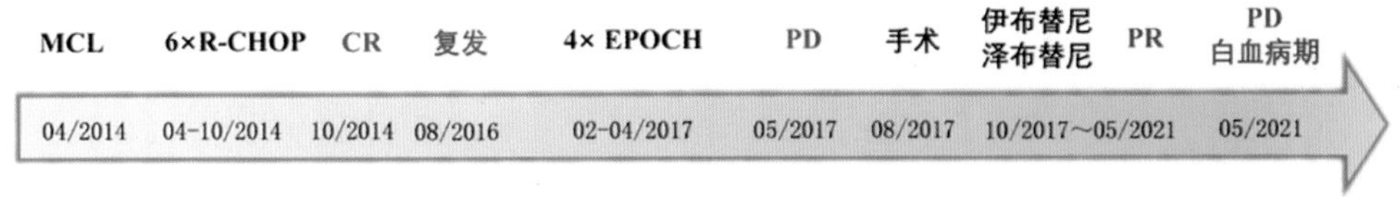

病例4图1　淋巴瘤治疗史

（二）体格检查

脉搏85次/分，呼吸18次/分，血压106/77mmHg，体温37.2℃。

神志清，精神可，双侧颈部、锁骨下及腋下可触及多枚肿大淋巴结，较大者约鹌鹑蛋大小，部分融合，质地韧，无压痛，结膜无苍白，胸骨无压痛，双肺呼吸音清，未闻及干湿性啰音，心律齐，各瓣膜区未闻及杂音。腹软，右脐周可见长约5cm纵行疤痕，无压痛反跳痛，脾肋下4cm，肝脏未触及，移动性浊音阴性，双下肢无水肿。

（三）辅助检查

2014年4月2日颌下淋巴结穿刺活检病理：镜下见“颌下”淋巴结正常结构大部分消失，小淋巴细胞增生，部分核欠规则，特检结果：M4-125T：BCL-2（+++），BCL-6（-），CD10（-），CD20（++++），CD21（+++），CD23（FDC网破坏

+），CD3（肿瘤细胞-），CD83（+++），CD43（+），CD5（弱），Cyclin-D1（弱++），ERER（-），κ（+），ki67（20%~30%），Pax5（+++++）。

2017年8月16日回肠末端病理：回肠末端黏膜固有层部分区淋巴样细胞弥漫性增生，细胞形态单一，免疫组化：CD20（++++），CD3（异型细胞-），CK（异型细胞-），Cyclin-D1（+++）。

2021年5月26日PET-CT示：两侧颈部及腋下、纵隔及两侧肺门、膈上前组两侧膈脚内侧，肝胃间隙，肠系膜间隙，腹膜后间隙，两侧盆壁及腹股沟区多发淋巴结肿，部分病灶糖代谢轻度升高；脾脏肿大，糖代谢均匀性升高，上述病灶及结合病史提示淋巴瘤相关改变。

2021年5月28日骨髓流式分析：可见53.52%单克隆B淋巴细胞，其中CD19+，CD20+，CD23-，CD11c-，FMC7+，CD38-，CD5dim，CD10-，CD103-，CD25-，Lambda+，Kappa-。

2021年6月29日CAR-T治疗前筛选期PET-CT（病例4图2）：全身多发淋巴结（双侧颈部、双侧锁骨区、双侧腋窝、纵隔、两肺门、双侧膈脚后、肝胃间隙、肝门区、腹膜后、胰周、肠系膜区、双侧髂血管旁、双侧腹股沟区）糖代谢增高，脾肿大、糖代谢增高，SUVmax=6.40。

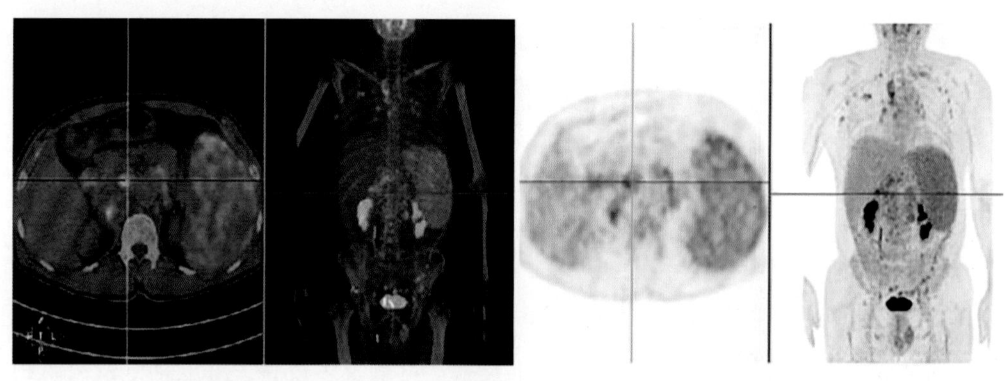

病例4图2　CAR-T细胞治疗前PET-CT评估结果（筛选期）

（四）临床诊断

1. 套细胞淋巴瘤（复发，白血病期）。

2. 双肾结石。

3. 肝功能不全。

二、诊疗经过

2021年7月1日行自体外周血淋巴细胞采集，制备携带PD-1/CD28转换受体的

CAR-T细胞。2021年7月23日予FC方案（氟达拉滨54.9mg（30mg/m^2）d1～d3，环磷酰胺910mg（500mg/m^2）d1～d3）清淋预处理，2021年7月29日行CAR-T细胞回输，2017年7月30日起予地西他滨25mg（10mg/m^2）/天，共5天。治疗全程，我们通过流式细胞术及PCR动态监测CAR-T细胞在外周血的扩增情况（病例4图3）。同时我们密切监测患者外周血细胞因子动态变化，如IL-6、TNF-α、IFN-γ等（病例4图4）。

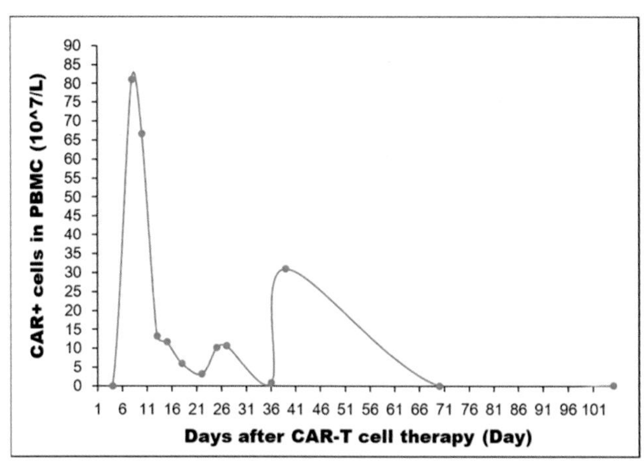

病例4图3 治疗期间外周血CAR-T细胞动态变化趋势

CAR-T细胞回输后第1天，患者出现发热、血压下降、循环不稳定，评估考虑CRS 2级。此时，实验室数据提示外周血IL-6、IL-10、IFN-γ呈升高趋势，同时外周血CAR-T细胞增殖活跃。我们首先予托珠单抗（雅美罗）560mg（8mg/kg）、甲强龙40mg q8h抗炎，加强补液、退热等对症治疗。患者此时处于FC方案后粒细胞缺乏期、Ⅳ度骨髓抑制，遂同时予美罗培南1.0g q8h、替考拉宁0.4g q12h、卡泊芬净50mg qd经验性抗感染治疗。

CAR-T细胞回输后第7天，患者突发意识不清，双眼凝视，四肢强直，呼吸急促，口唇咬伤，立即予咪唑安定治疗后强直缓解。床边神经系统查体：神志不清，呼之不应，双瞳直径4mm，光反射迟钝，玩偶眼反应头部向左消失向右存在，颈抵抗，四肢肌张力轻度升高，肌力下降，双侧病理征未引出。提示癫痫全面性发作，CRES首先考虑，初步评估为CRES 4级，MMSE 0分。立即启动神经内科急会诊，予地塞米松10mg q6h抗炎，丙戊酸钠抗癫痫，甘露醇脱水降颅压，咪达唑仑2mg/h持续微泵静推，患者神志仍未恢复，癫痫持续状态，大小便失禁，伴高热、呼吸急促、血压及心率持续升高，为维持生命体征稳定，尽快缓解癫痫状态，避免病情恶化，患者当日转入综合ICU进一步行生命支持治疗。后继予气管插管、呼吸循环支持、镇静、抗癫痫综合治疗后，患者神志转清、生命体征稳定、一般情况改善。同时，我们进一步完善了头颅CT及MRI检查，均未见明显器质性病变。在ICU经历为期4天的严密监护后，患者顺利转回血液科普通病房，后逐渐减少地塞米松用量，继续沿用苯妥英钠、丙戊酸钠抗癫痫，期间患者曾一过性出现幻视、幻听，伴胡言乱语、躁动不安，但定性力、定向力、记忆力、计算力等基本正常，此时评估外周血电解质、动脉血气基本正常，内环境稳定，评估MMSE 27分，认知功能基本正常，考虑CRES 1级。回输第19天后（2021年8月17日），我们进行了腰椎穿刺，脑脊液流式分析：未见CD19+CD20+淋巴瘤细胞，CAR-T细胞占CD3+ T细胞60.23%，脑积液IL-6 12.35pg/ml，回顾患者发生CRES时炎症因子水平，第7天时，外周血IL-6、IL-10、IFN-γ均达峰值，进一步佐证CRES诊断。后续患者精神症状逐渐改善，地塞米松酌情减量并停用后，患者于回输后第27天（2021年8月25日）顺利出院。

后患者规律随访，生命体征稳定，一般情况良好，分别于2021年9月13日、2021年10月8日完成第2～第3次地西他滨18mg d1～d5治疗，过程顺利。

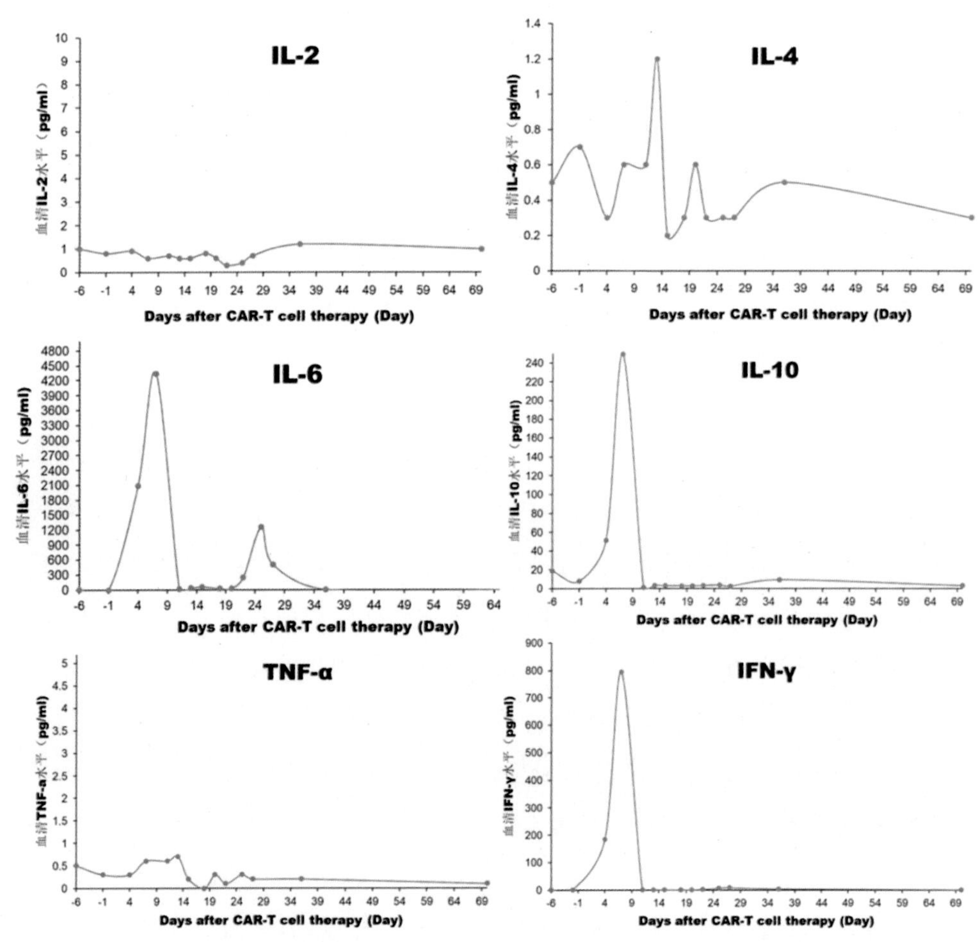

病例4图4　治疗期间细胞因子动态变化趋势

随访：CAR-T细胞回输3个月后，于2021年11月12日行PET/CT疗效评估：CR（病例4图5）。

临床提示淋巴瘤治疗后复查，与既往检查相比：双侧颈部、锁骨区、腋窝及腹股沟见小淋巴结显影，未见明显代谢增高；右肺门及纵隔可见代谢略增高淋巴结，淋巴结炎可能；腹盆腔未见明显代谢增高淋巴结。

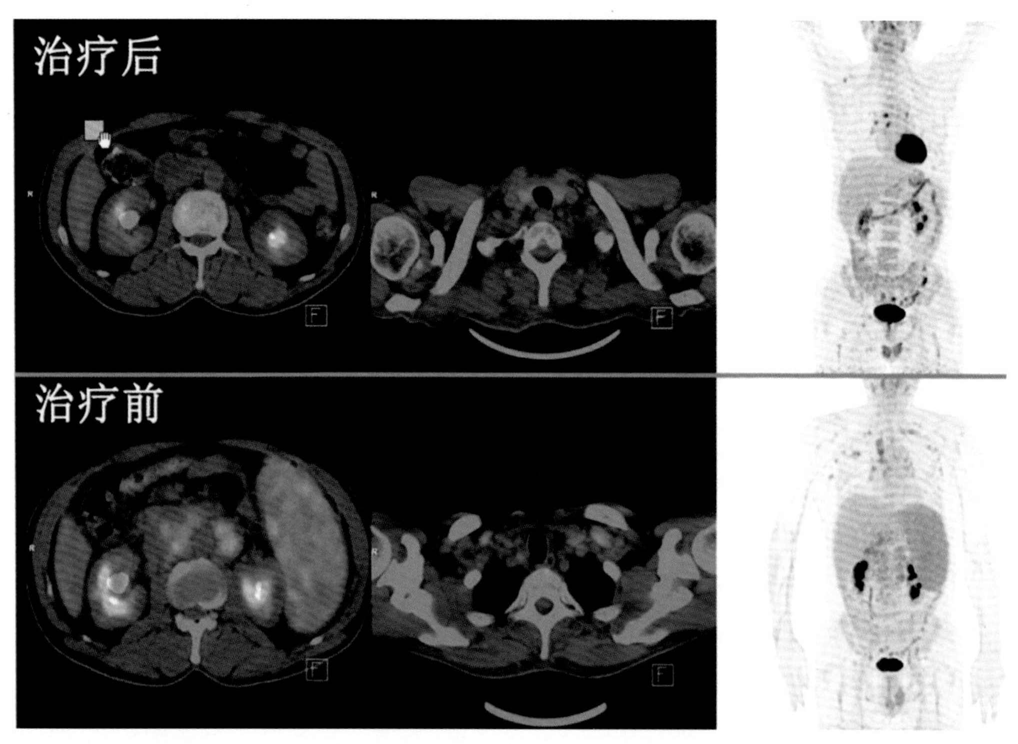

病例4图5　CAR-T细胞治疗后3个月疗效评估提示CR（与筛选期对比）

三、疾病介绍

套细胞淋巴瘤（mantle cell lymphoma，MCL）是B细胞非霍奇金淋巴瘤（non-Hodgkin lymphoma，NHL）的一种独特亚型，其特征是染色体t（11；14）（q13；q32）导致细胞周期蛋白D1（CCND1）基因与免疫球蛋白重链（IGH）基因易位，兼具侵袭性淋巴瘤进展迅速和惰性淋巴瘤不可治愈的特点。基于CD20单抗（利妥昔单抗）为基础的化学免疫治疗，联合或不联合自体造血干细胞移植（ASCT），是年轻和体能状况较好的MCL患者的一线治疗方案。来那度胺、维奈克拉以及布鲁顿酪氨酸激酶（BTK）抑制剂等其他新型药物也不断地被纳入到MCL的治疗中。

尽管MCL患者对初始治疗能够获得较好的完全缓解率（61%～89%），但大多数患者缓解持续时间短，仍会出现复发或疾病进展。BTK抑制剂是复发/难治性（R/

R）MCL患者的优选方案，目前有四种BTK抑制剂被美国食品药品监督管理局批准用于R/R MCL的治疗：伊布替尼、阿卡替尼、泽布替尼和吡托布鲁替尼。最近，北京大学肿瘤医院的朱军教授报道了奥布替尼在R/R MCL患者的单臂开放多中心临床试验。入组的106例R/R MCL患者在奥布替尼治疗后获得了快速疗效，中位反应时间（TTR）为1.9个月，中位反应持续时间（DOR）和无进展生存期（PFS）分别为22.9个月和22.0个月；中位随访时间23.8个月，总缓解率（ORR）为81.1%，其中完全缓解率（CR）为27.4%，部分缓解率（PR）为53.8%。奥布替尼在R/R MCL患者中显示出持久显著的疗效，且耐受性良好。虽然BTK抑制剂在R/R MCL患者的治疗中可获得接近80%的总有效率，极大地改善了R/R MCL患者的预后，然而，接受BTK抑制剂治疗后发生疾病进展的患者最终预后极差，接受挽救治疗的中位OS只有为6～10个月。基于美国德州大学MD安德森癌症中心的ZUMA-2临床研究，美国食品药品监督管理局（FDA）批准了首个用于治疗R/R MCL的自体抗CD19嵌合抗原受体（CAR）T细胞疗法Brexucabtagene autoleucel（KTE-X19）。在ZUMA-2研究中，总共招募了74名R/R MCL患者，其中62%的患者有原发性BTKi耐药，26%的患者在对BTKi治疗产生初始反应后出现复发，7%的患者在停止BTKi治疗后复发，4%的患者对BTKi不耐受（有不良事件）。最初的疗效评估中，KTE-X19的ORR为93%，CR率为67%；12个月时无进展生存期和总生存期分别为61%和83%。KTE-X19出现3级或以上的常见不良事件是血细胞减少（94%的患者）和感染（32%）；≥3级细胞因子释放综合征和神经毒性分别发生在15%和31%的患者中；2例5级感染性不良事件。Michael Wang等最近更新了KTE-X19的3年随访结果，在中位随访35.6个月后，接受治疗的68例患者的ORR为91%，CR为68%；缓解持续时间、无进展生存期和总生存期的中位数分别为28.2个月、25.8个月和46.6个月。KTE-X19在R/R MCL患者中能够诱导持久的长期反应，并且具有良好的安全性。除了靶向CD19，靶向ROR1的CAR-T细胞疗法也正在进行临床研究，最近Precigen开发的PRGN-3007以及黄河教授研发的RD14-01正在招募MCL患者中。

尽管CAR-T细胞疗法展现出了巨大的治疗前景，但是肿瘤细胞内不同的免疫抑制途径会导致T细胞的功能缺陷，从而影响CAR-T细胞的疗效。CAR-T细胞治疗与免疫检查点抑制剂的联合应用，进一步提高了对血液肿瘤的疗效，是一个有吸引力的治疗策略。PD-1/PDL-1是免疫抑制途径一个重要的靶点，研究表明PD-1抑制剂Nivolumab可以显著提高CAR-T细胞的杀伤活性。通过基因编辑技术干预PD-1/PDL-1通路是阻断免疫抑制途径的另一种重要策略。钱文斌教授团队成功构建了含PD-1/CD28转换受体的CD19-CAR-T细胞，其将包含PD-1胞外结构域的开关受体融合到共刺激分子CD28的跨膜和胞质结构域，不仅与其配体PD-L1结合，而且传输激活信号（通过CD28胞质结构域），而不是通常由PD-1胞质结构域转导的抑制信号。与抗CD19-CAR-T细胞相比，CD19-PD-1/CD28-CAR-T细胞其体内外增值和杀伤能力均获得显著提升，并且在Ⅰb期临床研究中没有观察到严重的神经毒性或细胞因子释放综合征。基于基因编辑技术的新型CAR-T细胞治疗将迅速发展并具有良好的发展前景。

表观遗传机制在肿瘤发生发展和抗肿瘤免疫调控中均发挥重要作用，以DNA甲基化抑制剂（DMNTi）和组蛋白去乙酰化抑制剂（HDACi）为代表的表观药物（epi-drug）通过调控杀伤肿瘤和提高机体抗肿瘤免疫，在多个环节协调、增效、减少肿瘤免疫逃逸。近年来，中国人民解放军总医院、同济医院和浙大二院的团队在表观免疫疗法领域开展了一系列重要的合作研究，包括表观药物联合ICI、细胞治疗等治疗临床上不同的难治复发血液和实体肿瘤。在细胞免疫治疗方面，前期数据提示：小剂量地西他滨促进靶向CD123或CD19的CART细胞增殖，增强细胞因子分泌和肿瘤杀伤功能，在临床治疗难治性DLBCL和P53突变ALL取得成功。阿扎胞苷联合供者淋巴细胞输注（DLI）和（或）者PD-1抗体治疗异基因移植后复发白血病有一定疗效。基于前期一系列的基础研究和初步的临床实践，我中心在本案例中的成功，进一步佐证：对于复发难治的淋巴瘤患者，表观遗传学治疗与CAR-T治疗的有机结合，将进一步互补性提升单一治疗方式的疗效，惠及更多晚期血液和实体肿瘤患者，值得进一步探索。

四、病例点评

MCL仍然是不能治愈的疾病，基于CAR-T细胞的肿瘤免疫治疗已成为治疗B细胞恶性肿瘤患者最有前景的新疗法之一。CAR-T细胞功能障碍、持久存活能力差以及免疫逃逸等可能导致患者对细胞治疗耐药和无效。在CAR-T治疗方面，免疫调节剂来那度胺、BTK抑制剂伊布替尼、BCL-2抑制剂等均可通过不同的机制在体内外提高CAR-T细胞的疗效。地西他滨可增强肿瘤细胞表面抗原表达和提呈，增加T细胞MHC的表达以及TCR多样性，提高效应T细胞功能。

本例患者在2014年起病，经一线R-CHOP方案治疗复发后改用EPOCH方案获得缓解后再次复发，整个病程跨越近10年，但期间出现多次复发。患者在出现肿瘤再次复发后间断使用BTK抑制剂依布替尼，维持了接近3年的稳定病情，患者有比较明显的获益。但是患者随后还是出现了病情的全面进展，急需新的有效治疗方案。

CD19-PD-1/CD28-CAR-T是一种新的表达PD-1/CD28嵌合体抗CD19 CAR-T细

胞，它通过与PD-L1的结合来传递激活信号而不是抑制信号，增强CAR-T细胞抗肿瘤活性。低剂量地西他滨处理的CAR-T细胞可以在肿瘤再刺激时建立有效记忆反应，抑制CAR-T细胞甲基化和向下游分化，具有更强的抗肿瘤，增殖和细胞因子释放能力。本例患者在经过初治及多线治疗后出现复发，应用携带PD-1/CD28转换受体的新型CAR-T细胞序贯低剂量地西他滨治疗后病情得到有效控制，患者维持持续CR。所以对于复发难治的淋巴瘤患者，表观遗传学治疗与免疫治疗，包括CAR-T治疗，可以有机结合，成为"表观免疫治疗（Epi-immunotherapy）"，值得进一步探索。

（病例提供：赵爱琪　谢永盛　浙江大学医学院附属第二医院）

（点评专家：钱文斌　浙江大学医学院附属第二医院）

参考文献

[1]Armitage JO，Longo DL.Mantle-Cell Lymphoma[J].The New England journal of medicine，2022，386（26）：2495-506.

[2]Hanel W，Epperla N.Emerging therapies in mantle cell lymphoma[J].Journal of hematology & oncology，2020，13（1）：79.

[3]Vitolo U，Novo M.Frontline chemotherapy-free induction for mantle cell lymphoma[J].The Lancet Oncology，2022，23（3）：321-322.

[4]Jain N，Mamgain M，Chowdhury SM，et al.Beyond Bruton's tyrosine kinase inhibitors in mantle cell lymphoma：bispecific antibodies，antibody-drug conjugates，CAR T-cells，and novel agents[J].Journal of hematology & oncology，2023，16（1）：99.

[5]Deng LJ，Zhou KS，Liu LH，et al.Orelabrutinib for the treatment of relapsed or refractory MCL：a phase 1/2，open-label，multicenter，single-arm study[J].Blood advances，2023，7（16）：4349-4357.

[6]Wang M，Munoz J，Goy A，et al.KTE-X19 CAR T-Cell Therapy in Relapsed or Refractory Mantle-Cell Lymphoma[J].The New England journal of medicine，2020，382（14）：1331-1342.

[7]Wang M，Munoz J，Goy A，et al.Three-Year Follow-Up of KTE-X19 in Patients With Relapsed/Refractory Mantle Cell Lymphoma，Including High-Risk Subgroups，in the ZUMA-2 Study[J].Journal of clinical oncology：official journal of the American Society of Clinical Oncology，2023，41（3）：555-567.

[8]Huang Z，Chavda VP，Bezbaruah R，et al.CAR T-Cell therapy for the management of mantle cell lymphoma[J].Molecular cancer，2023，22（1）：67.

[9]Dolgin E.Augmenting CAR T Cells with PD-1 Blockade[J].Cancer discovery，2019，9（2）：158.

[10]Li S，Siriwon N，Zhang X，et al.Enhanced Cancer Immunotherapy by Chimeric Antigen Receptor-Modified T Cells Engineered to Secrete Checkpoint Inhibitors[J].Clinical cancer research：an official journal of the American Association for Cancer Research，2017，23（22）：6982-6892.

[11]Chong EA，Melenhorst JJ，Lacey SF，et al.PD-1 blockade modulates chimeric antigen receptor （CAR）-modified T cells：refueling the CAR[J].Blood，2017，129（8）：1039-1041.

[12]Liu H，Lei W，Zhang C，et al.CD19-specific CAR T Cells that Express a PD-1/CD28 Chimeric Switch-Receptor are Effective in Patients with PD-L1-positive B-Cell Lymphoma[J].Clinical cancer research：an official journal of the American Association for Cancer Research，2021，27（2）：473-484.

[13]Xu Y，Li P，Liu Y，et al.Epi-immunotherapy for cancers：rationales of epi-drugs in combination with immunotherapy and advances in clinical trials[J].Cancer Commun（Lond），2022，42（6）：493-516.

病例5 CAR-T联合ICIs、放疗及HDACi治疗TP53突变DLBCL

一、病历摘要

（一）基本信息

患者女性，64岁，主因“确诊淋巴瘤1年，呼吸困难1周”入院。

现病史：患者于2019年5月因发现右侧耳后无痛性肿块就诊，行“右侧腮腺肿物切除术”，病理符合弥漫大B细胞淋巴瘤 GCB型，IPI＝2分，免疫组化示瘤细胞CD20（+），CD19（+），BCL-6（弱+），CD10（+），BCL-2（约95%+），C-myc（约40%+），MUM1（+），Ki67（70%+），PD-L1（小于10%+），CD5（-），CD3（-），PD-1（小淋巴细胞+）；FISH检测BCL-6、C-myc、BCL-2均阴性；2019年6月行PET-CT示右侧腮腺区淋巴瘤术后，左侧颌下、颈深淋巴结受侵，回盲部肠壁、肠系膜浸润。2019年7月15外院行首轮R-CHOP方案，化疗后骨髓抑制，2019年8月6日、8月27日、9月19日、10月10日、11月1日行减量R-CHOP方案。2019年11月20日患者出现咽喉不适，喉镜检查见新生物，11月27日PET-CT示右侧腮腺区淋巴瘤术后改变同前，原左侧颌下、颈深淋巴结消退，原回盲部肠壁、肠系膜病灶消退；新见鼻咽顶后壁及右侧壁、口咽右侧壁增厚，FDG异常高代谢，淋巴瘤浸润可能。2019年12月咽部肿物活检示高度侵袭性B细胞性淋巴瘤，免疫组化示瘤细胞CD20（+），PAX-5（+），CD19（+），BCL-6（+），CD10（+），BCL-2（约90%+），C-myc（约50%+），MUM1（+），Ki67（80%+），CD5（-），CD3（-），PD-L1（组织细胞+），PD-1（淋巴细胞+），P53（-）。患者自觉咽部肿物逐渐增大，右侧下颌扪及肿块，并间断咳出血块及组织，2019年12月26日及2020年1月22日行R-GDP方案并口服西达苯胺30mg 每周2次；3月2日评估疾病进展，出现右侧鼻塞，更换方案为DA-ECHOP；治疗后患者右侧颌下肿块较前增大，右侧鼻腔阻塞，骨髓抑制，3月25日行利妥昔单抗600mg＋地塞米松10mg D0，环磷酰胺800mg d1～d3，地塞米松30mg d1～d4，依托泊苷0.1g d2～d3，长春瑞滨40mg d5，多柔比星40mg d5化疗。患者治疗后逐渐出现呼吸困难及吞咽困难，右侧耳后及右侧颌下肿块无缩小，口咽部肿物表面破溃出血，现为进一步治疗收入院。

既往史：患者既往身体健康，无基础疾病。

个人史：生于上海，久居上海，退休前为职员，无毒物、粉尘、射线接触史，无吸烟饮酒史。

家族史：否认家族遗传病及类似疾病亲属。

（二）体格检查

神清，气促，精神萎靡，右侧耳后及右侧颌下肿块，质韧无压痛，口咽右侧壁肿物，表面破溃，双肺清，心脏无杂音，腹软无压痛，神经系统查体阴性。

（三）辅助检查

2020年3月25日CT：颈部鼻咽顶后壁、右侧鼻咽侧壁、右侧口咽侧壁占位，最大截面范围6.1cm × 3.7cm × 6.9cm，右侧胸锁乳突肌深面淋巴结肿大，大小4.1cm × 3.1cm，结合病史考虑淋巴瘤改变，较2020年2月29日增大。胸部慢性炎症。MRI：颅内未见明显异常。

2020年4月13日：血红蛋白67g/L，白细胞3.39×10^9/L，血小板188×10^9/L，C–反应蛋白93.58mg/L，白蛋白33.9g/L，谷草转氨酶65U/L，丙转氨酶35U/L，乳酸脱氢酶252U/L，肌酐49μmol/L，尿酸372μmol/L，血钾3.92mmol/L。

乙肝五项：HBs–Ab（+），HBs–Ag（–），HBe–Ag（–），HBe–Ab（–），HBc–Ab（–）。

血凝常规（–）。

超声：右侧颈部实性占位 最大者36mm × 27mm。

（四）临床诊断

弥漫大B细胞淋巴瘤 GCB型 Ⅳ期A组 双表达 TP53缺失突变。

二、诊疗经过

2020年4月14日行DICE方案，治疗后患者呼吸困难及吞咽困难无改善，口咽部肿物明显增大，五官科会诊后于4月17日行经皮气管切开。4月20日患者出现发热，粒细胞缺乏，右侧耳后及右侧颌下肿块有所减小，经抗感染治疗3天后患者体温恢复正常。4月29日患者鼻尖部出现疱疹，耳后及颌下肿块增大。5月5日，患者口咽部肿块完全封闭咽部，仅能少量饮水，耳后肿块增大至直径10cm。

5月7日患者行FC方案，5月11日患者回输自体靶向CD19 CAR–T细胞。5月14日（细胞输注后第4天）患者发热，体温38.5℃，心率149次/分，窦性心动过速，血压

185/90mmHg，予托拉塞米、美托洛尔、硝酸甘油，予抗感染治疗。5月17日（细胞输注后第7天）患者仍有发热，体温39.5℃，局部肿块强烈针刺样疼痛，血压137/80mmHg，耳后及颌下肿块略缩小，IL-2R 1861U/ml，IL-6 276pg/ml，IL-8 547pg/ml，LDH 353U/L，予吗啡联合芬太尼止痛，升级抗生素。5月20日（细胞输注后第10天）患者热峰逐渐下降，最高体温38℃，耳后、颌下及口咽部肿物均缩小，患者现能够流质饮食，但有呛咳，气管套管见黄色黏液。5月23日（细胞输注后第13天）患者无发热，CT示右肺中叶局部实变，继续当前抗感染治疗。5月25日（细胞输注后第15天）加用信迪利单抗。5月26日（细胞输注后第16天）患者无发热，肿块疼痛基本消退，颌下及口咽部肿块缩小，耳后肿块缩小至直径5cm，IL-2R 1485U/ml，IL-6 14.2pg/ml，LDH 277U/L，当日降级抗生素，当晚患者再次出现畏寒、寒战、发热，体温39.5℃，予升级抗生素。5月30日（细胞输注后第20天）患者仍有发热，最高体温38.8℃，CT示右肺中叶局部实变较前进展，结合药敏结果调整抗生素。6月2日（细胞输注后第23天）患者热峰下降，最高体温37.7℃，进食仍有呛咳，气管套管可见食物咳出，颌下肿块消失，耳后肿块缩小至直径4cm，口咽部肿块退至悬雍垂。6月11日（细胞输注后1个月）CT评估CAR-T细胞治疗疗效SD，IL-2R 1791U/ml，IL-6 63.3pg/ml，IL-8 91.1pg/ml。6月14日患者仍有进食后呛咳，耳后肿块缩小至直径3cm扁平肿物。6月20日患者拔除气管套管，仍有进食呛咳，喉镜检查提示患者右侧声带麻痹。6月30日患者进食后呛咳减少，无发热，暂出院修养。

7月11日患者再次入院，仍有进食呛咳，IL-2R 943U/ml，IL-6 13.2pg/ml，IL-8 41.4pg/ml，食道碘水造影示会厌功能紊乱，CT示鼻咽顶后壁及右侧壁、右侧腮腺区域见团块状软组织密度影，大者范围5.1cm×3.0cm×5.0cm。7月14日留置胃管，患者呛咳减少，予出院。

8月10日患者再次入院，胃管留置中，CT示鼻咽顶后壁及右侧壁、右侧腮腺区域占位，大者范围4.4cm×3.3cm×3.4cm。8月24日起行放射治疗，10月20日CT示鼻咽顶后壁及右侧壁、右侧腮腺区域占位，大者范围4.4cm×3.3cm×3.2cm。

2020年10月30日起口服西达苯胺20mg每周2次，2020年10月30日、12月7日予信迪利单抗200mg，2021年1月15日PET/CT提示PR，2021年1月23日、3月5日、4月1日、5月29日、7月27日予信迪利单抗200mg，7月24日CT示鼻咽顶后壁及右侧壁、右侧腮腺区域淋巴瘤改变，大者范围3.1cm×2.3cm×3.4cm，继续西达苯胺20mg每周2次。

随访：2022年6月PET/CT示CR，停用西达苯胺治疗。

2023年3月增强CT示CR。

1. 病例特点　患者中年女性，于2019年5月因右侧耳后肿物就诊，病理明确

DLBCL GCB型 双表达 TP53缺失突变IPI＝2。6周期R-CHOP方案治疗后患者疾病进展，表现为原发难治；随后接受R-GDP、DA-ECHOP、DICE等多线化疗，并联合西达苯胺口服，均疗效不佳。

患者出现颈部及口咽部肿块，多线治疗后肿块逐渐增大，影响患者呼吸及进食，最大长径约10cm；为避免患者窒息，行气管切开。

多线治疗失败后，患者输注靶向CD19 CAR-T细胞。输注后14天予信迪利单抗，输注后1个月评估病情SD，输注后3个月评估病情SD，行放射治疗。放疗后患者肿块无明显缩小，开始行信迪利单抗注射联合西达苯胺口服治疗，2次信迪利单抗注射后于输注后第8个月评估病情PR，随后再行信迪利单抗注射治疗5次，持续西达苯胺口服，于输注后第24个月评估病情CR，停用一切治疗；输注后第35个月评估病情CR。

2. 诊疗思路分析　患者原发难治DLBCL，存在TP53缺失突变，既往多线化疗且均疗效不佳，尝试CAR-T细胞治疗是患者可能长期存活的唯一选择。

患者颈部及口咽部肿块生长迅速，CAR-T细胞制备周期较长，当时缺乏迅速控制肿瘤生长的治疗方案，遂予气管切开，为细胞制备争取时间。

TP53缺失突变，肿瘤耐药潜力大；既往多线化疗，患者免疫功能差；CAR-T细胞输注后予信迪利单抗促进肿瘤杀伤，但输注后1个月评估病情SD，故再加用放疗。

放疗后患者肿瘤缩小仍不明显，结合临床研究新进展（具体见：三、疾病介绍），再予信迪利单抗联合西达苯胺治疗，最终患者达到CR并长期维持PFS。

3. 多学科讨论

（1）五官科：患者口咽部淋巴瘤经多线治疗后仍较前增大，阻塞呼吸道为当前最危急的后果；考虑内科治疗不能有效控制肿瘤生长，予气管切开。患者有饮食呛咳，结合喉镜检查及碘水食道造影考虑会厌功能紊乱，可能由口咽部肿块压迫损伤神经导致。

（2）放射科：患者TP53缺失突变，多线治疗及CAR-T细胞输注后SD，已接受PD-1单抗治疗，予放射治疗促进肿瘤杀伤。

（3）呼吸内科：患者既往多线化疗，免疫功能差，CAR-T细胞治疗及放射治疗后反复呛咳，引起吸入性肺炎；予胃管置入避免饮食误吸，消除肺炎病因，结合药敏试验予抗生素治疗。

（4）康复科：患者治疗后CR，长期存在饮食呛咳，考虑神经损伤导致会厌功能紊乱，可考虑行吞咽康复治疗。

三、疾病介绍

1. 疾病类型（GCB型/ABC型）　GCB型DLBCL来源于正常生发中心B细胞，ABC型DLBCL来源于浆样分化停滞的后生发中心B细胞，基因组学研究显示GCB型DLBCL常伴组蛋白修饰和染色质重塑相关基因的重现突变，ABC型常伴B细胞信号通路和核因子（nuclear factor，NF）-κB家族相关的突变。

2. 临床分型（复发难治弥漫大B细胞淋巴瘤）　复发多发生在诊断的最初2年，在2年后复发的患者较少见。对于复发难治患者，二线化疗方案的总体有效率50%～70%。自体干细胞移植是该类患者的可选方案，而疾病对化疗的敏感性是决定ASCT疗效的最关键因素，对最初治疗就耐药的患者进行ASCT后的DFS也只20%。异体造血干细胞移植同样是该类患者的可选方案，非清髓的化疗方案可能在减少毒性的同时使移植物有效植入，并获得移植物抗肿瘤反应；但异体造血干细胞移植不推荐在ASCT前进行。

3. 治疗（CAR-T及组蛋白去乙酰化酶抑制剂）

（1）CAR-T细胞治疗：针对B细胞淋巴瘤的CAR-T细胞临床试验多以CD19为治疗靶点，因为该靶点表达于B细胞的所有分化阶段以及大多数B细胞淋巴瘤；而多种单链抗体（ScFv）可以用于靶向CD19抗原，常用的有SJ25c以及FMC63。二代抗CD19 CAR-T细胞是目前主流，带有促进CAR-T细胞杀伤功能的共刺激域，包括4-BB、CD28或ICOS。CAR-T细胞治疗可以使50%以上的DLBCL患者获得完全缓解，中位无进展生存期达5个月。

（2）组蛋白去乙酰化酶抑制剂（HDACi）：组蛋白去乙酰化酶（HDACs）是一组能够去除组蛋白上乙酰基的酶，包括四类锌依赖的HDACs和一种非锌依赖的Ⅲ类HDAC。锌依赖的四类HDACs包括Ⅰ类（HDAC 1，2，3，8）、Ⅱa类（HDAC 4，5，7，9）、Ⅱb类（HDAC 6，10）以及Ⅳ类（HDAC 11）。HDACs将带有负电荷的乙酰基从带有正电荷的组蛋白上移除，从而压缩染色质并沉默基因。HDACi则通过干扰HDACs的作用来扭转对于抑癌基因的转录抑制。

肿瘤细胞通过免疫编辑这一适应性机制来逃避免疫系统的杀伤，而表观遗传学调控在其中发挥重要作用。对于MHC-I抗原提呈的表观调控（沉默）可以导致对免疫治疗的抵抗，而使用HDACi则能够上调被抑制的抗原处理及提呈过程；经过HDACi处理后，肿瘤细胞对T细胞杀伤的敏感性增强。Fas同样会受到表观沉默的影响，并导致肿瘤生长及抗凋亡表型，而HDACi则能够抑制肿瘤细胞的生长并恢复其化疗敏感性。

基于多种机制，HDACi会激活干扰素通路并招募CD8+ T细胞杀伤肿瘤，与过继T细胞治疗具有协同作用，亦很可能促进CAR-T细胞的抗肿瘤功能；HDACi能够增强抗PD-1药物的疗效，两者联用具有理论依据；HDACi能够抑制MDSC功能，同样提示其与免疫治疗联用的潜在获益。

四、病例点评

1．患者为难治大B细胞淋巴瘤并存在TP53突变，基线期肿瘤负荷大，多线化疗后疗效不佳，存在较多CAR-T细胞疗效不佳的预测因素；CAR-T治疗后3个月患者疗效SD，同样预示PFS有限。本病例予CAR-T细胞输注后经过PD-1抗体、西达苯胺和放疗联合后，患者获得了较好疗效。

该病例提示对于具有CAR-T细胞疗效不佳预测因素的患者，联合运用包括HDACi、放射治疗、免疫检查点抑制剂等其他治疗具有尝试价值；虽然估计患者CAR-T细胞治疗疗效不佳，但当患者缺乏更佳治疗方案时，包含CAR-T细胞治疗的联合用药可以考虑。

2．对于存在咽喉和颈部侵犯的淋巴瘤患者，考虑到CAR-T细胞制备有一定周期，且CAR-T细胞输注后的Local-CRS可能引起肿块增大，为了避免肿瘤生长或肿大导致气道狭窄加重甚至窒息，应在CAR-T细胞输注前行气管切开。

3．围CAR-T细胞治疗的管理应多学科协作，根据患者实际情况请各专科指导。

患者治疗前存在咽部肿块，为预防窒息由五官科行气管切开；治疗后患者肿块缩小，但存在饮食呛咳，五官科会诊考虑会厌功能紊乱，与淋巴瘤压迫神经有关；康复科予理疗康复，帮助患者恢复吞咽功能。

患者CAR-T细胞输注后出现发热，影像学提示肺部感染，结合患者饮食呛咳，考虑吸入性肺炎，经呼吸内科指导予抗生素治疗，予胃管置入避免呛咳，后患者肺炎逐步改善。

（病例提供：李　萍　上海市同济医院）

（点评专家：梁爱斌　上海市同济医院）

参考文献

[1]Nastoupil LJ，Jain MD，Feng L，et al：Standard-of-Care Axicabtagene Ciloleucel for Relapsed or Refractory Large B-Cell Lymphoma：Results From the US Lymphoma CAR T

Consortium[J].J Clin Oncol, 2020, 38: 3119–3128.

[2]Braendstrup P, Levine BL, Ruella M.The long road to the first FDA–approved gene therapy: chimeric antigen receptor T cells targeting CD19[J].Cytotherapy, 2020, 22: 57–69.

[3]Schuster SJ, Bishop MR, Tam CS, et al.Tisagenlecleucel in Adult Relapsed or Refractory Diffuse Large B–Cell Lymphoma[J].N Engl J Med, 2019, 380: 45–56.

[4]Chow VA, Shadman M, Gopal AK.Translating anti–CD19 CAR T–cell therapy into clinical practice for relapsed/refractory diffuse large B–cell lymphoma[J].Blood, 2018, 132: 777–781.

[5]van der Stegen SJ, Hamieh M, Sadelain M.The pharmacology of second–generation chimeric antigen receptors[J].Nat Rev Drug Discov, 2015, 14: 499–509.

[6]Walton J, Blagih J, Ennis D, et al.CRISPR/Cas9–Mediated Trp53 and Brca2 Knockout to Generate Improved Murine Models of Ovarian High–Grade Serous Carcinoma[J].Cancer Res, 2016, 76: 6118–6129.

[7]Maecker HL, Yun Z, Maecker HT, et al.Epigenetic changes in tumor Fas levels determine immune escape and response to therapy[J].Cancer Cell 2, 2002, 139–48.

[8]Stone ML, Chiappinelli KB, Li H, et al.Epigenetic therapy activates type Ⅰ interferon signaling in murine ovarian cancer to reduce immunosuppression and tumor burden[J].Proc Natl Acad Sci USA, 2017, 114: E10981–e10990.

[9]Kim K, Skora AD, Li Z, et al.Eradication of metastatic mouse cancers resistant to immune checkpoint blockade by suppression of myeloid–derived cells.Proc Natl Acad Sci USA, 2014, 111: 11774–11779.

[10]Woods DM, Sodr é AL, Villagra A, et al.HDAC Inhibition Upregulates PD–1 Ligands in Melanoma and Augments Immunotherapy with PD–1 Blockade[J].Cancer Immunol Res, 2015, 3: 1375–1385.

[11]Zheng H, Zhao W, Yan C, et al.HDAC Inhibitors Enhance T–Cell Chemokine Expression and Augment Response to PD–1 Immunotherapy in Lung Adenocarcinoma[J]. Clin Cancer Res, 2016, 22: 4119–4132.

[12]Villagra A, Cheng F, Wang HW, et al.The histone deacetylase HDAC11 regulates the expression of interleukin 10 and immune tolerance[J].Nat Immunol, 2009, 10: 92–100.

[13]Lisiero DN, Soto H, Everson RG, et al.The histone deacetylase inhibitor, LBH589, promotes the systemic cytokine and effector responses of adoptively transferred CD8+ T cells[J].J Immunother Cancer, 2014, 2: 8.

[14]Van Den Neste E, Schmitz N, Mounier N, et al.Outcome of patients with relapsed diffuse large B-cell lymphoma who fail second-line salvage regimens in the International CORAL study[J].Bone Marrow Transplant, 2016, 51: 51-57.
[15]Miao Y, Medeiros LJ, Li Y, et al.Genetic alterations and their clinical implications in DLBCL[J].Nat Rev Clin Oncol, 2019, 16: 634-652.

病例6　双靶点CART细胞治疗难治复发Burkitt淋巴瘤

一、病历摘要

（一）基本信息

患者男性，18岁，因“牙痛确诊Burkitt淋巴瘤Ⅳ期EXA组7个月、头晕3天”入院。

现病史：2018年6月25日患者因牙痛，于安徽省马鞍山市当地医院首次就诊，白细胞升高、转氨酶升高，腹部MRI提示：①腹腔肠管壁、网膜、系膜广泛增厚伴胰腺多发异常信号，考虑转移瘤；②胸、腹腔积液。

2018年7月10日转至中国医学科学院肿瘤医院，腹部CT：①胰腺弥漫多发病变，双肾多发结节，腹膜、肠系膜网膜弥漫性增厚，右侧心包横膈组、内乳区，纵隔六区多发淋巴结增大，考虑恶性可能性大，淋巴瘤？不完全除外自身免疫性相关性疾病；②胆囊壁增厚，受侵可能性大，双侧肾上腺增粗；③腹盆腔少量积液；④右侧胸腔少量积液。

2018年7月16日中国医学科学院肿瘤医院PET/CT（病例6图1）：①前纵隔、右侧心包横膈组、右侧内乳区、腹膜后、肠系膜、髂血管旁多发肿大淋巴结伴代谢增高倾向淋巴瘤侵犯；②胰腺弥漫肿胀伴代谢增高，倾向淋巴瘤侵犯；③双侧肾上腺代谢增高，倾向淋巴瘤侵犯；双肾多发稍低密度结节，代谢不均，警惕受侵；④双侧上颌窦软组织影伴代谢增高，淋巴瘤侵犯；⑤脾脏缺如，脾区软组织影，未见明显代谢增高；⑥右肺散在片状模糊及条索影，未见代谢增高；⑦脑实质的代谢弥漫减低，同机CT平扫未见明确异常。

2018年7月19日外周血流式（病例6图2）：原始细胞的分布区域可见异常细胞群体，约占有核细胞的22.7%，表达HLA-DR，CD19，CD20，CD38，FMC-7，Kappa，部分表达CD10，CD22，考虑B细胞来源淋巴瘤可能。

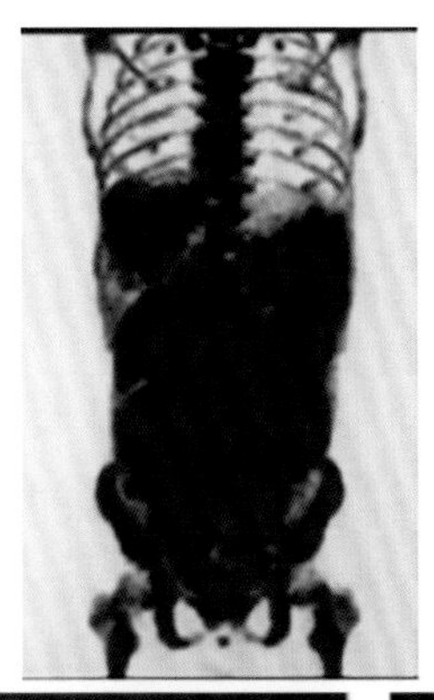

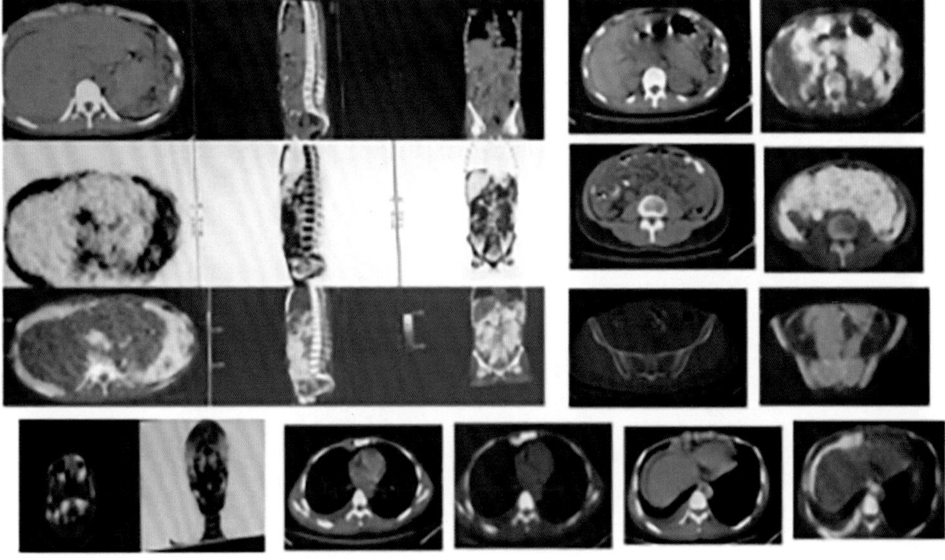

病例6图1　2018年7月16 PET/CT报告

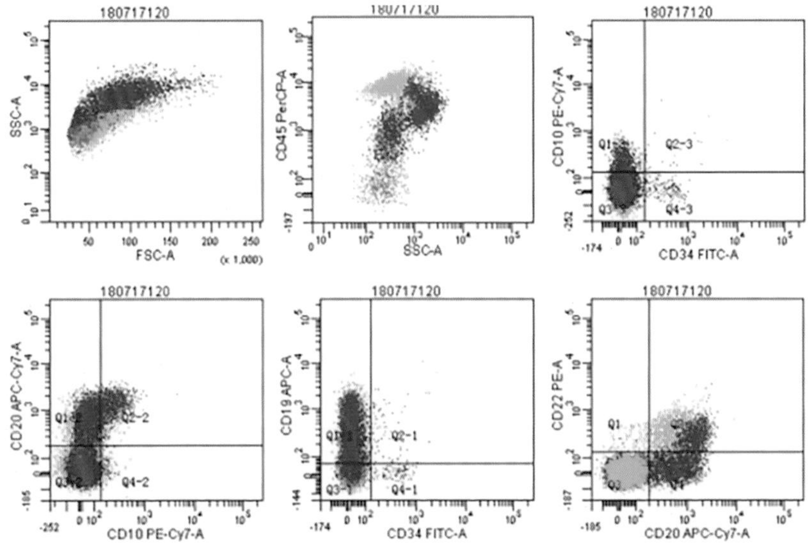

病例6图2　2018年7月19外周血流式结果

既往史：9岁因脾破裂行脾切除术，对青霉素过敏，否认肝炎、结核等传染病病史，否认高血压、糖尿病、冠心病等病史，预防接种史随当地。否认食物过敏史。有输血史，无输血过敏。

个人史：无特殊。

家族史：父亲为乙肝携带者，母亲体健。爷爷正常去世，奶奶健在，曾因胆囊结石行"胆囊摘除术"，外公健在，外婆因胃癌去世。

诊断：考虑B细胞淋巴瘤，分类不明，但患者全身疼痛难忍，2018年7月19日应用美罗华100mg d1 ~ d7。

（二）辅助检查

2018年7月20日行骨髓穿刺活检，涂片见大量淋巴瘤细胞，占70%。

2018年7月24日脑脊液流式：有散在一致的淋巴来源细胞，不除外非霍奇金淋巴瘤。

骨髓二代测序结果（病例6图3）：

基因	变异类型	变异结果	丰度
TP53	移码突变	NM_000546.5(TP53):c.466dup(p.Arg156fs)	10.81%
TP53	错义突变	NM_000546.5(TP53):c.542G>A(p.Arg181His)	14.34%
DDX3X	无义突变	NM_001356.4(DDX3X):c.392C>G(p.Ser131*)	23.04%
IGHJ5	重排	IGHD3-9-IGHJ5(Iintergenic:Iintergenic)基因重排	18.98%
MYC	错义突变	NM_002467.4(MYC):c.265T>A(p.Tyr89Asn)	15.26%
MYC	错义突变	NM_002467.4(MYC):c.49C>G(p.Pro17Ala)	12.94%
CCND3	错义突变	NM_001760.4(CCND3):c.865G>C(p.Ala289Pro)	12.42%
GNA13	无义突变	NM_006572.5(GNA13):c.79C>T(p.Gln27*)	11.36%
MYC	错义突变	NM_002467.4(MYC):c.470C>T(p.Ala157Val)	10.64%
MYC	重排	IGHA1-MYC(Iintergenic:M2)基因重排	9.42%
MYC	错义突变	NM_002467.4(MYC):c.650G>T(p.Ser217Ile)	9.36%
IGHJ4	重排	IGHV4-34-IGHJ4(Iintergenic:Iintergenic)基因重排	5.67%
MYC	错义突变	NM_002467.4(MYC):c.490C>G(p.Leu164Val)	2.31%

病例6图3　2018年7月20骨髓二代测序结果

2018年7月26日患者腹痛、腹胀加重，腹围较前增大，行腹腔穿刺引流术，腹腔积液外观：黄色混浊，蛋白弱阳性，细胞总数11960 × 10^6/L，白细胞960 × 10^6/L，腹水细菌培养：可疑革兰阴性菌。腹水细胞学：多量淋巴细胞、中性粒细胞，其中大部分淋巴细胞核较大，形态单一，不除外NHL。免疫组化：LCA++、CD10++、CD20+、BCL-2少许+、BCL-6++、MUM1+、P53-、c-Myc-、Ki67>70%，病理诊断：成熟B细胞来源淋巴瘤，病情发展非常迅速。决定腹腔内注射美罗华100mg×4次，腹围逐渐缩小，腹水消失。

（三）临床诊断

2018年7月26日医科院肿瘤医院诊断：

Burkitt 淋巴瘤Ⅳ期B（高危型）侵及前纵隔、右侧心包横膈组、右侧内乳区、腹膜后、肠系膜、髂血管旁淋巴结；侵及腹膜、网膜、胸膜；侵及骨髓；侵及脑膜。

二、诊疗经过

外院诊治经过：

2018年7月28日完成R-CHO方案（美罗华700mg，CTX 400mg d1～d3，多柔吡星脂质体20mg d1～d3，长春新碱2mg d1）联合大剂量MTX 3g，并鞘内注射阿糖胞苷。

2018年8月2日脑脊液基因检测TP53移码突变，丰度10.81%，TP53错义突变，丰度14.34%，IGHJ5重排丰度18.98%，MYC 错义突变，丰度15.26%，CCND3 错义突变，丰度12.42%。

2018年8月6日复查腹部CT：①原胰腺体尾部及胰头区可见低强化肿块，局部胰腺仍略显肿胀；②腹膜、肠系膜、网膜弥漫性增厚，可见结节影，较前明显减轻；③原双肾见多发低密度结节现仅可见散在片状稍低密度影，边界不清。脾区软组织影，大小约4.8cm×3.3cm。原胆囊壁增厚，较前减轻。双侧肾上腺不厚；④膀胱、前列腺及精囊腺未见明显肿物；⑤纵隔（6、8区）右侧心包横膈组、内乳区多发淋巴结，较前缩小，短径约1.2cm；⑥右侧胸腔积液较前增多，心包新出现少量积液，左侧未见胸腔积液；⑦右肺下叶膨胀不全，双肺未见结节及肿物影。疗效评价PR。

2018年8月15日脑脊液流式：CD45dim CD19＋的细胞约占有核细胞的21.79%，表达CD20，Kappa，为可疑异常单克隆B淋巴细胞。

2018年8月16日R-DA-EPOCH化疗（VCR 0.7mg d1～4，VP-16 90mg d1～d4，表柔比星30mg d1～d4，甲强龙40mg d1～5，CTX 1300mg d5，美罗华 700mg d5 q21天）。8月23日MTX 4g。9月5日R-DA-EPOCH+ MTX 4g。

鞘内注射如下：8月20日美罗华13mg，8月27日美罗华28mg，8月31日Ara-c 75mg，Dex5mg，9月3日美罗华30mg，9月17日美罗华30mg。

2018年8月28日中国医学科学院肿瘤医院PET/CT（病例6图4）：①前纵隔、右侧心包横膈组、腹膜后、肠系膜区、多册髂血管旁多发淋巴结，部分较前缩小；

②纵隔（4、5区）及左肺门淋巴结，其中纵隔淋巴结较前增大伴代谢增高；③肠系膜弥漫性增厚较前减轻，未见明显代谢增高，考虑治疗后好转；大网膜区散在类结节伴条索影，部分伴轻度代谢增高，考虑治疗后好转；④胰腺饱满，未见异常代谢增高，脾脏术后，双肾平扫未见明确结节及肿物，未见异常代谢增高；⑤双肺散在斑片、类结节为新见，部分伴轻度代谢增高，考虑炎症可能性大；左侧斜裂胸膜类结节。未见代谢增高；⑥双侧腮腺、颌下腺弥漫性代谢增高，倾向炎性或生理摄取；⑦扫描面积范围骨骼弥漫性代谢不均匀（病例6图4）。

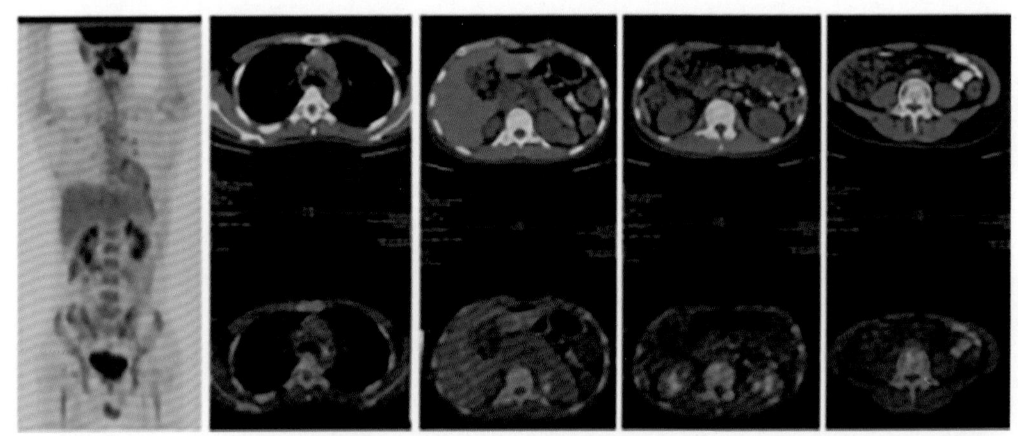

病例6图4　2018年8月28日PET/CT结果

2018年10月17日继续给予DA-EPOCHR＋HD-MTX化疗。

2018年11月15日PET/CT：①前纵隔、右侧心包横膈组、腹膜后、肠系膜区、双侧髂血管旁多发小淋巴结，未见明显代谢增高；纵隔（4、5区）淋巴结较前稍缩小，未见明显代谢增高；②肠系膜密度稍高，未见明显代谢增高；大网膜区散在类结节伴条索影，未见代谢增高；③胰腺饱满，平扫未见明确结节及肿物，未见异常代谢增高；④脾脏术后，脾区软组织影伴轻度代谢增高；⑤左侧斜裂胸膜类结节，未见代谢增高。

12月30日出现头晕、头痛伴恶心，食欲下降，腰穿提示脑脊液压力为280mmH$_2$O，略浑浊，常规见大量白细胞。

后多次鞘内注射Ara-c 75mg＋Dex 5mg，每周一次，2次HD-MTX 5g（1月5日和1月19日），头痛症状明显缓解。

2019年1月2日至1月6日期间口服替莫唑胺300mg/d。

2019年1月2日脑脊液流式：CD19+的细胞约占有核细胞95.4%，表达CD19，CD38，Kappa，部分细胞表达CD10，CD20，CD22，考虑为异常单克隆B淋巴细胞可能。脑脊液：IgHJ基因（IgHJ5-IgHD3-9），TP53基因p.Arg156fs，TP53基因p.Arg181His阳性。

2019年1月4日中国医学科学院肿瘤医院PET/CT：①前纵隔、右侧心包横膈组、腹膜后、肠系膜区、双侧髂血管旁多发小淋巴结，未见明显代谢信号；②肠系膜密度稍高，大网膜区散在类结节伴条索影，未见代谢增高；③左侧小脑半球代谢增高，右侧颞叶局灶性代谢增高，为新出现，需警惕淋巴瘤侵犯可能；④胰腺饱满，未见明确结节及肿物，未见异常代谢增高；⑤脾脏术后，脾区软组织影伴轻度代谢增高；⑥左侧斜裂胸膜类结节，未见代谢增高。

2019年1月8日给予美罗华700mg。颅脑MRI：①左侧小脑半球脑沟内可见线状异常信号影，T_1W1呈等信号，T_2W1及T_2W1/FLATR呈高信号DW1呈稍高信号，增强扫描可见线状强化，周围伴片状脑水肿，左侧桥小脑角受压，较前新见，需警惕淋巴瘤侵犯脑膜伴周围脑水肿。②右侧颞叶局部片状DWI高信号影，T_2WI及T_2WI/PLATR呈稍高信号，T1WI呈等信号，增强扫描未见明显强化。

2019年1月18日开始哌柏西利（CDK4/6抑制剂）75mg/d，同时口服替莫唑胺，

2019年2月2日予其HD-MTX 5g，同时再次开始口服哌博西利75mg/d。

2019年2月13日脑脊液生化：蛋白487mg/L（150～450），脑脊液流式未见淋巴瘤细胞。

河北燕达陆道培医院诊治经过：

于2019年2月14日入住河北燕达陆道培医院，诊断“Burkitt淋巴瘤Ⅳ期EXA组”8个月，脑部复发1个月余。

辅助检查：凝血7项：PT 13.1（sec）↑，PT% 73（%），INR 1.22↑。血常规：白细胞7.81×10^9/L，血红蛋白144.90g/L，血小板232.5×10^9/L，中性粒细胞2.16×10^9/L；生化：葡萄糖6.41mmol/L↑，羟丁酸脱氢酶205U/L↑，乳酸脱氢酶379U/L↑；人类T细胞白血病病毒1型：阴性；人类疱疹病毒1～8型（HHV1～HHV8）DNA测定（PCR）：阴性；骨髓形态及流式未见淋巴瘤细胞浸润，染色体正常，基因突变筛查（–）。双侧颈部淋巴结显示：右侧颈部较大者约1.1cm×0.3cm，左侧较大者约1.5cm×0.5cm，双侧锁骨上窝、腋窝及腹股沟区未见明显肿大淋巴结。腹部超声：脾切除术后，脾区可见大小约5.3cm×3.4cm疑似脾回声，考虑副脾。颅脑MRI（病例6图5）：左侧小脑可见不规则等T_1和等T_2异常信号肿块，边缘清晰，在DWI呈高信号，ADC值为低值，53mm×77mm，中线偏向右侧，第3、第4脑室略增宽，周围

见少量水肿信号；增强扫描：病灶呈明显强化。左侧小脑富血供肿块。考虑淋巴瘤可能。

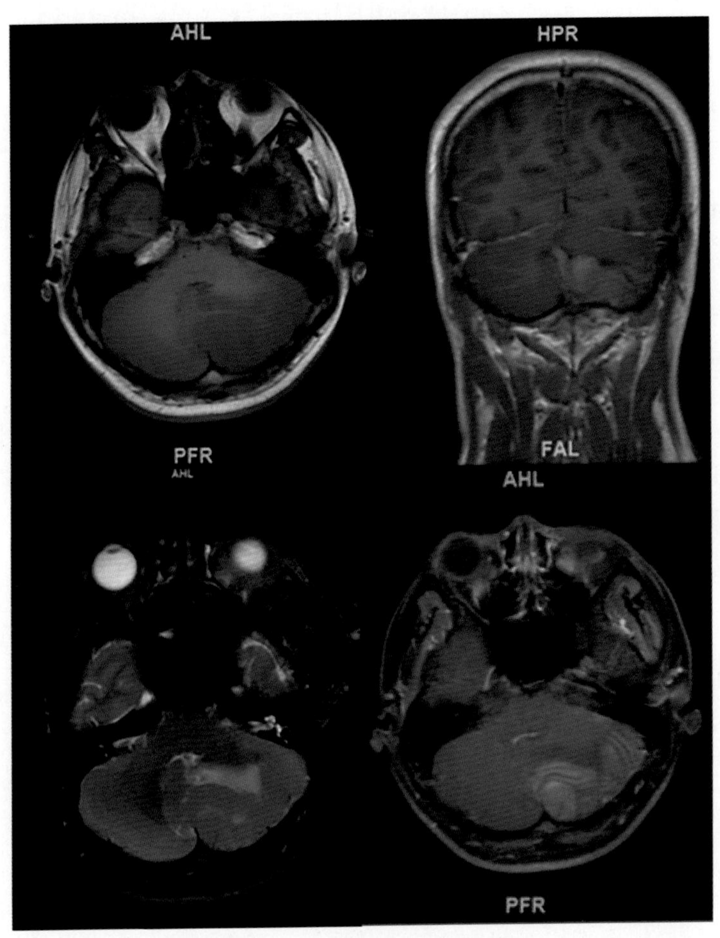

病例6图5　2019年2月14日颅脑MRI

患者头晕、头痛症状迅速加重，考虑CNS淋巴瘤侵犯，请神经科会诊，小脑实质淋巴瘤占位（53mm×77mm），压迫脑室，随时有脑疝危险，既往病情进展迅速，为减轻患者症状，2～16日IA方案（Ara-c 4g BID/天×2天，IDA 20mg×2）化疗。化疗第2天，患者头晕症状减轻。

2019年2月26日患者再次出现头晕，考虑为颅脑肿瘤浸润所致，2019年2月28日至3月13日颅脑局部放疗共30Gy。期间为减轻脑组织水肿进而脑疝危及患者生命，故予其甘露醇、甘油果糖及地塞米松脱水处理。头晕好转。2019年3月13日患者再次出现头晕、头痛，再次完善颅脑MRI＋增强（病例6图6）：左侧小脑可见14mm×20mm不规则等稍短T_1等稍高T_2异常信号影，边缘尚清晰，在DWI呈等信号，病灶较前缩小。患者父母反复要求试用CART细胞治疗。签署CD19/CD20 CART风险知情同意书。

3月15日骨髓穿刺及腰穿，骨髓及脑脊液流式均未见淋巴瘤细胞。3月15日予其FC+Ara-c方案（FLU 50mg qd×3，CTX 0.5g qd×3天，Ara-c 1g qd×3天）化疗。3月20日予其回输CD19/20-CART细胞2×10^6/kg。

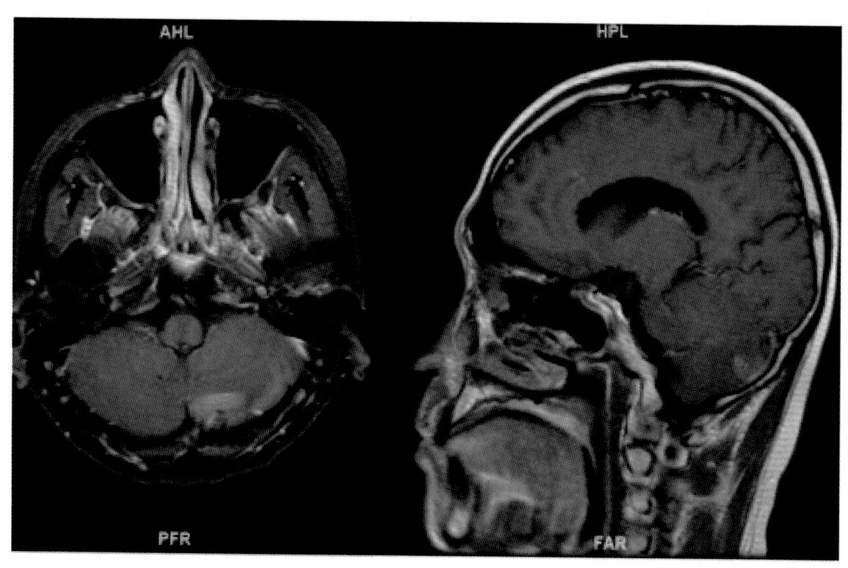

病例6图6　2019年3月13日颅脑MRI

输注后第3天发热，3月27日诉头痛，体温38.0℃，血压140/90mmHg，SO_2 89%，低流量吸氧后98%，CRS 2级，予其托珠单抗160mg输注。粒缺期出现肺炎伴发热，给予积极抗感染治疗。（体温变化见病例6图7）

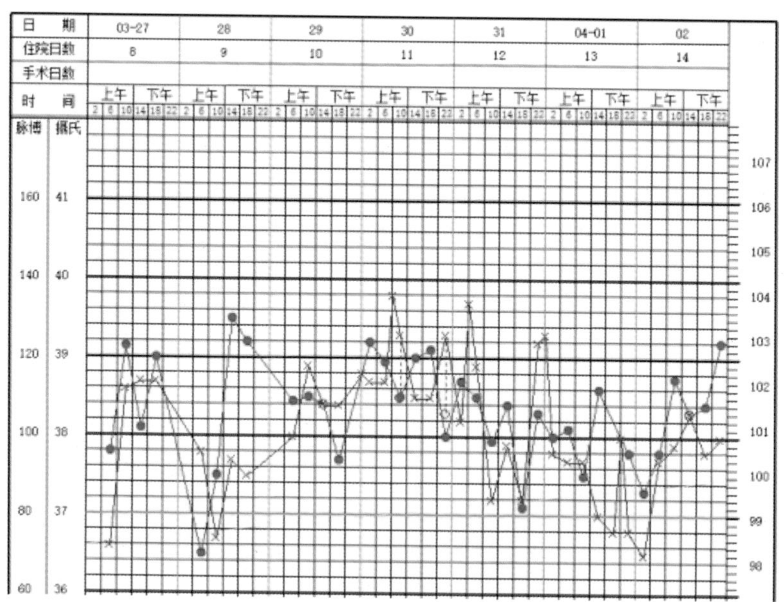

病例6图7　CART后体温变化图

2019年3月27日（CART后第7天）14：47出现头部压迫感，四肢不自主抽搐，3月28日家属诉夜间有发热伴说胡话，血压、血氧及心率基本正常。日间查房能正确回答姓名，所在医院，能正常交流，但反应较慢，有烦躁，诉头痛。2019年3月31日（CART后第11天）神志淡漠，并逐步加重，饮水时口角漏水，伴发热。4月1日（CART后第12天）腰穿：脑脊液CART细胞比例2.4%；外周血CART细胞比例为10.7%，诊断中枢脑病，ICANS分级3级，4月2日予其加用地塞米松5mg q12h，苯巴比妥0.1 qd～q12h。4月4日（回输后第15天），17：10患者出现抽搐：头向后仰，双眼上翻，牙关紧闭，立即予其头偏向一侧，氧气吸入，地西泮、苯巴比妥镇定，地塞米松5mg及甲泼尼龙40mg静脉注射，甘露醇250ml快速静点处理，17：15患者可安静休息；颅脑MRI+增强（病例6图8）：两侧颞叶、岛叶、左侧丘脑、部分扣带回异常信号。左侧小脑富血供病变，较前相仿。后给以苯巴比妥，地塞米松5mg q12h及甲泼尼龙40mg q12h静脉注射，甘露醇250ml q12h长期。急请神经科会诊，考虑边缘性脑炎可能性大，建议进一步检查确定。行腰穿加鞘内注射盐水，脑脊液可见单纯疱疹病毒阳性，脑脊液CART比例升至11.32%。予其静脉加用阿昔洛韦抗病毒治疗，人免疫球蛋白治疗。后患者生命体征基本平稳。骨髓液检查未见淋巴瘤细胞。

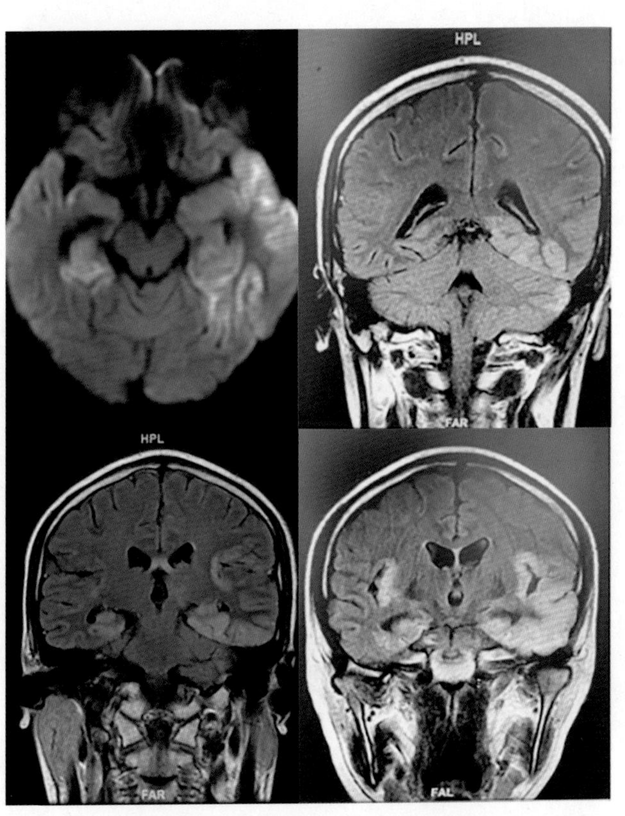

病例6图8　2019年4月4日颅脑增强MRI

2019年4月11日（CART后第22天），监测脑脊液CART细胞比例为0.13%。CSF单纯疱疹病毒1.7×10^4拷贝/10^6单个核细胞。神内再次会诊意见，考虑：单纯疱疹性脑炎，继发癫痫？建议继续当前抗病毒、减轻脑水肿处理。

结合病史，诊断：①CART相关性脑病；②单纯疱疹病毒性脑炎。继续给以地塞米松及镇静治疗，并给以阿昔洛韦静脉滴注抗病毒治疗。

2019年4月16日颅脑MRI＋增强（病例6图9：出血灶A/B图及原病灶C/D图）：两侧颞叶、岛叶、左侧丘脑、部分扣带回有血供并皮层出血性改变，左侧小脑病变大致同前。

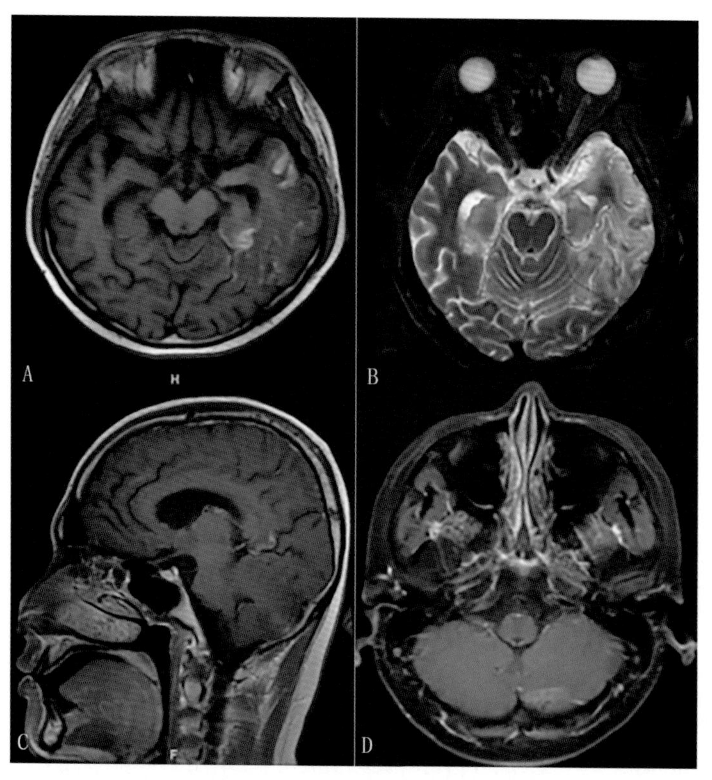

病例6图9　2019年4月16日颅脑增强MRI

注：A、B.出血灶，C、D.肿瘤浸润病灶。

2019年4月17日（CART后第28天）外周血CART细胞比例为0.65%。患者神志较前改善，未完全恢复，仍有认知功能障碍（失语、不认识家人），有自主排尿意识（大便无意识）。地塞米松逐渐减停。头颅MRI及脑脊液评估为CR，后患者父母要求出院。住院期间外周血及脑脊液CART细胞扩增情况如病例6图10所示。

2023年9月随访，患者无病存活至今4年半，但呈部分失语状态。

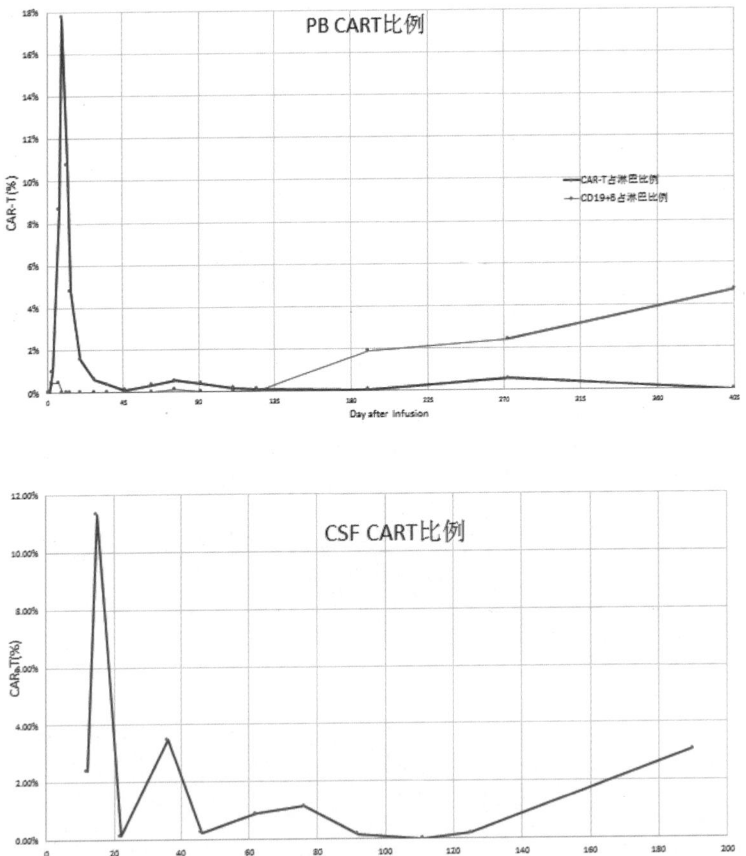

病例6图10　外周血及脑脊液CART比例扩增情况

三、疾病介绍

高级别B细胞淋巴瘤（HGBL）是一种形态学和遗传学特点介于弥漫大B细胞淋巴瘤（DLBCL）和伯基特淋巴瘤（BL）之间的一类高侵袭性的淋巴瘤。

第5版针对血液淋巴瘤的WHO分类，将其分为3类：①HGBL-MYC/BCL2；②HGBL-11q；③HGBL NOS。本文涉及的患者可以归类到HGBL NOS，该类淋巴瘤罕见，占NHL的1%～2%，形态学上可分为伯基特样（Burkitt-like）和母细胞样（blastoid）两类，由于缺乏前瞻性研究，目前针对该类疾病尚无统一标准的治疗方案。一项研究显示来自20个中心纳入160例患者的回顾性研究，中位年龄为64岁（18～92），男女比例为2.1：1，Ⅲ～Ⅳ期患者占69%，伴有髓外病灶累及的患者占81%（骨髓占24%，外周血8%，胃肠道22%，肝12%，肾13%，生殖腺4%，中枢神经系统占7%），伴有LDH升高占69%，IPI高中危及高危患者占54%，另外9例来自惰性淋巴瘤转化，结论：2年PFS为55.2%，2年OS为68.1%。

嵌合抗原受体T细胞（CAR-T）疗法是通过基因工程技术将T细胞激活，并装上定位导航装置CAR（肿瘤嵌合抗原），将T细胞这个“普通战士”改造成“超级战士”，即CAR-T细胞，专门识别体内肿瘤细胞，并高效杀灭肿瘤细胞，从而达到治疗恶性肿瘤的目的，对于血液肿瘤患者来说，CAR-T是R/R B/T细胞肿瘤挽救疗。B-ALL/LBL应用CART细胞治疗效果：第30天MRD（-）：88.2%，CR可达到90%。影响CR率的因素有2项，是否有TP53突变及肿瘤负荷是否＞20%，B细胞淋巴瘤应用CAR-T治疗：ORR 50%～80%，CR 40%～60%，2023年NCCN指南指出CAR-T细胞疗法是RR淋巴瘤标准的挽救疗法，但有50%的R/R淋巴瘤对CAR-T无效，有报道显示CAR-T细胞治疗伴MYC和（或）TP53基因异常的DLBCL，无法改变其不良预后结局。

该例患者诊断高级别B细胞淋巴瘤（Burkitt？），C-MYC重排，TP53突变，中枢侵犯为主，疾病进展快，随时脑疝风险。化疗放疗耐药。除了CAR-T，无更佳选择，CD19/CD20 CAR-T治疗有效，但出现中枢毒性3级，目前CAR-T维持时间已4年半，生命体征平稳，全身无新发病灶，目前部分失语，反应能力差，神经系统功能逐渐恢复中。

四、病例点评

这是一例非常复杂，非常难治，极具挑战性的病例，最后能够成功，给我们很多思考。

首先，这里患者的诊断始终不是十分肯定。病理显示为成熟B细胞来源淋巴瘤，在外院曾经考虑弥漫大B细胞淋巴瘤，生发中心来源，CD10+、BCL-6++、MUM-1+、c-MYC-。FISH检测排除了双打击DLBCL的可能。但是临床特点符合高度侵袭性，肿瘤细胞倍增快，具有伯基特淋巴瘤的特点。他没有典型的t（8；14）染色体异常，无论是普通染色体核型检测还是FISH检测MYC的异位现象都没有找到。唯一的证据是肿瘤细胞的二代测序结果，找到MYC重排的证据，并且找到5个MYC基因的错义突变，2个TP53的突变，以及与伯基特淋巴瘤密切相关的DDX3X突变。所以我们认为这例患者首先考虑伯基特淋巴瘤的诊断，也不排除高级别B细胞淋巴瘤NOS的诊断可能。TP53突变更决定了该患者的临床特点呈现高度耐药性。患者的病程呈现高度髓外浸润的特点，全身多个部位受累，化疗药物只要一停就进展迅速，最后患者出现了中枢神经系统淋巴瘤。

由于患者的基本特点，导致了该患者对多线的化疗药均耐药，特别是中枢神经系统淋巴瘤的治疗，已给予公认的可以透过血脑屏障的药物无效，局部放疗仍然无效，包括靶向药物的尝试仍然无效。适逢2018年我国已经开展CAR-T治疗淋巴瘤的多项临床研究，河北燕达陆道培医院也积攒了多例有CAR-T治疗淋巴瘤的经验。这例患者有CAR-T的适应证，而且可能只有CAR-T能有所控制病情。但是患者转到我院后，出现了脑实质淋巴瘤占位（53mm×77mm），压迫脑室，随时有脑疝危险，应该说生命危在旦夕，但是当时CAR-T治疗CNSL的经验还不足，特别是这么巨大的颅内肿瘤，又在非常关键的部位，不符合入组条件，CAR-T的尝试是极具风险的。全科医生开会讨论也是非常纠结，鉴于患者父母的理解和支持，鉴于公司的配合，我们给这例患者进行了组外同情性治疗的CD19/CD20双靶点CAR-T治疗。虽然治疗过程出现了抽搐、意识丧失等严重的中枢神经毒性，但是最后经过积极的治疗，渡过了危险期，并且无病存活至今，除部分失语外，无其他严重后遗症，不得不说是一个奇迹，是一个CAR-T治疗史上的奇迹。

本病例值得探讨的还有几个点：①对于中枢巨大占位的B细胞淋巴瘤，是可以尝试CAR-T治疗的，对于中枢神经毒性的防治，要密切关注细节，给予左乙拉西坦等预防癫痫的药物，及时给以甘露醇等脱水治疗，当出现抽搐等严重不良反应时，给以透过中枢较好的地塞米松，并果断给以大剂量治疗；②一定要注意CAR-T过程中同时存在的感染的可能，腰穿一定要排查细菌、真菌、病毒等多种病原体，不放过任何一个可能性。这例患者就在CAR-T治疗后发现合并中枢神经系统单纯疱疹病毒感染，及时给予抗病毒治疗也是非常重要的；③文献报道，CD19 CAR-T治疗淋巴瘤的总有效率只有50%～80%，完全缓解率只有40%～60%。而这例患者我们应用的是CD19/CD20双靶点CART治疗（亘喜，串联结构）。我国韩为东教授团队研发结果显示，CD19/CD20双靶点CAR-T治疗难治复发B细胞淋巴瘤疗效优秀，这两个靶点的组合是不是对中枢神经系统的淋巴瘤疗效好，仍有待扩大病例数量的进一步临床试验。

总之，本例患者有力地证实了CD19/CD20双靶点CAR-T治疗高度难治的伴TP53突变的伯基特淋巴瘤，特别是中枢神经系统大包块的患者，是有效的。

（病例提供　张改玲　河北燕达陆道培医院）

（点评专家　张　弦　河北燕达陆道培医院）

参考文献

[1]Zhang X，Yang JF，Li J，et al.Factors associated with treatment response to CD19

失败后干预策略的探索刻不容缓。

基于已有的临床研究报道，CAR-T治疗失败后B细胞淋巴瘤的干预策略包括以下几类：①polatuzumab为基础的联合；②蒽环类或铂类为基础的化疗；③来那度胺为基础的联合；④BTK抑制剂为基础的联合；⑤局部放疗；⑥靶向CD19或CD22的ADC药物，如tafasitamab、loncastuximab；⑦XPO-1抑制剂为基础的联合；⑧BV为基础的联合；⑨免疫检查点抑制剂；⑩双特异性抗体；⑪异基因造血干细胞移植；⑫二次CAR-T治疗；⑬CAR-NK细胞疗法等。

本病例系统展示了CAR-T细胞治疗失败后复发难治性B细胞淋巴瘤患者经历CAR-NK细胞治疗的全过程。治疗后患者取得PR疗效并持续至今，疗效持续时间超过13个月。与临床管理密切相关的是，来自本病例的治疗经验初步展示了CAR-NK疗法优越的安全性，这将极大缩减细胞免疫治疗临床全程管理的难度及成本，降低CAR-NK细胞疗法进一步广泛应用的门槛。该病例佐证了CAR-NK细胞治疗的独特优势，也提示未来，CAR-NK细胞治疗有望成为CAR-T治疗失败后终末期淋巴瘤患者治疗的希望。

（病例提供：赵爱琪　包昌倩　浙江大学医学院附属第二医院）

（点评专家：钱文斌　浙江大学医学院附属第二医院）

参考文献

[1]Gordon MJ，Smith MR，Nastoupil LJ.Follicular lymphoma：The long and winding road leading to your cure? [J].Blood reviews 57，100992，doi：10.1016/j.blre，2022，100992（2023）.

[2]Jacobson CA，et al.Axicabtagene ciloleucel in relapsed or refractory indolent non-Hodgkin lymphoma（ZUMA-5）：a single-arm，multicentre，phase 2 trial[J].Lancet Oncol，2022，23：91-103，doi：10.1016/S1470-2045（21）00591-X.

[3]Fowler NH，et al.Tisagenlecleucel in adult relapsed or refractory follicular lymphoma：the phase 2 ELARA trial[J].Nat Med，2022，28：325-332. doi：10.1038/s41591-021-01622-0.

[4]Ying Z，et al.Preliminary efficacy and safety of Relmacabtagene autoleucel（Carteyva）in adults with relapsed/refractory follicular lymphoma in China：A phase Ⅰ/Ⅱ clinical trial[J].Am J Hematol，2022，97：E436-E438. doi：10.1002/ajh.26711.

[5]Alarcon Tomas A，et al.Outcomes of first therapy after CD19-CAR-T treatment failure in

large B-cell lymphoma. Leukemia, 2023, 37: 154-163. doi: 10.1038/s41375-022-01739-2.

[6]Spiegel JY, et al.Outcomes of patients with large B-cell lymphoma progressing after axicabtagene ciloleucel therapy.Blood, 2021, 137: 1832-1835, doi: 10.1182/blood.2020006245.

[7]Dodero A, et al.Outcome after chimeric antigen receptor (CAR) T-cell therapy failure in large B-cell lymphomas.Br J Haematol, doi: 10.1111/bjh.19057 (2023).

[8]Caballero AC, Escriba-Garcia L, Alvarez-Fernandez C, et al.CAR T-Cell Therapy Predictive Response Markers in Diffuse Large B-Cell Lymphoma and Therapeutic Options After CART19 Failure.Front Immunol, 2022, 13, 904497. doi: 10.3389/fimmu.2022.904497.

[9]Basar R, Daher M, Rezvani K.Next-generation cell therapies: the emerging role of CAR-NK cells.Hematology.American Society of Hematology.Education Program, 2020, 570-578. doi: 10.1182/hematology.2020002547.

[10]Dickinson M, et al.First in human data of NKX019, an allogeneic CAR NK for the treatment of relapsed/refractory (R/R) B-cell malignancies. Hematological Oncology, 2023, 41: 526-527. doi: https: //doi.org/10.1002/hon.3164_389.

[11]Liu E, et al.Use of CAR-Transduced Natural Killer Cells in CD19-Positive Lymphoid Tumors.The New England journal of medicine, 2020, 382: 545-553. doi: 10.1056/NEJMoa1910607.

[12]Morgan MA, Büning H, Sauer M, et al.Use of Cell and Genome Modification Technologies to Generate Improved "Off-the-Shelf" CAR T and CAR NK Cells.Frontiers in immunology, 2020, 11: 1965. doi: 10.3389/fimmu.2020.01965.

[13]Shin E, et al.Understanding NK cell biology for harnessing NK cell therapies: targeting cancer and beyond.Frontiers in immunology, 2023, 14: 1192907. doi: 10.3389/fimmu.2023.1192907.

[14]Tang L, Huang Z, Mei H, et al.Immunotherapy in hematologic malignancies: achievements, challenges and future prospects.Signal Transduction and Targeted Therapy, 2023, 8: 306. doi: 10.1038/s41392-023-01521-5.

[15]Khoshandam M, Soltaninejad H, Hamidieh AA, et al.Current applications and future perspectives. Genes & Diseases, 101121. doi: https: //doi.org/10.1016/j.gendis.2023.101121 (2023).

[16]Chu Y, Lamb M, Cairo M, et al.The Future of Natural Killer Cell Immunotherapy for B Cell Non-Hodgkin Lymphoma (B Cell NHL).Current Treatment Options in Oncology,

2022，23：381–403. doi：10.1007/s11864-021-00932-2.
[17]Chu Y，et al.Cellular and humoral immunotherapy in children，adolescents and young adults with non-Hodgkin lymphoma[J].Best Practice & Research Clinical Haematology，2023，36：101442. doi：https：//doi.org/10.1016/j.beha.2023.101442（2023）.

病例8　CD7-CART治疗1例复发/难治T淋巴母细胞白血病/淋巴瘤

一、病历摘要

患者男性，23岁，主因“鼻塞伴颈部淋巴结进行性肿大1个月余”于2021年1月10日首次就诊。

既往史：既往体健。

个人史及家族史：均无特殊。

二、诊疗经过

外院治疗经过：

2021年1月9日血常规：白细胞计数25.44×10^9/L、血红蛋白150.70g/L、血小板计数145.90×10^9/L。

2021年1月10日左颈部肿物病理活检：肿瘤细胞TDT+、CD3+、D5+、CD43+、CD10+、Bcl-2+、Bcl-6-、CD20-、CD79a-、CyclinD1-、CD21（FDC网残存），CD23（FDC网残存），MUM1-、SX-11-，Ki-67（90%+），C-MYC（35%弱+），CD34-，CD19（散在+）；原位杂交结果-。诊断为T淋巴母细胞淋巴瘤/白血病。

2021年1月16日鼻咽镜示：①下鼻甲少水肿，右侧下鼻道后端见脓性分泌物；②鼻中隔右偏曲；③顶后壁隆起，局部血管扩张。2021年1月18鼻咽部肿物病理：肉眼可见左侧鼻咽顶后壁灰黄灰白组织一块，大小约1.1cm×0.5cm×0.3cm，诊断为T淋巴母细胞淋巴瘤。

PETCT：①全身多处淋巴结，鼻咽部软组织及双侧扁桃体淋巴瘤；②前上纵隔胸腺软组织增生？淋巴瘤病灶？

2021年1月25日骨穿形态：异常淋巴细胞占82%。骨髓免疫分型：可见异常T淋巴细胞，约占有核细胞的64.26%，表达cCD3、CD7、CD38、CD81、CD200、TdT，弱表达mCD3、CD5，部分表达CD4、CD8、CD10、HLA-DR，不表达CD1a、CD2、

CD13、CD19、CD33、CD117、MPO，符合T-ALL/LBL（medullary T）表型。染色体核型分析：46，XY[15]。白血病43种融合基因筛查阴性。基因突变检测：NOTCH1阳性。FISH（BCR/ABL、MLL及E2A/PBX1位点特异性探针组合）：均阴性。

骨髓活检：原始及幼稚细胞呈大片状、弥漫性分布。免疫组化：肿瘤细胞：TDT大片+，CD34-，CD117-，CD3大片+，CD4片状+，CD8大片+，CD5大片+，CD20-，CD10大片+，Ki-67（30%+）。结合免疫组化，符合T淋巴母细胞淋巴瘤/急性淋巴细胞白血病（T-LBL/ALL，原始及幼稚细胞约占85%）。

诊断：T淋巴母细胞淋巴瘤/白血病。

初诊治疗经过（病例8表1）：

病例8图1　初诊治疗经过

时间	方案	骨髓形态	骨髓 MRD	脑脊液
2021-01-30	VDCLP ＋西达本胺	缓解	缓解	阴性
2021-03-22	VDCLP	缓解	缓解	阴性
2021-05-12	Hyper-CVAD-B ＋西达本胺	2%	阴性	阴性
2021-06-22	Hyper-CVAD-A	1%	0.111%	阴性

2021年7月19日PETCT：淋巴瘤/白血病化疗后，原病灶肿瘤活性均已灭活，扫描范围未见新发病灶。

2021年8月2日转入我院。骨穿形态：原幼淋39.5%。免疫分型：13.69%恶性幼稚T淋巴细胞，表达CD7bri。白血病融合基因分析：阴性。

2021年8月2日骨髓染色体核型分析（病例8图1）

46，XY，t（8；14）（q24.1；q11.2），der（21）t（7；21）（q21；q21）。

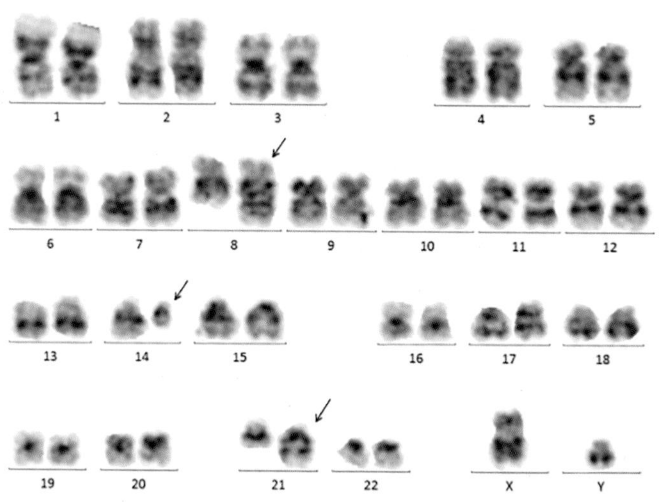

病例8图1　骨髓染色体核型分析

2021年8月2日骨髓基因突变（病例8表2）。

病例8表2　骨髓基因突变

检测结果：

突变基因	转录本ID	cDNA突变	氨基酸突变	突变频率(%)△	变异分类☆
PTEN	NM_000314.4	c.389G>A	p.R130Q	19%	TierⅡ
PTEN	NM_000314.4	c.959T>G	p.L320*	7%	TierⅡ
GATA3	NM_001002295.1	c.982C>G	p.L328V	3%	TierⅡ

2021年8月2日骨髓FISH：形成MYC-TRA/D融合基因（病例8图2）。

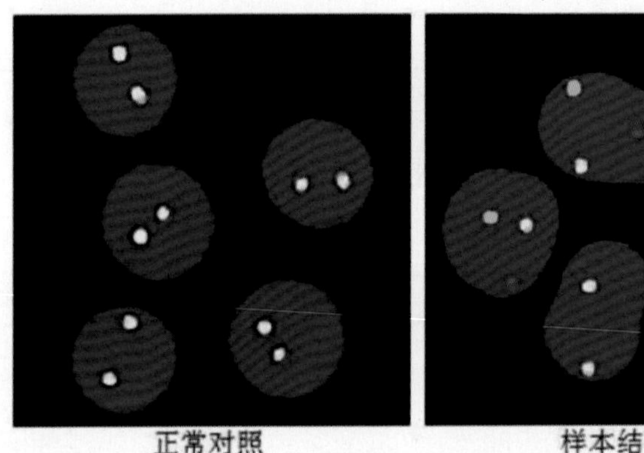

检验诊断/结论：

所分析的500个间期核中，MYC基因分离信号间期核115个，占23%，结合TRA/D探针结果，提示形成MYC-TRA/D融合基因，可能对预后有不良影响；正常信号间期核385个，占77%。

病例8图2　骨髓FISH：形成MYC-TRA/D融合基因

诊断：T淋巴母细胞淋巴瘤/白血病（复发伴MYC-TRA/D融合基因阳性）。

首次复发治疗经过：

2021年8月7日外周血分类：原幼细胞25%。紧急采集自体淋巴细胞培养CART细胞。

2021年8月7日采集后开始予以减瘤化疗：VDS 4mg d1、3mg d10；Ara-c 0.5g × 4次；DEX 17mg q12h d1 ~ 5；硼替佐米2.2mg d2/d5/d9；IDA 10mg × 1次；L-asp 1万IU × 4次。

2021年8月25日回输自体CD7-CART 1×10^6/kg。

回输当日完善骨髓穿刺：

2021年8月25日骨髓形态：原幼淋巴细胞占68%。

2021年8月25日骨髓免疫分型：60.42%（占有核细胞）为恶性幼稚T淋巴细胞。

2021年8月25日骨髓染色体（病例8图3）：

46，XY，t（8；14）（q24.1；q11.2），der（21）t（7；21）（q21；q21）。

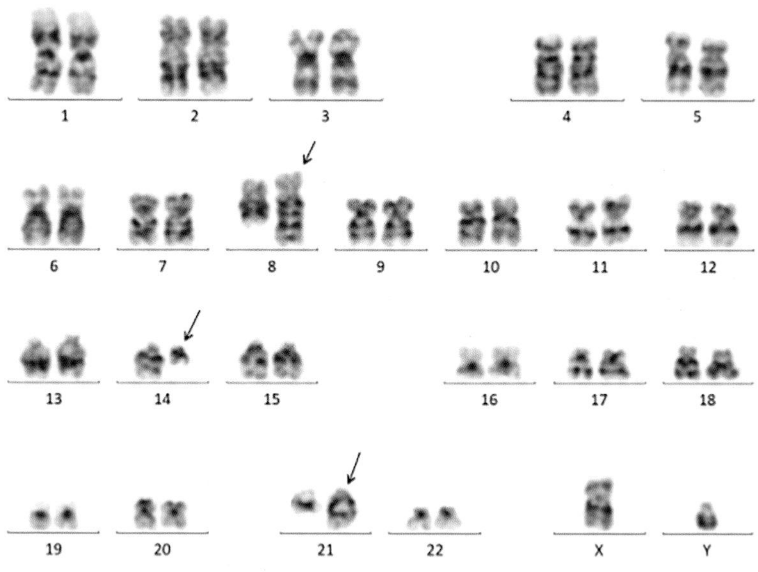

病例8图3　骨髓染色体

回输后患者出现间断高热，强化抗感染治疗效果不佳，且白细胞持续升高，CART细胞未扩增（病例8表3）。

病例8表3　相关检查

时间	WBC	LYMPH	外周血分类	CART 比例
2021 年 8 月 28 日	0.41	0.18		
2021 年 8 月 29 日	1.16	0.64	25%	
2021 年 8 月 30 日	2.61	1.75	55%	0%
2021 年 8 月 31 日	4.41	3.22		
2021 年 9 月 1 日	10.48	9.90	69%	0.43%
2021 年 9 月 2 日	17.62	16.85		0%

第1次自体CAR-T治疗失败。

2021年9月2日强化疗降低肿瘤负荷，西罗莫司1mg qd × 7天、Ara-c 1g qd × 5天、克拉屈滨10mg qd × 5天、HHT 3mg qd × 5天、VP-16 0.1g qd × 5天。

2021年9月10日FC方案预处理：

2021年9月15日骨髓形态：骨髓增生不良，原幼淋巴细胞占77.5%。骨髓免疫分型：76.63%为恶性幼稚T细胞。

2021年9月15日第二次回输自体CD7-CART细胞3 × 10^6/kg。

CD7-CART细胞扩增情况，如病例8图4所示。

二次回输后患者CD7 CAR-T细胞比例在9月22日（d7）开始逐渐上升，9月26日（d11）达到峰值并处于稳定水平，10月11日（d22）后开始呈下降趋势。

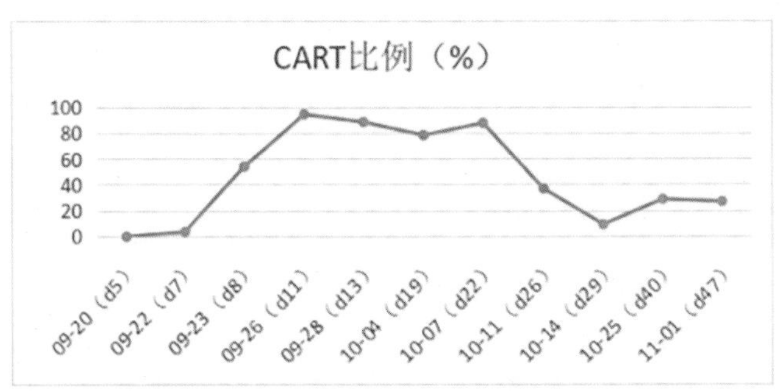

病例8图4　CD7-CART细胞扩增情况

CD7-CART细胞治疗后IL-6及TNF受体变化情况，如病例8图5所示。

二次回输后患者IL-6及TNF1在9月20日（d5）起逐渐上升，随后一直处于高水平。患者IL-6在9月22日（d7）达到峰值，随后逐渐下降，自9月26日（d11）后逐渐趋于稳定；而TNF1在9月26日（d11）达到峰值，随后逐渐下降。

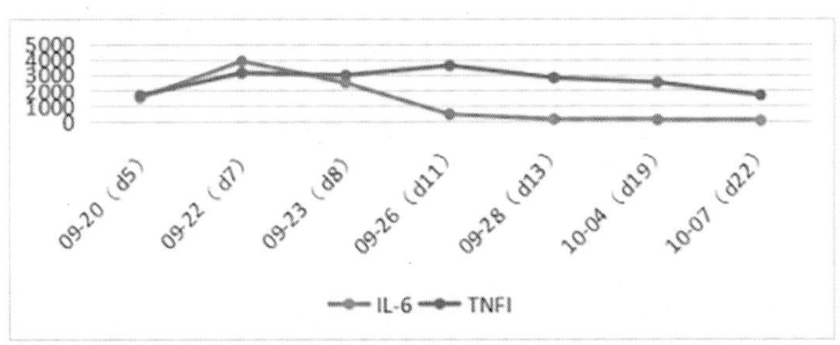

病例8图5　CD7-CAR-T细胞治疗后IL-6及TNF受体变化情况

2021年9月15日至9月21日患者行CAR-T回输治疗后体温波动在36.5～39.5℃，血氧饱和度98%～100%，心率85～135次/分，血压110～130/70～80mmHg。主要临床症状：眼底出血导致视物不清，间断咳嗽。给予观察，抗感染、止血等对症支持治疗。

2021年9月22日（回输第7天）午后患者剧烈咳嗽，后自觉发抖，呼吸急促，伴胸闷、憋气。心电监测：提示血氧饱和度80%左右，心率130次/分左右，血压125/83mmHg。Tmax 39.8℃，细胞因子释放综合征（CRS）为3级，积极予以储氧面罩吸氧10L/min，并予以激素控制CRS反应，后患者胸闷憋气症状逐渐好转，仍有间断发热，后调整抗生素治疗后好转。

2021年9月27日患者出现间断烦躁，予以左乙拉西坦预防癫痫，患者无定向、命名等障碍，无抽搐，无意识丧失，CRES 0级。

CD7-CART细胞治疗后乳酸脱氢酶（LDH）变化趋势图（正常值0～248U/L），如病例8图6所示。

二次回输后患者LDH逐渐上升，9月24日（d9）达到峰值，随后缓慢下降。

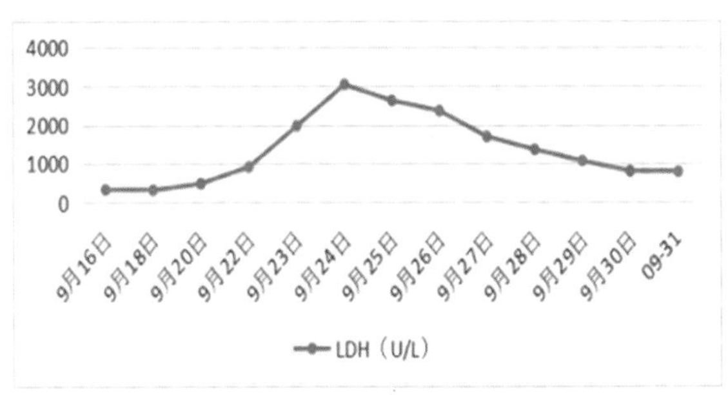

病例8图6　CD7-CART细胞治疗后LDH变化趋势图（正常值0～248U/L）

评估：

2021年9月29日（回输后第14天）、2021年10月14日（回输后第29天）、2021年10月25日（回输后第40天）完善骨穿，均处于缓解状态，MRD为0。染色体核型未见异常。

2021年11月12日行供者为其哥哥HLA配型（9/10位点相合），血型相合（B供B）的异基因造血干细胞移植。

2023年10月患者仍为完全缓解状态。

三、疾病介绍

T淋巴母细胞性淋巴瘤（T-LBL））是一种起源于非成熟前体T淋巴细胞的高度侵袭性肿瘤，恶性程度高，异质性强，总体缓解率可达70%～90%，3～5年无病生存率仅30%～60%，复发后只有不到20%的患者可以长期生存。目前T-LBL的临床表现常伴有前纵隔巨大包块，典型临床表现为前纵隔巨大肿块所致的上腔静脉综合征、气道压迫所致的咳嗽、呼吸困难等，部分患者可伴胸腔积液或心包积液，15%～20%的患者初诊时常合并骨髓或中枢神经系统浸润，还有部分患者确诊可表现为白细胞计数增高，大部分患者确诊时合并有B症状（原因不明反复发热、盗汗及体重减轻）。LBL与急性淋巴细胞白血病（ALL）有相似的临床和实验室特征，这些特征包括形态学、免疫表型、基因型、细胞遗传学及临床表现和预后，因此当前WHO分类将两者共同归于前体淋巴细胞肿瘤，命名为前体T淋巴母细胞白血病/淋巴瘤（T-ALL/

LBL）。当临床以肿瘤性病灶起病而无骨髓及外周血浸润或骨髓中肿瘤性淋巴母细胞＜25%时诊断为LBL；当有骨髓和外周血受累，骨髓中淋巴母细胞＞25%时，则诊为ALL。患者一经确诊均应按照全身性疾病治疗，包括诱导治疗、巩固强化及维持治疗等阶段，应根据患者疾病的危险分层选择个体化用药方案。近几年CD7-CART细胞治疗的快速发展，在一定程度上改善了复发难治T-LBL/ALL的结局。对于成人T-LBL/ALL的缓解后治疗，异基因造血干细胞移植更具优势。

C-MYC基因是一种功能广泛的转录因子，在细胞增殖、分化、凋亡及免疫调节等各方面都发挥着重要的作用。B系淋巴瘤中MYC活化比较常见，但重现性t（8；14）（q24.1；q11.2）易位伴TRA/D。MYC发生率低，是T-ALL/LBL患者中一种罕见的亚型，该易位多于疾病复发时继发获得，导致MYC高表达和肿瘤细胞高增殖活性。该易位可与T-ALL中的SIL-TAL1、KMT2A融合，ABL家族基因融合等明确的血液肿瘤驱动性融合伴随出现，且大部分患者伴有髓外浸润。约有一半的患者同时伴有抑癌基因PTEN突变失活，进一步对预后产生不良影响。而CD7-CART免疫治疗是此类患者达到完全缓解的重要手段，缓解后桥接异基因造血干细胞移植是获得长期生存的治疗策略。

河北燕达陆道培医院对2016年4月1日至2022年8月31日期间入院治疗的731名T-ALL/LBL患者进行了回顾性分析。通过细胞形态学、免疫表型、细胞遗传学和分子生物学（MICM）的综合诊断，发现了14例t（8；14）（q24.1；q11.2）易位的患者（发病率1.9%），所有患者均为复发/难治患者，其中5例为原发难治，9例在复发时发现t（8；14）（q24.1；q11.2）易位。4名患者同时存在SIL-TAL1易位，6名患者存在PTEN突变，6名患者发现CDKN2A/B基因缺失。9例患者伴有髓外侵犯。治疗上，7例患者仅接受化疗或异基因造血干细胞移植的患者全部死亡，中位生存期仅为3个月（范围2～7个月）。自2020年10月起，6名患者参加了“CD7-CART治疗难治或复发T-ALL/LBL”的临床试验，5例患者在第30天获得了完全缓解，4例在CAR-T治疗后桥接异基因造血干细胞移植的患者迄今为止仍无病存活。

本例患者初发病时仅检测到NOTCH1基因突变，复发后新检测到PTEN基因突变伴MYC-TRA/D融合基因阳性，进展迅速，强化化疗无法有效控制肿瘤进展，CD7-CART治疗后达到完全缓解，缓解后及时桥接异基因造血干细胞移植，有效改善了预后。

四、病例点评

前体T淋巴母细胞白血病/淋巴瘤（T-ALL/LBL）是儿童及青年中急性淋巴细胞白

血病中的一种常见类型，在中国人中的发病率高于西方人种。该类患者通过化疗或化疗后异基因造血干细胞移植，部分患者可以达到治愈。但是一旦复发，无论是化疗还是异基因造血干细胞移植，都效果不佳，也没有特别有效的靶向治疗药物，历史数据预后极差，长期生存率＜20%。

自从CD19 CART治疗难治复发B急性淋巴细胞白血病取得非常惊艳的治疗效果后，国内外的研究者就致力于研发可以治疗难治复发T淋巴母细胞白血病/淋巴瘤的CAR-T治疗。但是受制于CAR-T需要培养的是T细胞本身，担心肿瘤细胞的污染及T细胞的自噬等问题，T-ALL的CART研究一度受挫。但是自2019年左右开始，我国学者率先成功开展CD7 CAR-T在临床中的应用，并取得了可喜的结果。目前报道的多项国内外相关数据，总体CR率80%以上，无论是供者细胞来源的，还是自体细胞来源的，还是UCAR-T，都有不错的数据。可以说，CD7 CAR-T挽救了已经判死刑的很多难治或复发的T淋巴母细胞白血病/淋巴瘤患者，是我们中国的学者和临床医师，为世界贡献了很好的CD7 CAR-T的临床数据。而且我们发现，CD7 CAR-T治疗相关的CRS程度较轻，神经系统的损伤发生率低，临床风险可控。但是我们也发现，如果仅仅依靠CD7 CAR-T，缓解期时间短，需序贯进行异基因造血干细胞移植才有长期生存的希望。

对于这例患者，不单是CD7 CAR-T成功治疗复发T淋巴母细胞白血病/淋巴瘤，这例患者还是一例特殊染色体异常的患者。其染色体表现为t（8；14）（q24.1；q11.2）易位伴TRA/D:MYC，是T-ALL/LBL患者中一种罕见的亚型，该易位多于疾病复发时继发获得，导致肿瘤细胞高增殖活性和高耐药性。我院对2016年4月至2022年8月期间的731名T-ALL/LBL患者进行了回顾性分析，发现了14例t（8；14）（q24.1；q11.2）易位的患者（发病率1.9%）。该类患者预后极差，7例患者仅接受化疗或异基因造血干细胞移植的患者全部死亡，中位生存期仅为3个月。自2020年10月起，6名患者参加了“CD7-CAR-T治疗难治或复发T-ALL/LBL”的临床试验，5例患者在第30天获得了完全缓解，4例在CAR-T治疗后桥接异基因造血干细胞移植的患者迄今为止仍无病存活。

另外，这个患者还有一个特殊的问题，就是按常规FC预处理，输注CAR-T细胞后，患者肿瘤细胞倍增快，5天内肿瘤细胞倍增40倍，CAR-T细胞没有繁殖起来。不得不重新给以强化疗，再次输注CAR-T细胞。我们的体会是CD7 CAR-T治疗难治复发T-ALL/LBL患者中，FC预处理后肿瘤细胞倍增快的现象是比较常见的，桥接化疗一定要是大剂量化疗，能够彻底降倍增快的肿瘤细胞压制住，随后即使是骨髓抑制很严重，仍然可以序贯FC预处理及CAR-T细胞输注，仍然可以安全度过CAR-T后危险期，顺利达到病情缓解，血象恢复。本例患者第二次输注的细胞剂量是第一次的三倍（3×10^6/kg），输注后并没有出现严重的CRS和中枢神经系统毒性。

综上所述，对于难治或复发的T-ALL/LBL患者，一旦发现化疗耐药，建议尽早应用CD7 CART进行治疗。治疗效果好，安全性好。CAR-T取得CR后，建议在2个月左右进行异基因造血干细胞移植，以期得到长期的生存。在难治和复发的患者中，要特别注意筛查t（8；14）（q24.1；q11.2）易位存在的可能性，一旦发现该类异常，化疗和移植均无效，应尽快行CD7 CART后序贯异基因造血干细胞移植。

（病例提供　唐蕊洁　河北燕达陆道培医院）
（点评专家　张　弦　河北燕达陆道培医院）

参考文献

[1]中国抗癌协会血液肿瘤专业委员会，中华医学会血液学分会，中国抗癌协会血液肿瘤专业委员会T细胞淋巴瘤工作组.成人T淋巴母细胞淋巴瘤诊断与治疗中国专家共识（2023年版）[J].中华血液学杂志，2023，44（05）：353-358. DOI：10.3760/cma.j.issn.0253-2727.2023.05.001.

[2]中国抗癌协会血液肿瘤专业委员会，中华医学会血液学分会白血病淋巴瘤学组.中国成人急性淋巴细胞白血病诊断与治疗指南（2021年版）[J].中华血液学杂志，2021，42（09）：705-716. DOI：10.3760/cma.j.issn.0253-2727.2021.09.001

[3]Zhang X，Wang T，Zhang Y，et al.Characteristics and therapeutic approaches for patients diagnosed with T-ALL/LBL exhibiting t（8；14）（q24；q11）/TCRA/D：MYC translocation[J].Leuk Lymphoma，2023，7：1-7. doi：10.1080/10428194.2023.2254428.

[4]Milani G，Matthijssens F，Van Loocke W，et al.Genetic characterization and therapeutic targeting of MYC-rearranged T cell acute lymphoblastic leukaemia[J].Br J Haematol，2019，185（1）：169-174. doi：10.1111/bjh.15425. Epub 2018 Jun 25. PMID：29938777；PMCID：PMC7081658.

[5]Xie L，Ma L，Liu S，et al.Chimeric antigen receptor T cells targeting CD7 in a child with high-risk T-cell acute lymphoblastic leukemia[J].Int Immunopharmacol，2021，96：107731. doi：10.1016/j.intimp.2021.107731. Epub 2021 May 6. PMID：33965880.

[6]Tian XP，Xie D，Huang WJ，et al.A gene-expression-based signature predicts survival in adults with T-cell lymphoblastic lymphoma：a multicenter study[J].Leukemia，2020，34（9）：2392-2404. doi：10.1038/s41375-020-0757-5. Epub 2020 Feb 20.

PMID：32080345.
[7]王浩田，董妍，高晓彤，等.ALL儿童方案序贯造血干细胞移植治疗T淋巴母细胞淋巴瘤疗效及预后因素分析[J].中华血液学杂志，2020，41（05）：387-393. DOI：10.3760/cma.j.issn.0253-2727.2020.05.005.
[8]Lu P，Liu Y，Yang J，et al.Naturally selected CD7 CAR-T therapy without genetic manipulations for T-ALL/LBL：first-in-human phase 1 clinical trial[J].Blood，2022，140（4）：321-334. doi：10.1182/blood.2021014498. PMID：35500125.
[9]Zhang M，Chen D，Fu X，et al.Autologous Nanobody-Derived Fratricide-Resistant CD7-CAR T-cell Therapy for Patients with Relapsed and Refractory T-cell Acute Lymphoblastic Leukemia/Lymphoma[J].Clin Cancer Res，2022，28（13）：2830-2843. doi：10.1158/1078-0432. CCR-21-4097.
[10]Chen F，Pang D，Guo H，et al.Clinicopathological Characteristics and Mutational Profiling of Adult T-Cell Lymphoblastic Lymphoma in a Chinese Population[J].Cancer Manag Res，2020，12：3003-3012. doi：10.2147/CMAR.S242903. PMID：32431543；PMCID：PMC7198442.
[11]Ye J，Jia Y，Tuhin IJ，et al.Feasibility study of a novel preparation strategy for anti-CD7 CAR-T cells with a recombinant anti-CD7 blocking antibody[J].Mol Ther Oncol，2022，24：719-728. doi：10.1016/j.omto.2022.02.013
[12]Cooper ML，Choi J，Staser K，et al.An "off-the-shelf" fratricide-resistant CAR-T for the treatment of T cell hematologic malignancies[J].Leukemia，2018，32（9）：1970-1983. doi：10.1038/s41375-018-0065-5
[13]Pan J，Tan Y，Wang G，et al.Donor-derived CD7 chimeric antigen receptor T cells for T-cell acute lymphoblastic leukemia：first-inhuman，phase I trial[J].J Clin Oncol，2021，39（30）：3340-3351.
[14]Zhang X，Yang J，Li J，et al.Analysis of 60 patients with relapsed or refractory T-cell acute lymphoblastic leukemia and T-cell lymphoblastic lymphoma treated with CD7-targeted chimeric antigen receptor-T cell therapy[J].Am J Hematol，2023. doi：10.1002/ajh.27094.

病例9　CD19 CAR-T细胞治疗复发难治急性髓系白血病

一、病历摘要

患者男性，35岁，2021年3月主因“头疼、血象异常”就诊于外院。

现病史： 完善血常规：白细胞8.58×10^9/L，血红蛋白68g/L，血小板13×10^9/L，骨髓涂片：原粒56%，增生明显活跃，粒系增生明显活跃，原早幼粒比例偏高，部分中性中幼粒可见核浆发育不平衡，呈核幼浆老现象，棒状小体可见，AML骨髓象，M2？流式：异常细胞群46.87%，表达：CD117、CD34、CD38、CD33、CD13、CD123、HLA-DR；部分表达CD19、CD56、CD9；弱表达：CD15、MPO；不表达：CD7、CD64、CD11b、CD22、CD5、CD2、CD20、CD10、CD4、CD14、CD36、TDT、cCD79a、cCD3、mCD3，为异常髓系原始细胞表型，符合AML表型，白血病细胞除表达髓系相关抗原外，伴CD56/CD19阳性；白血病融合基因：ETO阳性。二代测序：NRAS突变（p.G12D）26.4%，Kit突变（p.D816H）1%；染色体：45，X，-Y，t（8：21）（q22；q22）[2]/46，idem，+8[3]/46，XY[3]。

根据病史及化验检查结果，患者诊断为AML-M2（伴ETO阳性，NRAS、Kit阳性）。2021年3月于外院行第一疗程［DA］方案化疗后，评估疾病状态为NR，之后先后给予［阿扎胞苷+DA］、［3个ID-Ara-C］、［阿扎胞苷+Ara-c］、［阿扎胞苷+伊达比星+Ara-c］以及［ID-Ara-c］，期间复查骨穿，涂片幼稚细胞<5%，流式均阴性，AML-ETO基因持续阳性，见病例9表1。

病例9表1　患者化疗期间AML-ETO定量

	2021.6.14	2021.7.22	2021.9.2	2021.10.17	2021.11.29
AML-ETO	0.7%	0.25%	0.02%	0.06%	0.2%

2022年2月18日首次就诊于我科，复查骨穿，流式可见2.56%异常表型髓系原始细胞，AML-ETO定量18.2%，予“地西他滨+西达苯胺+维奈克拉”方案化疗，后复查骨穿：原粒1.5%，异常中幼粒4%，流式可见5.79%异常表型髓系原始细胞。考虑

患者融合基因持续阳性，流式提示细胞学复发且肿瘤负荷逐渐增高，幼稚细胞表达CD19，见病例9图1，拟行自体CD19 CAR-T细胞治疗桥接造血干细胞移植。

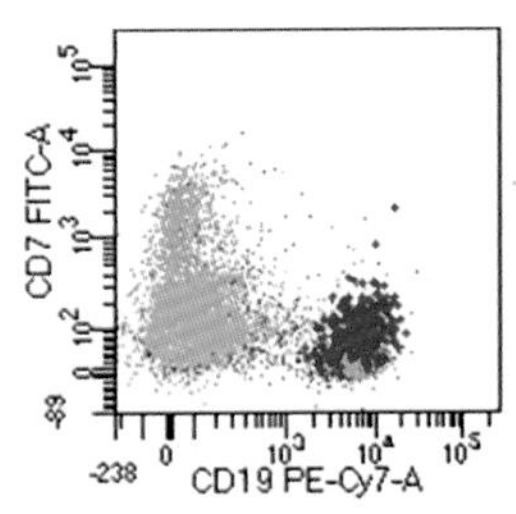

病例9图1　幼稚细胞表达CD19（红色细胞群）

既往史：脂肪肝病史，否认其他慢性病史，否认传染病史，否认手术史，否认外伤史，有输血史，无输血不良反应，有药物过敏史（利奈唑胺、万古霉素）。

个人史：否认毒物、动物、放射性物质及传染病接触史，否认性病及冶游史。有吸烟嗜好，每天20支，戒烟1年，饮酒史6年，偶尔饮酒，戒酒1年。

二、诊疗经过

2022年3月3日予FC方案预处理，剂量为Flu 50mg d1 ~ d2，CTX 0.6g d1 ~ d2，于2022年3月6日输注自体CD19 CAR-T细胞3×10^5/kg，输注后第3天患者开始出现间断发热，体温最高至40.8℃，伴畏寒，患者反复高热，监测炎症介质示IL-6明显升高，评估CRS为2级，于输注后第8天加用雅美罗及激素控制炎症反应，后患者体温控制，未再发热，期间监测铁蛋白最高至30760.00ng/ml；第11天外周血CAR-T细胞检测：CD3 82.61%，CAR-T表达44.69%（病例9图2）。

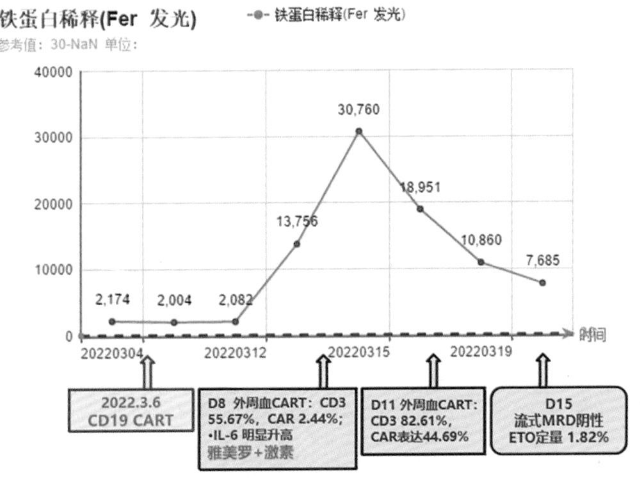

病例9图2　患者CART输注前后铁蛋白趋势图

CAR-T细胞治疗后第15天复查骨穿：增生明显活跃-，急性髓系白血病M2b治疗后骨髓象，未见原始幼稚细胞；流式MRD阴性；ETO定量1.82%；于2022年4月1日入层流病房行子供父单倍体异基因造血干细胞移植（B+供0+），预处理方案：BU＋CY＋FLU＋Ara-c，于2022年4月11日输注其子外周血造血干细胞，输注CD34阳性细胞4.9×10^6/Kg，单个核细胞$6.5x10^8$/Kg。2022年4月12日输注脐带血干细胞，按照1×10^7/kg输注。并于移植后第1天、第3天、第6天应用MTX，移植后第14天粒系及血小板植入。

2022年6月6日（移植后第55天），复查骨髓流式MRD阴性，ETO定量转阴。予[阿扎胞苷＋维耐克拉]方案治疗，停用FK506。2022年7月5日（移植后第84天）骨穿：骨髓增生明显活跃，粒系60.5%，红系35%，巨核9个，AML1-ETO定量为零。于2022年7月12日（移植后3个月）予"阿扎胞苷＋维奈托克"维持治疗，2022年8月8日（移植后4个月）复查骨穿，流式未见异常原始细胞，融合基因AML1-ETO定量为零。2022年9月5日（移植后5个月）予"阿扎胞苷＋维奈克拉＋西达苯胺"方案治疗。2022年12月16日（移植后8个月）骨穿流式MRD阴性；STR 99.58%，予"阿扎胞苷＋维奈托克＋西达苯胺"维持治疗，随访患者至今无病存活。

三、病例介绍

急性髓系白血病（AML）是一种骨髓恶性肿瘤，其特征是骨髓祖细胞（称为母细胞）的分化停滞和不受控制的增殖。强化化疗是治疗的主要手段，但存在严重的毒性，且一些患者也可能复发或发展为难治性疾病。复发/难治性（r/r）AML的预后极差，总体报告的5年生存率低于15%。迄今为止，异基因造血干细胞移植（allo-HSCT）是高危AML（包括r/r AML）的唯一潜在治疗选择。然而，仍有30%～40%接受HSCT治疗的患者复发，肿瘤负荷高的患者与移植物衰竭和复发的风险增加有关。因此，化疗难治性疾病患者需要额外的治疗，以减少allo-HSCT前的疾病负担。目前正在研究靶向治疗作为主要或辅助治疗，以实现并维持高危AML的缓解。靶向免疫疗法是指通过指导免疫系统对抗癌症，有望治疗复发/难治性（r/r）恶性肿瘤。嵌合抗原受体（CARs）是靶向免疫治疗的重要组成部分。事实上，CAR-T细胞在对抗r/r CD19+恶性肿瘤方面取得了前所未有的成功，这在很大程度上归因于抗原选择，因为CD19在恶性B淋巴细胞上高水平表达，同时仅在正常B细胞中限制表达，而在其他健康组织中没有限制表达。然而，CAR-T细胞在r/r AML的临床研究中尚少，主要挑战是AML缺乏特异性抗原。目前对AML中CAR-T细胞的临床研究主要集中在r/r疾病患者身上，例如Lewis Y、CD123、CLL-1、CD33、CD7以及MICA/MICB，均存在不同的局限性。而CD19，既往有体外研究显示CD19 CAR-T细胞能清除表达CD19的AML肿瘤细胞，2020年有个案报道一个AML患者接受CD19 CAR-T治疗后达到MRD阴性的缓解持续4个多月。北京博仁医院童春容、刘双又主任团队发现CD19 CAR-T细胞治疗可用于CD19抗原表达的复发/难治性非B细胞急性白血病，研究者认为FCM检测CD19对于AML和T-ALL患者也是必要的，尤其是有t（8；21）（q22；q22）染色体异位和AML1/ETO融合基因的AML，这些患者中CD19表达更为常见。由于非B细胞急性白血病CAR-T治疗缓解后不能维持很长时间，但后续移植等巩固治疗可使80%的CR患者达到10～26个月长期无病生存，故建议在CAR-T后3个月内进行移植或其他巩固治疗。

本中心报道了CD19 CART桥接造血干细胞移植治疗AML并取得了令人满意的结果，患者青年男性，染色体核型分析-Y、+8、t（8：21）（q22；q22），最终诊断为AML-M2（伴ETO阳性，NRAS、Kit阳性），第一疗程DA后疾病未缓解，之后7次化疗过程中，患者流式MRD阴性，而AML-ETO持续未转阴，并后期出现细胞学复发，流式提示患者原始细胞表达CD19，遂予CD19CART细胞桥接造血干细胞移植，患者CAR-T后出现发热，考虑1级CRS，给予退烧、雅美罗等支持治疗后好转。1个月后患者桥接造血干细胞移植，复查骨穿提示流式、基因均转阴。之后患者予腰穿＋鞘内注射及维持化疗，现患者达到无病生存。

四、病例点评

本中心报道了CD19 CAR-T桥接造血干细胞移植治疗AML并取得了令人满意的结果，患者青年男性，染色体核型分析-Y、+8、t（8：21）（q22；q22），最终诊断为AML-M2（伴ETO阳性，NRAS、Kit阳性），第一疗程DA后疾病未缓解，之后7次化疗过程中，患者流式MRD阴性，而AML-ETO持续未转阴，并后期出现细胞学复发，流式提示患者原始细胞表达CD19，遂予CD19 CAR-T细胞桥接造血干细胞移植，患者CAR-T后出现发热，考虑1级CRS，给予退烧、雅美罗等支持治疗后好转。1个月后患者桥接造血干细胞移植，复查骨穿提示流式、基因均转阴。之后患者予腰穿＋鞘内注射及维持化疗，现患者达到无病生存。CD19 CAR-T细胞在ALL治疗上取得了显著的效果，虽然AML不常表达CD19，但是AML-M2b类型有部分患者表达CD19，我们中心用CD19 CAR-T细胞成功治疗AML-M2b患者，为此类患者提供了一种新的治疗选择。

（病例提供　张　钰　天津市第一中心医院）

（点评专家　赵明峰　天津市第一中心医院）

参考文献

[1]Lowenberg B，Downing JR，Burnett A.Acute myeloid leukemia[J].N.Engl.J.Med，1999，341：1051–1062. doi：10.1056/NEJM199909303411407.

[2]Thol F，Schlenk RF，Heuser M，et al.How I treat refractory and early relapsed acute myeloid leukemia[J].Blood，2015，126：319–327. doi：10.1182/blood–2014–10–551911

[3]Brandwein JM，Saini L，Geddes MN，et al.Outcomes of patients with relapsed or refractory acute myeloid leukemia：A population–based real–world study[J].Am.J.Blood Res，2020，10：124–133.

[4]Bejanyan N，Weisdorf DJ，Logan BR，et al.Survival of patients with acute myeloid leukemia relapsing after allogeneic hematopoietic cell transplantation：A center for international blood and marrow transplant research study[J].Biol.Blood Marrow Transplant，2015，21：454–459. doi：10.1016/j.bbmt.2014.11.007

[5]Thanarajasingam G，Kim HT，Cutler C，et al.Outcome and prognostic factors for patients who relapse after allogeneic hematopoietic stem cell transplantation[J].Biol.Blood Marrow Transplant，2013，19：1713–1718. doi：10.1016/j.bbmt.2013.09.011

[6]Sadelain M.CAR therapy：The CD19 paradigm[J].J.Clin.Investig，2015，125：3392–3400. doi：10.1172/JCI80010

[7]Christodoulou I，Solomou EE.A Panorama of Immune Fighters Armored with CARs in Acute Myeloid Leukemi[J].Cancers（Basel），2023，15（11）：3054. doi：10.3390/cancers15113054

[8]Liu S，Yin Z，Yu X，et al.CD19–specific CAR–T cell therapy for relapsed/refractory non–B–cell acute leukaemia with CD19 antigen expression[J].European journal of cancer（Oxford，England：1990），2021，153：1–4. https：//doi.org/10.1016/j.ejca.2021.04.042

病例 10　复发难治 AML 合并中枢及髓外浸润患者应用 CLL1-CAR-T 细胞治疗

一、病历摘要

（一）基本信息

患者女性，43岁，主因“确诊急性髓系白血病并治疗后1年4个月”就诊

现病史： 患者2021年10月9日因瘀斑、白细胞升高就诊于当地医院，查血常规：白细胞92.03×10^9/L、血红蛋白77g/L、血小板34×10^9/L，骨穿形态学：AML-M4Eo，骨髓流式：急性髓系白血病（AML）可能性大，融合基因：CBFβ/MYH11阳性、定量187.13%，染色体：46，XX，inv（16）（p13q22）[10]，基因突变：FLT3-TKD阳性、1.66%，NRAS突变阳性、17.74%；诊断AML-M4Eo，予以羟基脲降低白细胞及输血支持，2021年10月11日予以（DA）方案诱导，2021年10月26日复查骨穿形态学：增生活跃，原始细胞1%，骨髓流式：0.85%，染色体：46，XX[11]，2021年11月4日行腰穿及鞘内注射化疗药物，脑脊液流式见4.46%原始细胞，2021年11月5日予以（IA）方案，2021年11月8日复查腰穿及鞘内注射化疗药物，脑脊液结果不详，其后自诉骨穿完全缓解。后序贯4个疗程大剂量阿糖胞苷巩固，末次治疗后2个月未行化疗，复查骨穿白血病复发，予以地西他滨+维奈克拉再诱导后骨髓完全缓解，规律2个疗程地西他滨+维奈克拉，再次中断治疗2个月，复查白血病第二次复发，予“地西他滨+维奈克拉”再诱导，治疗后复查骨穿原始细胞9%、血象持续未恢复。2023年1月21日予“米托蒽醌脂质体+阿糖胞苷”方案，2023年1月29日行PET-CT：全身骨髓弥漫放射性分布增高，提示骨髓代谢活跃，不除外白血病残留，左乳多发高代谢结节，考虑白血病浸润，后背部皮肤增厚伴皮下囊性肿块，囊壁及皮肤异常高代谢，SUV值为15，白血病浸润不能除外，建议病理活检，患者持续血象低、合并持续阴道出血，为进一步诊治于2023年2月2日就诊于我科。

既往史： 既往体健，否认高血压、冠心病、糖尿病病史，否认传染病史，曾行剖宫产术，有输血史，否认药物、食物过敏史。

个人史：生于原籍，否认聚集性发病，否认毒物、动物、放射性物质及传染病接触史，否认性病及冶游史，否认吸烟史，否认饮酒史。

家族史：家族中无遗传病、先天性疾病及类似疾病史。

（二）体格检查

神志清，重度贫血貌，上肢有散在瘀斑，后背部囊性包块，浅表淋巴结未触及明显肿大，心肺腹查体无异常，双下肢无水肿。

（三）辅助检查

2023年1月29日PET-CT：全身骨髓弥漫放射性分布增高，提示骨髓代谢活跃，不除外白血病残留，左乳多发高代谢结节，考虑白血病浸润，后背部皮肤增厚伴皮下囊性肿块，囊壁及皮肤异常高代谢，白血病浸润不能除外，建议病理活检。

（四）诊断

1. 急性髓系白血病M4Eo（复发难治）。
2. 化疗后骨髓抑制。
3. 后背软组织感染？浸润？

二、治疗经过

2023年2月2日入我科复查血常规：白细胞0.29×10^9/L、血红蛋白37g/L、血小板15×10^9/L。乳腺超声：双侧乳腺增生，骨穿形态学：治疗后骨髓增生重度减低，流式微小残留病（MRD）为0，CBFβ/MYH11融合基因定量17.877%，考虑化疗后骨髓抑制、持续阴道出血、后背软组织感染或浸润，予以输血、抗感染、促造血、加强止血等支持治疗。后监测白细胞升高，2023年2月13日复查骨穿：增生明显活跃，原单0.5%，骨髓流式：0.57%异常髓系原始细胞，表达CD34+CD117+HLADR+CD33+CLL+CD123+，CBFβ/MYH11融合基因定量33.895%；当日行腰穿及鞘内注射化疗药物，脑脊液蛋白26.40mg/dL，脑脊液流式：37.17%细胞（223个细胞）为异常表型髓系原始细胞，遂入组CLL1 CAR-T治疗复发难治急性髓系白血病序贯异基因造血干细胞移植临床试验，2023年2月15日行外周血单个核细胞采集制备CART细胞，2023年2月16日行PET-CT：左侧后背皮下肿物，代谢不均匀异常增高（SUVmax 18.43）（病例10图1），考虑白血病浸润，双侧乳腺增生，代谢不均匀轻度增高；评估患者为复发难治急性髓系白血病合并中枢、髓外浸润。2023年2月17日再次行腰穿及鞘内注射，脑脊液中5.71%细胞（8个细胞）为异常表型髓系原始细胞、表达CLL1，2月17日患者后背皮肤破溃、流脓，外科予以切开、引流（病例10图2），联合抗感染治疗。2023年2月21予（FC）方案预处理，2023年2月24日输注CLL1靶点自体CAR-T细胞

5 × 10 ~ 5/Kg，后背伤口切开处每日换药，CART输注后第6天开始出现发热、监测外周血CAR–T扩增，出现反复发热、评估CRS2级，无明显中枢症状，予对症、糖皮质激素及妥珠单抗治疗后好转，CAR–T输注后第14天复查骨穿形态：增生活跃–、粒系缺如，流式MRD阴性，CBFβ/MYH11融合基因定量8.795%，2023年3月13日复查腰穿（无鞘内注射化疗药），脑脊液流式未见肿瘤细胞，脑脊液CART扩增（病例10图3），后背部伤口切开处无流脓（病例10图2），患者骨髓及中枢缓解，行子供母单倍体（O+供O+）异基因造血干细胞移植，患者DSA阳性，预处理前予以血浆置换减少抗体。预处理方案：白舒非＋环磷酰胺＋克拉屈滨＋抗人胸腺淋巴细胞球蛋白（ATG），2023年3月24日（作为移植+0d，以此类推）回输供者周血造血干细胞，计算输注单个核细胞3.4×10^8/kg、CD34+干细胞9.0×10^6/Kg，移植后＋10d，粒系及巨核系植活，移植后＋14d，复查骨穿形态学及流式均完全缓解，CBFβ/MYH11融合基因定量0.028%，嵌合度（str）：99.73%，移植后＋28d，复查骨穿形态学、流式均缓解，CBFβ/MYH11融合基因定量0，str 99.73%，移植后+40d开始出现腹泻，评估急性移植物抗宿主反应（aGVHD）Ⅲ度、肠道2级，予以糖皮质激素、联合静脉营养支持、真菌病毒预防及抗感染治疗后好转。

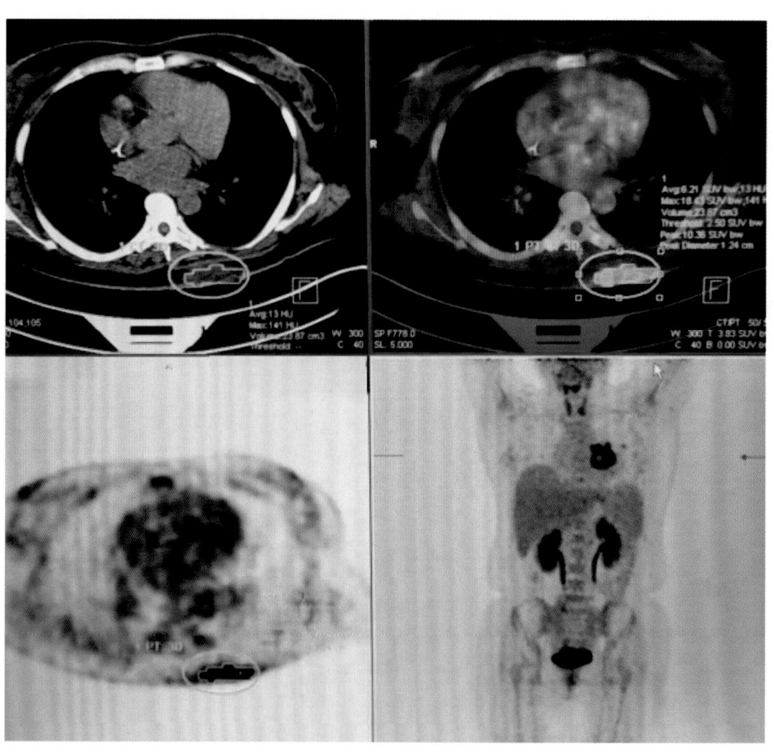

病例10图1　PET–CT

注：左侧后背皮下肿物，代谢不均匀异常增高（SUVmax 18.43）。

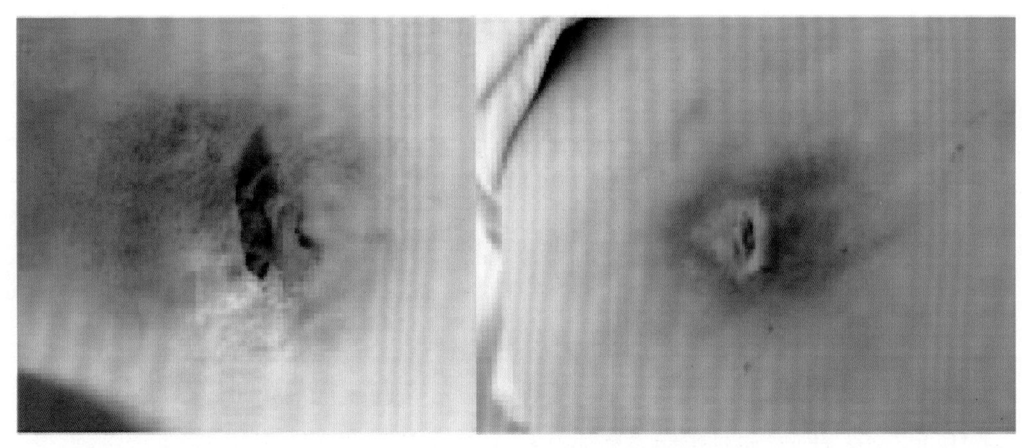

病例10图2　治疗前后后背软组织破溃处

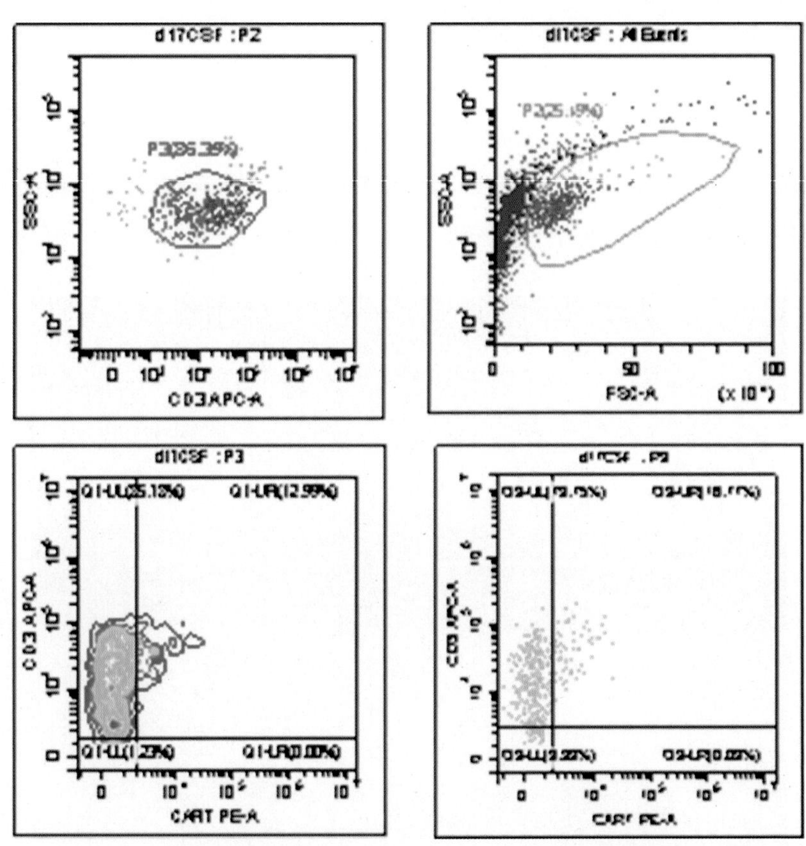

病例10图3　脑脊液CART细胞

随访：患者现移植后5个月余，规律维持治疗中，定期复查骨穿白血病持续缓解，目前无病生存。

病例分析：患者为中年女性，初诊存在CBFβ-MYH11融合基因阳性、16号染色体倒位，根据细胞遗传学及分子遗传学对其进行预后评估为预后良好组（病例10

表1），然患者出现早期中枢浸润，为AML重要不良预后因素之一，虽经积极巩固治疗，患者仍出现骨髓复发。

病例10表1　急性髓系白血病患者的预后危险度

预后等级	细胞遗传学	分子遗传学
预后良好	inv（16）（p13q22）或t（16；16）（p13；q22） t（8；21）（q22；q22）	NPM1突变但不伴有FLT3-ITD突变，或伴有低等位基因比FLT3-ITD突变a CEBPA双突变
预后中等	正常核型 t（9；11）（p22；q23） 其他异常	inv（16）（p13q22） 或t（16；16）（p13；q22）伴有C-kit突变[b] t（8；21）（q22；q22）伴有C-kit突变[b] NPM1野生型但不伴有FLT3-ITD突变，或伴有低等位基因比FLT3-ITD突变[a]（不伴有遗传学预后因素） NPM1突变伴有高等位基因比FLT3-ITD突变[a]
预后不良	单体核型 复杂核型（≥3种），不伴有t（8；21）（q22；q22）、inv（16）（p13；q22） 或t（16；16）（p13；q22）或t（15；17）（q22；q12） -5 -7 5q- -17或abn（17p） 11q23染色体易位，除外t（9；11） inv（3）（q21q26.2） 或t（3；3）（q21q26.2） t（6；9）（p23；q34） t（9；22）（q34.1；q11.2）	TP53突变 RUNX1（AML1）突变[c] ASXL1突变[c] NPM1野生型伴高等位基因比FLT3-ITD突变[ac]

注：[a]低等位基因比为＜0.5，高等位基因比为≥0.5。如没有进行FLT3等位基因比检测，FLT3-ITD阳性应按照高等位基因比对待。bC-kit D816突变对t（8；21）（q22；q22）、inv（16）（p13；q22）或t（16；16）（p13；q22）患者预后具有影响，其他的突变位点对预后没有影响，仍归入预后良好组。c这些异常如果发生于预后良好组时，不应作为不良预后标志。单体核型：两个或两个以上常染色体单体，或一个常染色体单体合并至少一个染色体结构异常。DNMT3a、RNA剪接染色质修饰基因突变（SF3B1、U2AF1、SRSF2、ZRSR2、EZH2、BCOR、STAG2）在不同时伴有t（8；21）（q22；q22）、inv（16）（p13q22）或t（16；16）（p13；q22）或t（15；17）（q22；q12）时，预后不良。但其循证医学证据级别不能等同于TP53、ASXL1、RUNX1等突变，暂不作为危险度分层的依据。

早期复发急性髓系白血病的治疗可选临床试验、靶向治疗、挽救化疗序贯异基因造血干细胞移植或直接行异基因造血干细胞移植，患者一度拒绝行移植，在无特异性靶向治疗位点情况下、选用BCL2抑制剂联合去甲基化药物地西他滨再诱导，获得骨髓缓解后再次中断治疗，致疾病第二次复发，虽经原方案（维奈克拉联合地西他滨）再诱导仍不能获得疾病缓解，治疗过程中出现中枢及髓外软组织浸润，增加治疗难度。

对于反复复发难治的急性髓系白血病、尤其合并中枢及髓外浸润患者，往往常规化疗效果欠佳、预后极差，目前最终治愈手段仍是异基因造血干细胞移植，应用现有治疗方案最大限度降低移植前肿瘤负荷可提高患者移植成功率，前期我们的研究也证实了CLL1 CAR-T在复发难治急性髓系白血病的治疗中的高缓解率，而此患者中枢及骨髓肿瘤细胞均表达CLL1靶点，故而入组临床试验进一步降低肿瘤负荷，最终行单倍体异基因造血干细胞移植。

而高危急性髓系白血病患者移植后如何预防疾病复发仍需关注，常用于移植后维持治疗方案包括去甲基化药物、FLT3抑制剂、HDACi抑制剂、BCL2抑制剂等，根据患者前期治疗反应酌情选用合适的移植后维持治疗方案，减少白血病复发，延长无病生存，此患者选用地西他滨联合西达苯胺行移植后维持治疗，目前随访期内白血病持续缓解，取得初步胜利。

三、疾病介绍

急性髓系白血病是起源于造血干细胞的恶性克隆性疾病，白血病细胞出现增殖失控、分化障碍、凋亡受阻，大量蓄积于骨髓和其他造血组织，从而抑制骨髓正常造血功能并浸润淋巴结、肝、脾等组织器官，其诊断参照WHO 2016造血和淋巴组织肿瘤分类标准，外周血或骨髓原始细胞≥20%是诊断AML的必要条件，当患者被证实有克隆性重现性细胞遗传学异常t（8；21）（q22；q22）、inv（16）（p13q22）或t（16；16）（p13；q22）以及t（15；17）（q22；q12）时，即使原始细胞低于20%，也应诊断为AML。

AML经治疗完全缓解（CR）后外周血再次出现白血病细胞或骨髓中原始细胞≥5%（除外巩固化疗后骨髓再生等其他原因）或髓外出现白血病细胞浸润均为AML复发；经过标准方案治疗2个疗程无效的初治病例、CR后经过巩固强化治疗，12个月内复发者、在12个月后复发但经过常规化疗无效者、2次或多次复发者、髓外白血病持续存在者称为难治性白血病。对于复发难治AML患者应再次做染色体及二代基因突变检测，以明确是否存在或新出现某些特殊异常染色体与突变基因，为再次治疗方案选择提供帮助。

复发难治AML尚无标准治疗方案，近年来出现不少AML的治疗新药，为一些复发难治AML患者带来再次获得缓解的机会，治疗选择包括：①强烈推荐入组临床试验；②根据是否合并异常基因突变可选FLT3抑制剂、IDH1抑制剂、IDH2抑制剂、BCL2抑制剂等；③根据年龄、体能状态情况、病情情况选择强烈化疗方案或者以去甲基化药物为基础的非强烈化疗方案，行化疗一旦达到CR有条件者尽早行异基因造血干细胞抑制；④对于原发耐药或无法缓解的患者如无合适临床试验也可直接行异基因造血干细胞移植。

对于挽救性化疗无法获得缓解的这部分患者预后差，生存期短。嵌合抗原受体T细胞治疗在血液肿瘤中取得了惊喜的效果，尤其对于急性B淋巴细胞白血病和淋巴瘤患者，急性髓系白血病患者的CAR-T细胞治疗靶点尚有待进一步研究，包括CLL1，CD123，CD33等。

四、病例点评

复发难治急性髓系白血病预后极差，此例患者因自身肿瘤细胞表达CLL1阳性，故入组CLL1 CAR-T临床试验。CLL1是一种含有细胞外、跨膜和细胞质结构域的泛髓样抗原，它在单核细胞、树突细胞和粒细胞上表达，同时可表达于白血病干细胞、而在正常造血干细胞表面不表达，近些年，靶向CLL1 CAR-T在白血病细胞系的体内试验及体外试验取得良好疗效，而CLL1 CAR-T在儿童复发难治及二次肿瘤中疗效满意。

结合我科前期研究，尽管CLL1靶点CAR-T细胞治疗复发难治急性髓系白血病缓解率高，然患者接受CAR-T输注后获得疾病缓解同时，可出现长期粒细胞缺乏、粒系恢复延迟，极易并发重症感染，桥接异基因造血干细胞移植尽快获得供者细胞植活、恢复粒系造血极大地减少长期粒缺所致重症感染的发生，为复发难治急性髓系白血病尤其高肿瘤负荷或者并发髓外浸润患者提供了一种积极有效的治疗方法。

（病例提供：孟娟霞　天津市第一中心医院）

（点评专家：赵明峰　天津市第一中心医院）

病例11　过继性回输NK细胞输注治疗免疫残留持续阳性AML患者

一、病历摘要

（一）基本信息

患者男性，30岁，主因“确诊急性髓系白血病1年余，异基因造血干细胞移植术后8个月余，MRD转阳2周”入院。

现病史： 患者于2016年8月无明显诱因出现食欲缺乏，外院就诊查血常规示：白细胞7.8×10^9/L，血红蛋白94g/L，血小板31×10^9/L。骨髓形态：原粒51.6%，诊断AML-M2b，AML/ETO阳性，cKit阴性，于2015年8月8日给予IDA方案化疗后达CR，分别于2015年9月26日、2015年10月25日和2015年11月23日给予IDA方案巩固化疗，期间每次化疗后复查骨穿均提示FCM阳性（具体数值不详），ETO阴性；于2015年12月25日和2016年2月1日更换为MA方案巩固2个疗程，每次化疗后复查骨穿形态均为CR，FCM持续阳性（具体数值不详），ETO由阴性转阳（分别为0.02%和0.05%）。为进一步诊治，患者于2016年3月7日至天津血研所治疗，经过AA方案化疗后复查骨穿提示FCM转阴，ETO＝0.01%，考虑治疗有效，继续于2016年6月22日再次给予AA方案巩固化疗后复查骨穿FCM阴性，ETO＝0.05%。2016年8月22日予以地西他滨（25mg d1～5）治疗后复查FCM阴性，ETO＝0.22%。2016年10月27日再次予以DAC＋DA方案化疗后复查FCM阴性，ETO＝0.15%。2017年1月2日予以HA方案后复查骨穿FCM阴性，ETO转阴。2017年3月3日予以中剂量阿糖胞苷巩固治疗后复查FCM阴性，ETO＝0.05%。患者2017年5月28日至6月22日于甘肃省人民医院行CAG方案化疗并予以微移植治疗，微移植后1周后复查FCM阴性，ETO＝0.29%，微移植后3周后复查FCM 0.03%，ETO＝0.67%，考虑分子学复发。2017年8月9日复查骨穿形态：增生Ⅲ级，原粒6%。FCM：2.4%细胞表达CD34、CD117、CD13、CD38、CD56str、CD19、cMPOdim和HLA-DRstr，不表达CD123、CD64、CD7、CD16、CD15、CD10、cTdT、CD79a、CcCD3、CD36、CD14、CD300e、CD11b和CD71，为异常髓系幼稚细

400–407.

[5]曹勋红，王志东，韩伟，等.供者淋巴细胞输注治疗无效的移植后复发患者过继性回输NK细胞的免疫学变化和临床疗效[J].中国免疫学杂志，2022.doi：10．3969/j.issn.1000–484X. 2022．16．014

[6]Costello RT，Sivori S，Marcenaro E，et al.Defec- tive expression and function of natural killer cell–triggering receptors in patients with acute myeloid leukemia[J].Blood，2002，99（10）：3661–3667．DOI：10．1182/blood.v99.10.3661.

病例12 BCMA/CD38 CAR-T细胞治疗诱导多发性骨髓瘤患者达5年长期缓解伴多次免疫球蛋白类型转换

一、病历摘要

（一）基本信息

患者女性，63岁，主因“诊断多发性骨髓瘤7个月余，拟行CAR-T治疗”入院。

现病史：患者于2018年1月因颈肩部疼痛行关节MRI及CT示：右侧肱骨多发斑片状长T_1长T_2信号影；多发骨质破坏。后行右肱骨肿物活检术，病理提示浆细胞瘤。血尿免疫固定电泳示：κ型M蛋白血症（M蛋白%：10.0%，M蛋白浓度5.0g/L，FKAP：14600mg/L）。骨髓细胞学检查示原幼浆占21.5%；免疫分型示15.53%为表型异常单克隆浆细胞；FISH示：13q缺失，IGH易位，1q21扩增，存在t（11；14）（q13；q32）；染色体核型分析示46，xx（20）。确诊为多发性骨髓瘤κ型，DS分期ⅢA期。后该患者接受了四线化疗：一线化疗使用PAD方案（硼替佐米＋多柔比星＋地塞米松），疗效评价为疾病进展（PD）；二线化疗使用PAD方案（硼替佐米＋多柔比星＋地塞米松）＋沙利度胺，疗效评价为疾病稳定（SD）；三线化疗使用RCD方案（来那度胺＋环磷酰胺＋地塞米松），疗效评价为PD；四线化疗使用RVD方案（来那度胺＋硼替佐米＋地塞米松），疗效评价为SD（病例12图1A）。

既往史：平时健康状况一般，无其他系统疾病史，否认传染病史，否认食物药物过敏史。

个人史：无地方病地区居住史，否认吸烟饮酒史，否认毒物接触史。

家族史：无特殊。

（二）体格检查

体温36.5℃，心率75次/分，呼吸20次/分，血压106/72mmHg，身高163cm，体重54kg，BMI 20.32。神清，皮肤巩膜未见黄染，皮肤未见瘀点瘀斑，浅表淋巴结未触及明显肿大，心肺腹查体无明显异常，双下肢不肿，神经系统检查阴性。

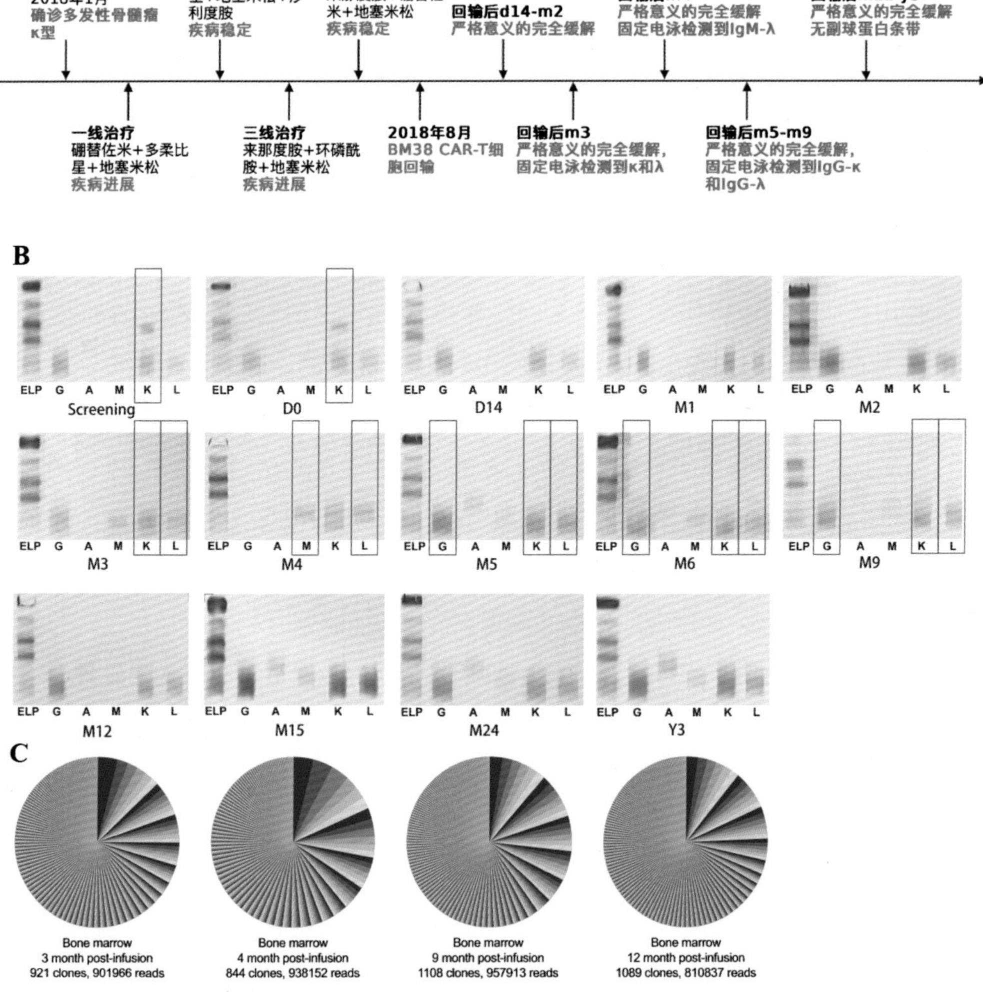

病例12图1 治疗过程及BM38 CAR-T细胞回输后免疫球蛋白类型转换

（三）辅助检查

实验室检查：M蛋白：ELP上有一条M蛋白带，与抗K形成特异性反应沉淀带。尿免疫固定电泳：ELP上有一条M蛋白带，与抗K形成特异性反应沉淀带。血免疫固定电泳：M蛋白4.07g/L，κ/λ 3.24g/L。血清游离轻链：FKAP 5290，FLAM 6.29，FKAP/FLAM 814.017。24h尿轻链：KAP 2.42g/L，LAM<0.05g/L。β_2-MG 2.8mg/L。骨髓细胞学：原幼浆细胞占20%。骨髓免疫分型：有核细胞中，2.17%为表型异常单克隆浆细胞。影像学检查：全身X摄影未见异常。

（四）临床诊断

难治性多发性骨髓瘤κ型，DS分期ⅢA期。

二、诊治经过

2018年8月23日至8月25日，该患者行FC方案（氟达拉滨＋环磷酰胺）清淋预处理，8月28日回输细胞2×10^6个/kg体重的BM38双靶CAR-T细胞。患者于回输后第14天（D14）达到MRD阴性的严格意义的完全缓解（sCR），并在随后的5年随访中仍然保持sCR。

在CAR-T治疗期间，患者出现了3级细胞因子释放综合征（CRS）（病例12图2），使用托珠单抗治疗有效，并且未观察到神经毒性，观察到3～4级血液毒性（病例12图3）。BM38 CAR-T在体内的扩增于D14达到峰值，并在随访中的第3～12个月（M3-M12）以相对较低的水存在（病例12图4）。

值得注意的是，该患者在BM38 CAR-T细胞治疗后出现了三次免疫球蛋白的类型转换：利用血清免疫固定电泳的检查方法，该患者从筛查和基线时期的κ型，到D14至M2时未检出M蛋白，再到M3随访时出现的κ和λ型，M4随访时出现的IgM-λ型，M5至M9随访时的IgG-κ和IgG-λ型，最后在M12随访时恢复到未检出M蛋白的状态并保持到最后一次随访（病例12图1B）。流氏细胞术和BCR重排测序均未发现异常克隆（病例12图1C），表明免疫球蛋白类型转换为患者回输后正常免疫功能重建。

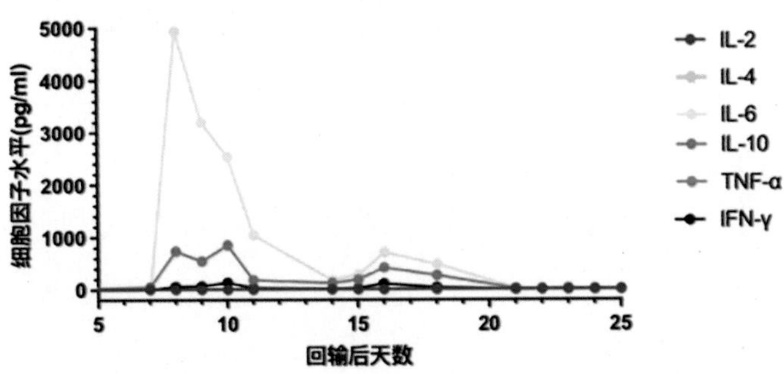

病例12图2　回输CAR-T后相关细胞因子变化趋势

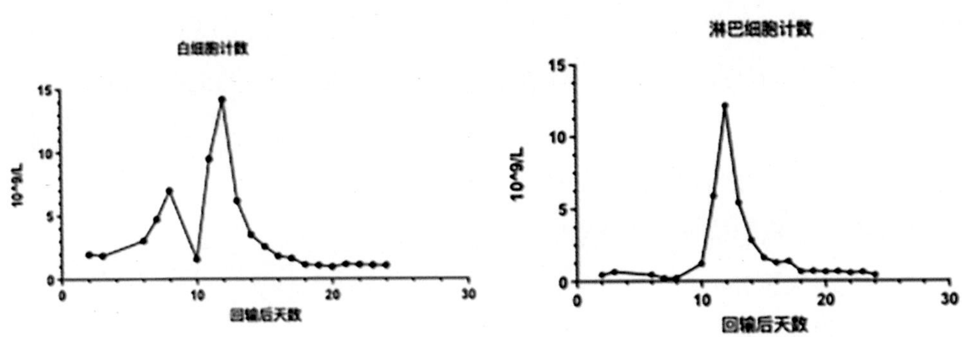

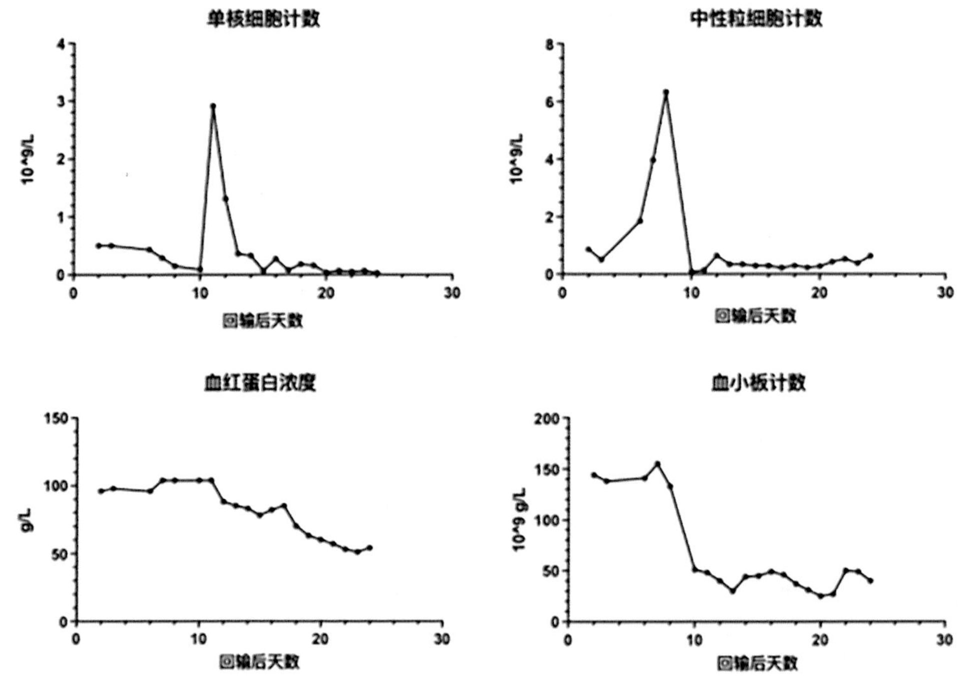

病例12图3　回输CAR-T后相关血液毒性相关指标的变化趋势

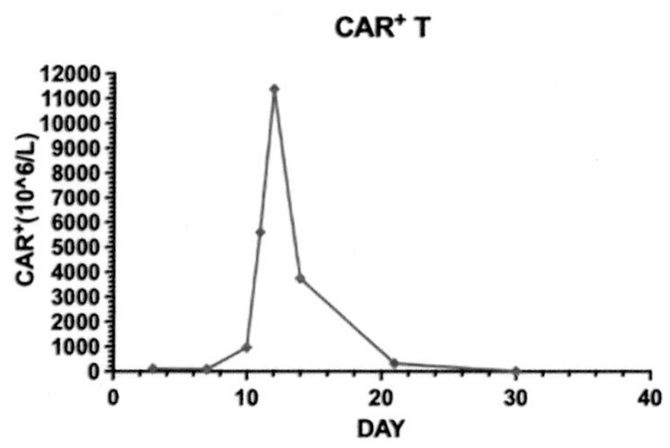

病例12图4　回输后CAR-T扩增情况

三、疾病介绍

多发性骨髓瘤是一种克隆性浆细胞异常增殖的恶性疾病，好发于中老年人群，其特征是CRAB症状以及免疫固定电泳出现单克隆M蛋白。单克隆M蛋白通常是恒定的，这也作为多发性骨髓瘤患者分型的重要依据。但在临床上观察到极少部分患者出现单克隆M蛋白的类型转换，并且在检测到单克隆免疫球蛋白类型转换时这些患者都没有CRAB症状，影像学和骨髓穿刺活检也显示患者此时没有临床复发和恶性转化。一些研究表明单克隆M蛋白类型转换的出现可能与B细胞功能的免疫重建和恢复相关。综合以上临床和实验结果，单克隆M蛋白类型转换可能是一个良性过程，而非肿瘤的恶性转化，并且该过程的发生提示更好的预后，因此需要避免针对这种现象的不恰当治疗。

目前针对提出了多发性骨髓瘤患者免疫球蛋白类型转换的假说有两个：其一是"intraclonal class-switch"，该假说认为在CAR-T细胞的选择压力下骨髓瘤细胞被大量清除，而CAR-T细胞不能识别恶性祖B细胞，通过某种抗体类别转换形成分泌不同M蛋白的骨髓瘤细胞，进而表现出患者骨髓瘤分型改变；其二是"different progenitor B cell lines"，该假说认为在CAR-T细胞的选择压力下出现了短暂的B细胞和分泌Ig的浆细胞失衡而出现骨髓瘤类型转变。

四、专家点评

BCMA靶向CAR-T细胞在RRMM中展示了显著的临床反应率（81%～97%），然而，仍有约45%的响应者复发。据报道一位接受了BCMA CAR-T的患者出现了骨髓瘤细胞上BCMA的不可逆性丢失，而CD38的表达上调。因此BM38双靶CAR-T应运而生。通过4-1BB将抗BCMA scFv和抗CD38 scFv连接从而构建双特异性BM38 CAR和38BM CAR。体外试验验证了BM38 CAR-T对$BCMA^+$或$CD38^+$的肿瘤细胞有较强的特异性和活性。临床试验显示CRS发生在约87%的患者中，其中65%的患者为1～2级。没有观察到CAR-T相关的神经毒性。血液毒性是BM38 CAR-T细胞治疗最常见的事件，其中96%的患者出现中性粒细胞减少，87%患者出现白细胞减少，43%患者出现贫血，61%的患者出现血小板减少。OR 率为87%，52%患者实现了sCR，17%达成了VGPR，17%达成了PR。临床试验数据表明，BM38 CAR-T细胞治疗的PFS中位数为17.2个月，1年OS率为93%。和传统的抗CD38单抗Daratumumab和BCMA的ADC药物Belantamab mafodotin相比，双特异性CD38 CAR-T显示了更好的响应率、缓解深度和缓解时间。这例接受过前线4线治疗的RRMM患者获得了长达4年的长期完全缓解，未来CAR-T在MM中的治疗地位值得进一步探索。

（病例提供　李成功　华中科技大学同济医学院附属协和医院）

（点评专家　梅　恒　华中科技大学同济医学院附属协和医院）

参考文献

[1]Li C，Liu J，Deng J，et al. Multiple immunoglobulin isotype switch after bispecific CAR-T cell therapy in multiple myeloma-A case report[J].Br J Haematol，2023，200

（4）：528–531. doi：10.1111/bjh.18500.
[2]Liang Z，Li P，Kang L，et al.Immunoglobulin isotype switch after anti–BCMA CAR T–cell therapy for relapsed or refractory multiple myeloma[J].Blood Adv，2022，6（1）：293–296. doi：10.1182/bloodadvances.2021005814.
[3]Zent CS，Wilson CS，Tricot G，et al.Oligoclonal protein bands and Ig isotype switching in multiple myeloma treated with high–dose therapy and hematopoietic cell transplantation[J]. Blood，1998，91（9）：3518–3523.
[4]Mitus AJ，Stein R，Rappeport JM，et al.Monoclonal and oligoclonal gammopathy after bone marrow transplantation[J].Blood，1989，74（8）：2764–2768.
[5]Cooper MD，Lawton AR，Kincade PW.A two–stage model for development of antibody–producing cells[J].Clin Exp Immunol，1972，11（1）：143–149. PMID：5064586；PMCID：PMC1553675.
[6]Ali SA，Shi V，Maric I，et al.T cells expressing an anti–B–cell maturation antigen chimeric antigen receptor cause remissions of multiple myeloma[J].Blood，2016，128（13）：1688–700.
[7]Brudno JN，Maric I，Hartman SD，et al.T cells genetically modified to express an anti–B–cell maturation antigen chimeric antigen receptor cause remissions of poor–prognosis relapsed multiple myeloma[J].J Clin Oncol，2018，36（22）：2267.
[8]Raje N，Berdeja J，Lin Y，et al.Anti–BCMA CAR T–cell therapy bb2121 in relapsed or refractory multiple myeloma[J].N Engl J Med，2019，380（18）：1726–1737.
[9]Munshi NC，Anderson LD Jr，Shah N，et al.Idecabtagene vicleucel in relapsed and refractory multiple myeloma[J].N Engl J Med，2021，384（8）：705–716.
[10]Zhao WH，Liu J，Wang BY，et al.A phase 1，open–label study of LCAR–B38M，a chimeric antigen receptor T cell therapy directed against B cell maturation antigen，in patients with relapsed or refractory multiple myeloma[J].J Hematol Oncol，2018，11（1）：141.
[11]Gagelmann N，Ayuk F，Atanackovic D，et al.B cell maturation antigen–specific CAR T cells for relapsed or refractory multiple myeloma：a meta–analysis[J].Eur J Haematol，2019.
[12]Da Via MC，Dietrich O，Truger M，et al.Homozygous BCMA gene deletion in response to anti–BCMA CAR T cells in a patient with multiple myeloma[J].Nat Med，2021，27（4）：616–619.
[13]Mei H，Li C，Jiang H，et al.A bispecific CAR–T cell therapy targeting BCMA and CD38 in relapsed or refractory multiple myeloma[J].J Hematol Oncol，2021，14（1）：161. doi：10.1186/s13045–021–01170–7. PMID：34627333；PMCID：PMC8501733.

病例 13 CS1/BCMA CAR-T 细胞作为 BCMA CAR-T 治疗多发性骨髓瘤失败后的挽救性治疗

一、病历摘要

（一）基本信息

患者男性，65岁，主因“诊断多发性骨髓瘤7年，CAR-T治疗一年后复发2个月”入院。

现病史：患者7年前（2015年1月）无明显诱因出现泡沫尿、夜尿增多（5～7次/晚），进行性加重，伴全身乏力，无发热、尿急、尿痛，至当地医院完善相关检查，游离轻链增高，骨髓细胞学浆细胞为49%，其中幼稚浆5%，流式提示CD38+比例达12.59%，诊断为多发性骨髓瘤轻链λ型（DS分期ⅡB组）。2015年5月7日行BD方案（硼替佐米＋地塞米松）化疗，疗效评价不详。2015年5月26日行第一周期PAD方案（硼替佐米、阿霉素和地塞米松）化疗，疗效评价严格意义的完全缓解（sCR）。2015年6月17日、2015年7月10日、2021年5月9日予以第二、第三、第四周期PAD化疗，疗效评价不详。2015年9月28日、2015年12月31日、2016年3月16日再次行三个周期的BD方案化疗，后予以沙利度胺维持治疗。2018年因双足麻木将沙利度胺更换为来那度胺治疗。2019年1月由于症状加重就诊于外院，行骨髓及血尿免疫固定电泳等检测提示疾病复发，入组DARA联合硼替佐米和地塞米松（DVD）与BD比较治疗难治复发性多发性骨髓瘤（RRMM）的Ⅲ期临床试验，于2019年6月18日予以DVD方案化疗（因骨髓明显受抑暂停第4针），2019年7月15日行第二疗程DVD方案化疗，疗效评价为sCR。2019年8月至2020年5月行第3-12疗程DVD化疗。2020年6月复查骨髓幼稚浆细胞达75%，FISH可见P53、1q21、IGH重组或易位。2020年6月19日开始予以来那度胺＋减量D-PACE方案（来那度胺10mg，多美素20mg、地塞米松40mg＋顺铂10mg＋环磷酰胺0.4g＋依托泊苷40mg）、因骨髓受抑停用来那度胺。2020年8月6日开始予以RVD方案（硼替佐米＋来那度胺＋地塞米松）化疗，患者骨髓严重受抑。考虑患者耐受性差，2020年9月15日更换为KPD（卡非佐米＋泊马度胺＋地塞米松）方案治疗，10月12日予以第二疗程KPD方案化疗无好转。2020年11月10日、11月16日于外院回输全人源BCMA-CAR-T细胞，剂量为3.23×10^6/kg，CAR-T回输后患者出现粒缺性发热、肝功能损伤、肾衰急性加重，经对症支持治疗后好转出院，疗效评价为sCR，后院外口服泊马度胺维持。2021年11月19日于外院复查血清学指标异常：①血清游离轻链：血清Lambda轻链719mg/L，血清Kappa轻链62.66mg/L；尿游离轻链：尿Lambda轻链310.00mg/L，尿Kappa轻链183.00mg/L；②血清蛋白电泳：未发现M蛋白；尿蛋白电泳定量：发现M蛋白条带；血清＋尿免疫固定电泳：λ轻链泳道发现沉淀条带；③尿免疫球蛋白λ轻链85.1mg/L。提示疾病复发，拟“复发难治性多发性骨髓瘤”收治入院。

治疗流程如病例13图1所示：

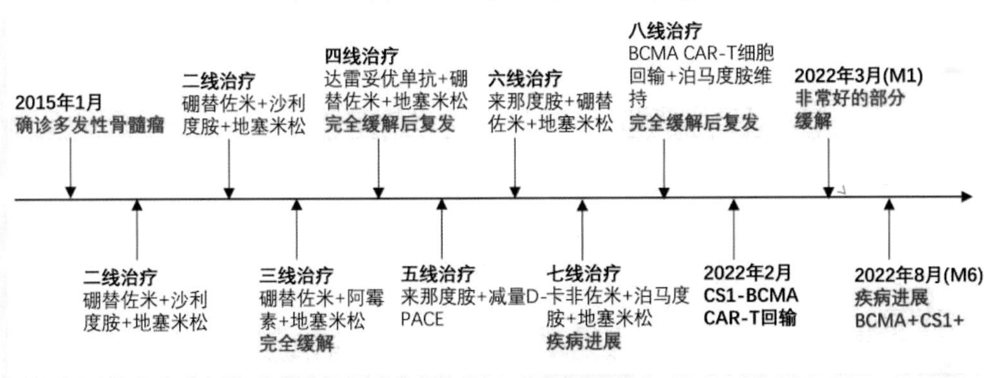

病例13图1　治疗流程图

既往史：平时健康状况：一般，无其他系统疾病史，传染病史：无，预防接种史：按国家计划进行接种。其他：无。

个人史：否认吸烟饮酒史，否认冶游史，否认放射性及有毒物质居住史。

家族史：家中无遗传性及传染性疾病史。

（二）体格检查

体温36.2℃，脉搏82次/分，呼吸20次/分，血压121/90mmHg，身高178cm，体重75kg，BMI指数23.67。神清，皮肤巩膜未见黄染，皮肤未见瘀点瘀斑，浅表淋巴结未触及明显肿大，双肺未闻及干湿啰音，双下肢不肿，神经系统检查阴性。

（三）辅助检查

2021年12月5日于外院查骨髓细胞学示：多发性骨髓治疗后，骨髓增生活跃，异常浆细胞占4%；骨髓流式：可见0.81%异常浆细胞。

2022年2月10日血清免疫固定电泳及游离轻链检验：LAM型M蛋白；血清游离轻链测定：κ测定27.60mg/L，λ测定1627.00mg/L，游离轻链比值0.017；M蛋白浓度：1.1g/L，M蛋白占比2.5%；尿本周氏蛋白电泳：LAM型M蛋白；尿免疫固定电泳：尿Lambda轻链1950.0mg/L，尿Kappa轻链30.0mg/L，尿κ轻链/λ轻链0.19；24h尿蛋白定量990.00mg/L。

2022年2月9日PET-CT：①左侧髂骨及右侧股骨上段髓腔代谢异常增高，考虑多发性骨髓瘤活性残留，建议结合骨穿；②右肾下极非均质团块，代谢异常增高，延迟显像进一步增高；腹膜后区、双侧肾周多发软组织结节，部分代谢轻度增高；上述考虑恶性肿瘤性病变，鉴别于多发性骨髓瘤髓外浸润或肾脏恶性肿瘤并转移，建议必要时进一步检查；③多发肋骨骨质密度欠均匀，代谢无异常增高，建议密切随访；④双肺多发高密度小结节，代谢不高，多考虑炎性结节；⑤其余探测部位未见明显恶性肿瘤病变征象；⑥双肺支气管炎；纵隔内及双肺门多发小淋巴结，部分代谢增高，考虑淋巴结炎可能性大，建议结合临床；⑦双肾缩小，皮质变薄；升结肠、降结肠及左下小肠区条状代谢异常增高，考虑生理性摄取或炎性变可能，建议必要时内镜检查；⑧前列腺肥大。双侧股骨头、右侧髂骨骨岛。

（四）临床诊断

复发难治性多发性骨髓瘤（LAM型，R-ISS分期Ⅲ期，DS分期Ⅰ期 伴P53，1q21，IGH重排）。

二、诊治经过

患者于2022年2月10日至2022年2月12日开始予以FC方案（环磷酰胺＋氟达拉滨）预处理，于2022年2月16日接受BCMA/CS1双靶CAR-T细胞回输，回输剂量为3×10^6个细胞/kg，回输后CAR-T细胞扩增良好，于D14达峰值，患者于D11开始出现1级细胞因子释放综合征，表现为发热，糖皮质激素治疗有效，未观察到神经毒性，未观察到明显血液毒性和肝肾毒性。回输后1个月复查提示非常好的部分缓解（VGPR），其后患者定期复查疗效评估为VGPR，回输后6个月患者复查血清学提示FLAM游离轻链2840mg/L，骨髓细胞学提示原幼浆占10%，评估为疾病进展（PD）。如病例13图2至病例13图4所示。

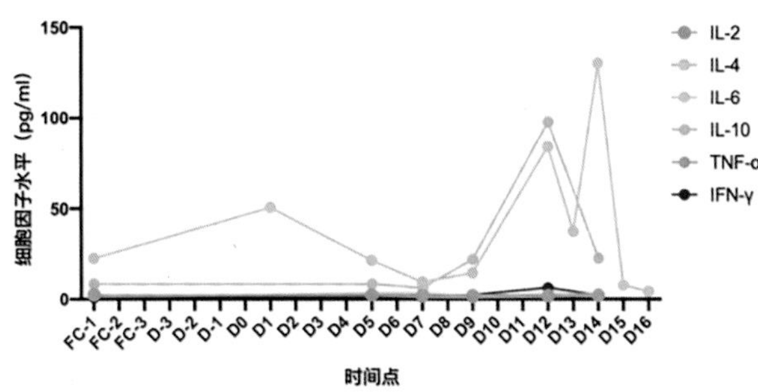

病例13图2　回输后CAR–T相关细胞因子变化图

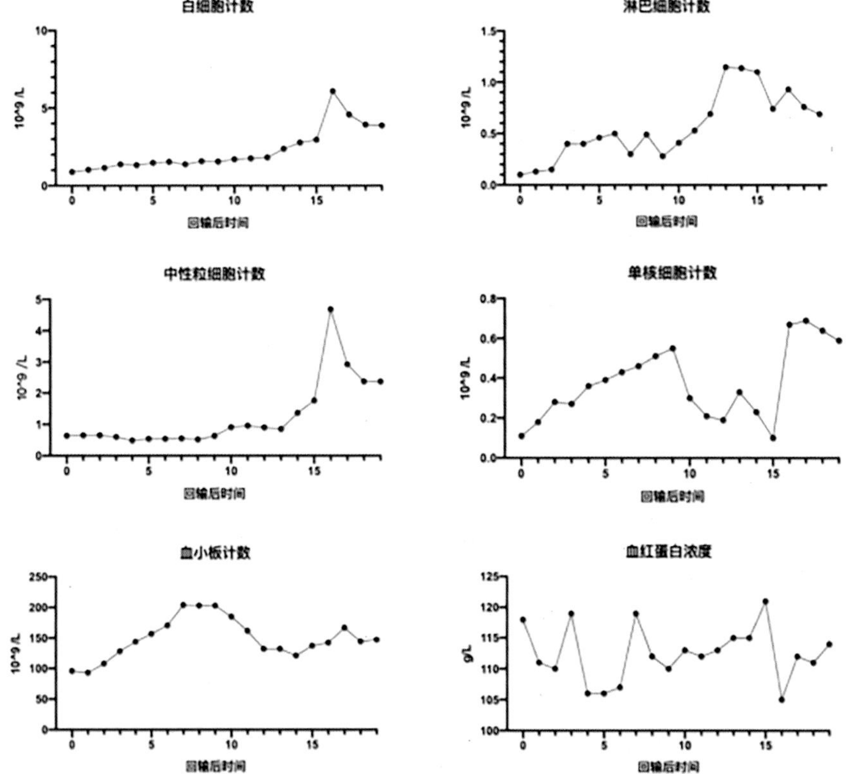

病例13图3　患者回输CAR–T后血常规指标变化

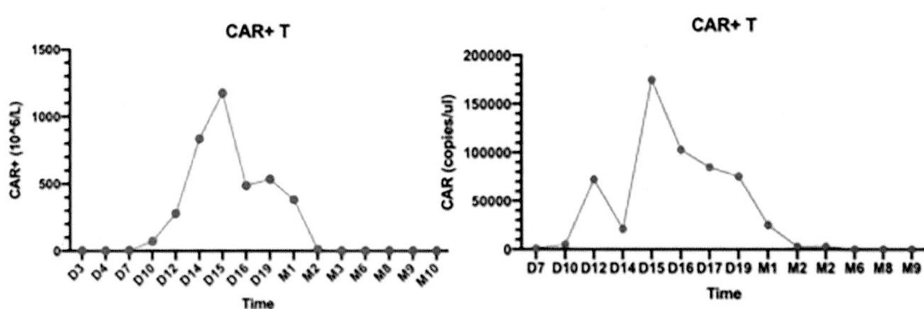

病例13图4　CAR–T体内扩增动力图（外周血）

三、疾病介绍

多发性骨髓瘤（MM）是一种克隆性浆细胞异常增殖的恶性疾病，由复杂的基因组改变和异常的表观遗传学所驱动。多发性骨髓瘤典型的临床表现可概括为“CRAB”症状，即血钙增高、肾功能损害、贫血、骨病。随着新药的广泛应用，MM的缓解深度及缓解持续时间已得到明显提升，但是其仍不可治愈，如何选择最佳的治疗方案以得到更长的持续缓解是目前研究的重点之一。难治复发MM患者往往已对免疫调节药物，蛋白酶体抑制剂乃至CD38单抗多重难治，CAR-T细胞免疫治疗为该人群提供了有效的治疗选择。

CAR-T细胞治疗通过对患者体内的T细胞进行体外基因编辑改造赋予其对肿瘤特异的靶向性，使其回输至体内后能够扩增并经血液循环至全身，杀伤体内肿瘤细胞。在MM患者的CAR-T治疗方案中，常见的靶点包括BCMA、CD38、CS1、GPRC5D、CD19等，其中BCMA最具代表性。BCMA特异性表达于生发中心B细胞及浆细胞，而在恶性骨髓瘤细胞表面具有比正常细胞具有更高的表达水平，因此成为治疗复发难治性MM的理想靶标。近年来，基于BCMA靶点的CAR-T产品在MM治疗领域已取得了突破性的进展，一项meta分析统计了24项BCMA CAR-T治疗MM研究的临床疗效，最终合并有效率为82%。尽管如此，仍有27%～64%患者在接受BCMA CAR-T治疗后出现复发或进展。扩大CAR-T的靶点范畴是克服肿瘤免疫逃逸的一大策略，当CAR-T同时靶向MM细胞上两个或多个不同的靶点，一个靶点下调时，另外的靶点仍可被CAR-T识别，避免了因肿瘤通过下调表面抗原表达而导致复发耐药，同时为靶点表达异质性患者提供个体化选择。目前临床上BCMA与CD38、CS1和CD19等靶点联合的双靶CAR-T已有报导，ORR可达95%。

四、病例点评

病例点评是该病例的重点。病例点评者可由该病例提供者邀请，也可由图书编委会中相关专家担任该病例署名包括病例提供者及病例点评者。

本例患者以“夜尿增多，泡沫尿”起病，提示明显的肾功能损害。此外该患者还检测出P53、1q21、IGH重排或易位，均提示与多发性骨髓瘤的不良预后相关[7-9]。患者前后接受了蛋白酶体抑制剂和免疫调节药物、CD38单抗治疗达到缓解后出现复发，更换多种化疗治疗方案仍未达到满意疗效。此后患者接受BCMA CAR-T治疗，疗效达到完全缓解，缓解期长达1年，在患者此前接受的治疗方案中缓解维持时间最长。BCMA CAR-T治疗复发后患者接受BCMA/CS1的双靶向CAR-T治疗，VGPR持续了6个月。此病例具有病程长，治疗线数多，多重耐药复发的特点，该患者在回输前接受干细胞采集，接下来的治疗方案可考虑诱导化疗和自体移植进行挽救治疗或基于骨髓瘤细胞的分子生物学及病理学特征选择其他靶向治疗方案，但是值得注意的是早期的自体移植比晚期的自体移植更能使患者受益。

（病例提供　李成功　华中科技大学同济医学院附属协和医院）

（点评专家　梅　恒　华中科技大学同济医学院附属协和医院）

参考文献

[1]D'Agostino M，Raje N.Anti–BCMA CAR T–cell therapy in multiple myeloma：can we do better? [J].Leukemia，2020，34（1）：21–34.

[2]Gagelmann N，Ayuk F，Atanackovic D，et al.B cell maturation antigen–specific chimeric antigen receptor T cells for relapsed or refractory multiple myeloma：A meta–analysis[J]. Eur J Haematol，2020，104（4）：318–327.

[3]Yan Z，Cao J，Cheng H，et al.A combination of humanised anti–CD19 and anti–BCMA CAR T cells in patients with relapsed or refractory multiple myeloma：a single–arm，phase 2 trial[J].Lancet Haematol，2019，6（10）：e521–e529.

[4]Du J，Fu W–J，Jiang H，et al.Updated results of a phase Ⅰ，open–label study of BCMA/CD19 dual–targeting fast CAR–T GC012F for patients with relapsed/refractory multiple myeloma（RRMM）[J].Journal of Clinical Oncology，2023，41：8005.

[5]Mei H，Li C，Jiang H，et al.A bispecific CAR–T cell therapy targeting BCMA and CD38 in relapsed or refractory multiple myeloma[J].J Hematol Oncol，2021，14（1）：161.

[6]Li C，Wang X，Wu Z，et al.Bispecific CS1–BCMA CAR–T Cells Are Clinically Active in Relapsed or Refractory Multiple Myeloma：An Updated Clinical Study[J].Blood，2022，140（Supplement 1）：4573–474.

[7]Hideshima T，Cottini F，Nozawa Y，et al.p53–related protein kinase confers poor prognosis and represents a novel therapeutic target in multiple myeloma[J].Blood，2017，129（10）：1308–1319.

[8]Nahi H，Våtsveen TK，Lund J，et al.Proteasome inhibitors and IMiDs can overcome some high–risk cytogenetics in multiple myeloma but not gain 1q21[J].Eur J Haematol，2016，96（1）：46–54.

[9]Kuiper R，van Duin M，van Vliet MH，et al.Prediction of high– and low–risk multiple myeloma based on gene expression and the International Staging System[J].Blood，2015，126（17）：1996–2004.

病例14　MM患者输注CAR-T细胞后出现Ig同型转换并长期缓解

一、病历摘要

（一）基本信息

患者男性，72岁，主因“确诊多发性骨髓瘤3年余”入院。

现病史：患者2013年体检时发现贫血，当时无泡沫尿、无尿量减少、无骨痛、无发热，当时未进一步就诊检查。2014年8月患者就诊于长征医院，查骨髓涂片：浆细胞38%；免疫固定电泳：M蛋白示IgG λ轻链，M峰36.21%；其他检验：M蛋白30.42g/L，IgG 34g/L，球蛋白84g/L，血λ轻链54g/L，尿λ轻链1680mg/L，血红蛋白69g/L，β2微球蛋白5.87mg/L，肌酐115μmol/L，钙2.1mmol/L，PET-CT提示全身多发骨质破坏，明确诊断为多发性骨髓瘤 IgG λ型 D-S Ⅲ期A组 ISS Ⅲ期。2014年9月1日、9月27日、11月1日、11月26日、2015年1月10日、2月14日、4月1日、4月30日予PAD方案化疗共8次（硼替佐米2.5mg d1、d4、d7、d10+表柔比星20mg d1～d4+地塞米松20mg d1～d4、d7～d10），4次疗程时评估疗效为PR，8次疗程后评估疗效为VGPR。2015年8月24日及9月9日予硼替佐米2.9mg后，行沙利度胺+地塞米松维持治疗。2018年3月7日患者复查免疫固定电泳IgG 5.49g/L，血λ轻链1.02g/L，r区可见一M峰，量为1.44%，游离λ轻链64.78mg/L。现为行CAR-T细胞治疗入院。

既往史：患者既往身体健康，无基础疾病。

个人史：生于上海，久居上海，退休前为职员，无毒物、粉尘、射线接触史，无吸烟饮酒史。

家族史：否认家族遗传病及类似疾病亲属。

（二）体格检查

神清，气促，精神可，双肺清，心脏无杂音，腹软无压痛，神经系统查体阴性。

（三）辅助检查

2018年5月10日CT：胸部、两肺上叶及右肺下叶模糊结节影，右肺下叶背段结节影，右肺上叶钙化灶，纵隔内稍肿大淋巴结伴钙化。

血液检查：IgE 683U/ml，IgG 8.63g/L，IgA 1.67g/L，IgM 0.31g/L，κ-轻链1.28g/L，λ-轻链1.57g/L，κ/λ 0.82。

2018年5月16日：血红蛋白138g/L，白细胞2.47×10^9/L，血小板130×10^9/L，C-反应蛋白2.11mg/L，白蛋白32.2g/L，球蛋白22g/L，谷草转氨酶28U/L，谷丙转氨酶23U/L，乳酸脱氢酶190U/L，肌酐79μmol/L，尿酸276μmol/L，血钙1.97mmol/L，铁蛋白65 ng/mL，$β_2$-微球蛋白3.14mg/L，IL-1β 5pg/L，IL-6 2pg/L，IL-8 5pg/L，IL-2R 621U/ml，TNF-α 8.35pg/L。

乙肝五项：HBs-Ab（-），HBs-Ag（-），HBe-Ag（-），HBe-Ab（-），HBc-Ab（+）。

心肌酶谱（-），血凝常规（-）。

骨髓穿刺：浆系细胞2.5%（幼浆1%，浆细胞1.5%）。

（四）临床诊断

多发性骨髓瘤 IgG λ型 D-S Ⅲ期A组 ISS Ⅲ期。

二、诊疗经过

患者5月11日行FC方案预处理，5月16日输注靶向BCMA CAR-T细胞；输注方案为连续3日、每日1次输注，输注剂量爬坡，预计输注细胞总量为5×10^7/kg。

5月18日（细胞输注后第3天）患者出现发热，体温最高40.2℃，血压约110/70mmHg，心率90次/分，指脉氧98%（未吸氧）；考虑CRS 1级，予对症治疗，停止第3天CAR-T细胞输注，共输注细胞2×10^7/kg。

5月21日（细胞输注后第6天）患者仍有发热，体温最高38.2℃，血压约120/70mmHg，心率85次/分，指脉氧100%（未吸氧）。

血检：IgE 917U/ml，IgG 7.96g/L，IgA 1.12g/L，IgM 0.21g/L，IL-1β 5pg/L，IL-6 8.25pg/L，IL-8 6.18pg/L，IL-2R 3424U/ml，TNF-α 26.9pg/L，IL-10 5pg/ml，铁蛋白249ng/ml。

5月24日（细胞输注后第9天）患者出现一过性低血压，血压最低80/55mmHg，予补液支持后迅速好转；患者体温最高37.9℃，心率90次/分，指脉氧95%；考虑CRS 2级。

血检：IgE 264U/mL，IgG 6.54g/L，IgA 0.98g/L，IgM<0.21g/L，IL-1β 5pg/L，

IL-6 8.41pg/L，IL-8 6.27pg/L，IL-2R 3207U/mL，TNF-α 21.9pg/L，铁蛋白261ng/ml。

5月26日（细胞输注后第11天）患者体温正常，36.8℃，血压约120/70mmHg，心率85次/分，指脉氧100%（未吸氧）。

血检：IgE 89.5U/ml，IgG 6.2g/L，IgA 0.54g/L，IgM＜0.21g/L。

5月30日（细胞输注后第15天）患者生命体征正常，无不适主诉。

血检：血红蛋白152g/L，白细胞3.17×10^9/L，血小板271×10^9/L，C-反应蛋白2.93mg/L，白蛋白36.7g/L。

球蛋白19.3g/L，乳酸脱氢酶207U/L，肌酐73μmol/L，尿酸357μmol/L，血钙2.17mmol/L，IgE 13.9U/ml，IgG 4.73g/L，IgA 0.36g/L，IgM 0.21g/L，κ-轻链0.55g/L，λ-轻链0.76g/L，κ/λ 0.72。

IL-1β 5pg/L，IL-6 2.59pg/L，IL-8 20.4pg/L，IL-2R 1342U/ml，TNF-α 8.79pg/L，铁蛋白128ng/ml。

随访：

2018年6月20日评估病情VGPR，2018年8月复查评估VGPR。

2018年11月疗效评估为VGPR，血清免疫固定电泳出现κ轻链的异常条带，2019年2月复查异常κ轻链条带消失。

2019年5月患者评估CR，无进展生存期近5年。

1．病例特点　患者老年男性，2013年出现贫血，于2014年明确诊断为多发性骨髓瘤 IgG λ型 D-S Ⅲ期A组 ISS Ⅲ期。患者接受PAD方案8次后病情VGPR，后接受硼替佐米治疗2次，行沙利度胺＋地塞米松维持治疗；2年后患者病情复发，入组并接受CAR-T细胞治疗，细胞输注方案为连续3天分次输注。

患者输注CAR-T细胞后出现最高2级CRS，取消第三次细胞输注，无ICANS等其他毒副反应发生，输注半年后出现Ig同型转换，输注1年后患者CR，实现长期缓解。

2．诊疗思路分析　患者骨髓瘤复发，根据可选治疗方案，予入组CAR-T细胞治疗。

患者输注后出现发热＞38℃，有一过性血压降低，参照CAR-T细胞毒副反应处理原则，予对症退热及补液支持治疗；为避免患者CRS进一步升级或出现ICANS等其他毒副反应，取消后续细胞输注；后患者好转。

患者输注后6个月评估病情VGPR，但出现新发异常条带，经与疾病复发相鉴别，考虑为Ig同型转换（Ig switch），提示良好预后。

三、疾病介绍

1．分型　免疫球蛋白（Ig）包括轻链和重链，轻链分kappa型和Lambda型2种；浆细胞能够产生5种重链和2种轻链，1种重链能且仅能与1种轻链结合组装成一类完整的Ig，两者的不同配对产生κ型或λ型IgG、IgM、IgD、IgE、IgA，共10类。

多发性骨髓瘤按照 M 蛋白（单克隆免疫球蛋白或轻链）进行分型，包括IgG型、IgA型、IgD型、IgM型、IgE型、轻链型、双克隆型以及不分泌型。进一步可根据M蛋白的轻链型分为kappa（κ）型和lamda（λ）型。

MM以IgG型最为多见，约占50%左右，患者初诊时高水平IgG是复发风险升高的不良预后因素。IgA型MM占15%～20%，IgA易聚集成多聚体而引起高黏滞血症，易有高钙血症和高胆固醇血症。

其他罕见类型临床特点如下：

（1）IgD型：1%～8%，具有发病年龄轻、起病重，合并髓外浸润、肾功能不全、淀粉样变性等临床特征，95%为IgD lamda型。常规免疫固定电泳鉴定为轻链型时需警惕IgD型，疗效评估需要依赖IgD定量检测及血清游离轻链。

（2）IgM型：不到0.5%，中位年龄65岁。常伴高黏滞血症、获得性血管性血友病。需与华氏巨球蛋白血症（WM）及其他可分泌IgM的淋巴瘤鉴别。常见的染色体细胞遗传学表现为t（11；14），常有cyclin D1的表达，无 MYD88 L265P 基因突变。

（3）IgE型：极罕见。IgE kappa型为主，常伴（t 11；14），常转化为浆细胞白血病，预后较差。

（4）双克隆型骨髓瘤：较为罕见，＜1%，表现出两种不同的单克隆蛋白，包括不同的重链、不同轻链等表现。

（5）不分泌型骨髓瘤：血清和尿液免疫固定电泳单克隆免疫球蛋白呈阴性，但克隆性骨髓浆细胞比例≥10%。常以骨破坏起病。

（6）寡分泌型MM：血尿中M蛋白鉴定阳性，但是M蛋白量小于可测量范围［血清M蛋白量＜100mg/L］。

2．预后评估与危险分层　MM的生物学行为和临床表现显著异质，可供评估的预后因素包括宿主因素、MM的生物学特征、治疗反应等，单一因素常并不足以准确评估预后。宿主因素中，年龄、体能状况等可用于评估预后。肿瘤因素中Durie-Salmon分期主要反映肿瘤负荷与临床进程（血红蛋白、血清钙、溶骨病变、骨髓瘤蛋白产生率）；ISS、R-ISS（基于β2-MG、白蛋白）主要用于预后判断。细胞遗传学特点中，mSMART分层系统（含有高危细胞遗传学异常如t（4；14）、t（14；16）、 t（14；20）、del（17p）、p53突变、1q扩增等）使用较为广泛，并有基于该危险分层的治疗指导。治疗反应的深度和微小残留病（MRD）水平对MM预后有明显影响。此外，髓外软组织浸润、外周血出现≥2%浆细胞、缓解时间短、多种染色体异常均会导致较差预后。

3．Ig同型转换（Ig switch） 早期有研究发现MM患者在行造血干细胞移植后可出现不同于诊断时的M蛋白轻链或重链成分的新M蛋白，即Ig同型转换，称之为异常蛋白条带，推测可能是移植后免疫重建所致，提示预后良好。

Ig类别转换或称同种型转换是指一个B细胞克隆在分化过程中重链可变区基因片段不变，而与不同的重链恒定区基因片段发生重排。与不同重链恒定区基因片段重排后的重链具有相同的可变区，而恒定区不同，即识别抗原特异性不变，而Ig类或亚类发生改变。这种类别转换在无明显诱因下可自发产生，而在造血干细胞移植以及CAR-T细胞治疗后亦可能出现，可能与免疫重建具有一定关系；当抗原激活B细胞，无论是膜结合型Ig或是分泌型Ig，可从IgM转换成IgG、IgA或IgE等类别或亚类。Ig类别转换可能通过缺失模型（deletion model）或RNA的可变剪切实现。

四、病例点评

该患者为老年男性，年龄>70岁，体能状况一般，ASCT不作为首选。疾病复发后患者接受CAR-T细胞治疗，输注细胞后出现2级CRS，无其他明显毒副反应，总体治疗过程顺利。治疗后患者出现Ig同型转换，输注1年后达到CR，此后无任何维持治疗，目前无进展生存近5年，实现多发性骨髓瘤“治愈”。

该病例提示对于部分MM患者，在适当时机选用CAR-T细胞治疗可能获得其他治疗无法达到的长久获益；此外，对CAR-T细胞治疗后MM患者的随访检查应将疾病复发与Ig同型转换相鉴别，正确判断患者的疾病情况。

（病例提供 李 萍 上海市同济医院）

（点评专家 梁爱斌 上海市同济医院）

参考文献

[1]Zhang X，Zhang H，Lan H，et al.CAR-T cell therapy in multiple myeloma：Current limitations and potential strategies[J].Front Immunol，2023，14：1101495.

[2]Hayden PJ，Roddie C，Bader P，et al.Management of adults and children receiving CAR

T-cell therapy: 2021 best practice recommendations of the European Society for Blood and Marrow Transplantation （EBMT） and the Joint Accreditation Committee of ISCT and EBMT（JACIE） and the European Haematology Association（EHA）[J].Ann Oncol, 2022, 33: 259–275.

[3]Mikkilineni L, Kochenderfer JN.CAR T cell therapies for patients with multiple myeloma[J].Nat Rev Clin Oncol, 2021, 18: 71–84.

[4]Lei W, Xie M, Jiang Q, et al.Treatment–Related Adverse Events of Chimeric Antigen Receptor T–Cell（CAR T）in Clinical Trials: A Systematic Review and Meta–Analysis[J]. Cancers（Basel）, 2021: 13.

[5]Gagelmann N, Riecken K, Wolschke C, et al.Development of CAR–T cell therapies for multiple myeloma[J].Leukemia, 2020, 34: 2317–2332.

[6]Wang S, Xu L, Feng J, et al.Prevalence and Incidence of Multiple Myeloma in Urban Area in China: A National Population–Based Analysis[J].Front Oncol, 2019, 9: 1513.

[7]Liu W, Liu J, Song Y, et al.Mortality of lymphoma and myeloma in China, 2004–2017: an observational study[J].J Hematol Oncol, 2019, 12: 22.

[8]Lakshman A, Rajkumar SV, Buadi FK, et al.Risk stratification of smoldering multiple myeloma incorporating revised IMWG diagnostic criteria[J].Blood Cancer J, 2018, 8: 59.

[9]Rajkumar SV, Dimopoulos MA, Palumbo A, et al.International Myeloma Working Group updated criteria for the diagnosis of multiple myeloma[J].Lancet Oncol, 2014, 15: e538–548.

[10]Lu J, Lu J, Chen W, et al.Clinical features and treatment outcome in newly diagnosed Chinese patients with multiple myeloma: results of a multicenter analysis[J].Blood Cancer J, 2014, 4: e239.

[11]Yan CT, Boboila C, Souza EK, et al.IgH class switching and translocations use a robust non–classical end–joining pathway[J].Nature, 2007, 449: 478–482.

[12]Lieber MR, Yu K, Raghavan SC.Roles of nonhomologous DNA end joining, V（D）J recombination, and class switch recombination in chromosomal translocations[J].DNA Repair（Amst）, 2006, 5: 1234–1245.

[13]Stavnezer J, Amemiya CT.Evolution of isotype switching[J].Semin Immunol, 2004, 16: 257–275.

[14]Casali P, Zan H.Class switching and Myc translocation: how does DNA break? [J].Nat Immunol, 2004, 5: 1101–1103.

[15]Durandy A.Activation–induced cytidine deaminase: a dual role in class–switch recombination and somatic hypermutation[J].Eur J Immunol, 2003, 33: 2069–2073.

病例15　CAR-T治疗后严重AE的解析

一、病历摘要

（一）基本信息

患者女性，40岁，主因“确诊弥漫大B细胞淋巴瘤1年余”入院。

现病史： 2018年1月患者无明显诱因出现腰背部疼痛，无B症状及其他不适，查PET-CT：右侧腹膜后可见巨大不规则软组织密度影（范围约88mm×79mm×178mm），代谢增高；左侧腋窝、双侧膈脚、纵隔、腹膜后及右侧髂血管旁多发肿大淋巴结，代谢增高；右侧乳腺内、肝包膜、左侧竖脊肌旁多发软组织密度灶，胃底大弯侧黏膜结节样增厚，代谢活性增高；右侧髂骨翼代谢活性增高，骨质未见明显异常，考虑淋巴瘤可能性大。行腹膜后肿物穿刺活检，病理：非霍奇金淋巴瘤弥漫性大B细胞淋巴瘤，非特指型。免疫组化：CD20（+）、PAX-5（+）、CD19（+）、CD3（-）、Bcl-2（+80%）、CD10（+）、Bcl-6（+）、C-myc（+40%）、Ki-67（+80%）。FISH未检测到MYC、BCL2、BCL6重排。高通量测序：EZH2、KMT2D、TNFRSF14、TP53、USP7突变。骨髓流式未检测到淋巴瘤细胞。诊断：非霍奇金淋巴瘤 弥漫大B细胞淋巴瘤ⅣA期。

治疗史：

一线治疗：2018年3月8日先后给予6周期R-DA-EPOCH方案化疗，4周期疗效评价为CR，6周期疗效评价为PD，化疗期间出现Ⅳ度骨髓抑制及卡氏肺孢子虫肺炎，给予对症及抗感染治疗后痊愈。

二线治疗：2018年8月3日给予CBV方案预处理，2018年8月9日行自体造血干细胞移植，移植后1月疗效评价为疑似PD，移植后2个月疗效评价为PD，不良反应不详。

三线治疗：2018年10月17日给予1周期DICE方案化疗，疗效评价为PD，期间仍有Ⅳ度骨髓抑制。

为进一步诊疗以“非霍奇金淋巴瘤”收入我科。

既往史： 否认呼吸系统疾病及其他慢性病病史。

个人史：无吸烟饮酒史，无化学性物质、毒物、放射性物质接触史。

家族史：家族中无传染病及遗传病。

（二）体格检查

体温36.7℃，脉搏98次/分，呼吸18次/分，血压106/66mmHg。全身浅表淋巴结无肿大及压痛，双肺呼吸音清，未闻及干湿性啰音及胸膜摩擦音，心律齐，各瓣膜听诊区未闻及杂音。腹软，中下腹可触及多发肿块，最大者长径约10cm，无压痛、反跳痛，肝脾未触及，Murphy征阴性，无移动性浊音。

（三）辅助检查

2018年11月15日北京大学国际医院PET-CT（病例15图1）：①腹盆腔多发异常软组织灶（双侧附件区及子宫周围、肠系膜旁，腹主动脉旁、双侧腰大肌前方、膈肌角后方、肝包膜、左侧膈肌可见多发软组织灶，较大者范围约89mm×75mm×110mm），葡萄糖代谢异常增高（SUVmax 25.9），数目较前增多，范围较前增大，代谢较前增高；②胃体部胃壁局灶性增厚，葡萄糖代谢增高，较前新发，以上均考虑淋巴瘤累及，较前进展。

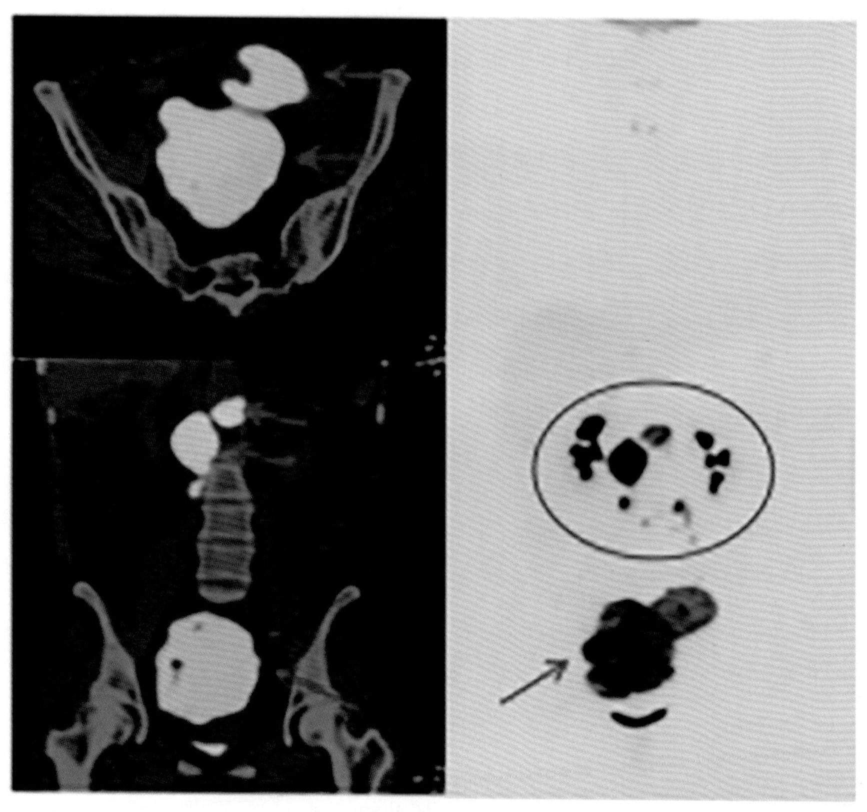

病例15图1　基线（2018年11月）PET-CT

注：腹腔病灶大小89mm×75mm×110mm。

第一篇 血液系统肿瘤细胞治疗的典型病例

（四）临床诊断

非霍奇金淋巴瘤 弥漫大B细胞淋巴瘤 非特指型 Ⅳ期A IPI评分3分。

二、诊治经过

患者为行CAR-T细胞治疗入院，评估无明确治疗禁忌证后，先后完成单个核细胞采集及细胞培养，于2018年11月30日给予VP＋DM＋FC强化去淋巴细胞化疗，具体方案：长春地辛4mg d1，甲强龙80mg d1～d5，多柔比星脂质体30mg d2，盐酸氮芥15mg d2，氟达拉滨45mg d3～d5，环磷酰胺0.8g d3～d4，治疗后达到清淋和减负双重目标，同时出现Ⅳ°骨髓抑制。2018年12月10日回输CD19/CD20双靶点CAR-T细胞（细胞数4.2×10^6/kg）。

第2天患者出现发热，伴咳嗽、咳痰及喘憋，听诊双肺呼吸音粗，双下肺可闻及少许湿性啰音，因合并粒细胞缺乏症感染风险高，先后给予亚胺培南、万古霉素、伏立康唑预防性抗感染，症状改善不佳。

第5天患者出现腹胀，腹部包块较前肿胀、质地变韧，监测IL-6 52.7pg/ml（＜5.9 pg/ml）（病例15图3），C-反应蛋白7.905mg/dl（＜0.5mg/dl），外周血CAR-T细胞开始扩增（病例15图4），考虑出现局部细胞因子释放综合征（CRS），给予托珠单抗注射液（4mg/kg）抗炎，病情呈加重趋势。

第7天患者腹胀加重，腹部包块明显急速增大，并出现多浆膜腔（腹腔、胸腔）积液，复查IL-6爆发性增长至5100pg/ml，外周血CAR-T细胞进一步扩增（病例15图4），考虑局部CRS加重并且出现毛细血管渗漏综合征（CLS），原因为细胞因子风暴加重炎性反应所致，给予英夫利昔单抗200mg d7加强抗炎，但病情继续恶化。

第8天患者出现血压减低（81/44mmHg左右），尿量减少，胸部CT提示双侧胸腔积液，肺部可见渗出影（病例15图2），全身炎性反应较前加重。应用多巴胺稳定血压，同时高流量吸氧，评估为3级CRS。先后给予英夫利昔单抗100mg bid d8，重组人Ⅱ型肿瘤坏死因子受体抗体融合蛋白-γ 50mg d9，环磷酰胺0.6g d8～d9，地塞米松10mg d8～d9降低炎性因子水平、抑制CAR-T细胞活性双重削弱炎症风暴，并局部置管引流积液改善症状，后患者体温正常、呼吸困难改善，腹部包块快速缩小，监测IL-6急剧下降（病例15图3）；初步评估系统性及局灶性CRS逐步控制。

但是，第10天患者呼吸困难再次加重，伴咳嗽、咳痰，体温正常，听诊双下肺呼吸音减弱，因患者免疫功能低下，继续预防性抗感染治疗；同时CAR-T细胞仍处于持续高扩增状态（病例15图4），虽然无发热等临床表现，炎性因子处于较低水平（病例15图3），仍需警惕延迟性CRS导致肺损伤，给予甲强龙（120mg d10～d11，

80mg d12～d13，40mg d14）抗炎，同时加用重组人粒细胞刺激因子动员骨髓内抑制性细胞游离至外周血进一步抑制CAR-T细胞增殖，但上述症状无明显改善，期间查胸部CT未见明确病变（病例15图2），明确病因更是难以诊断。

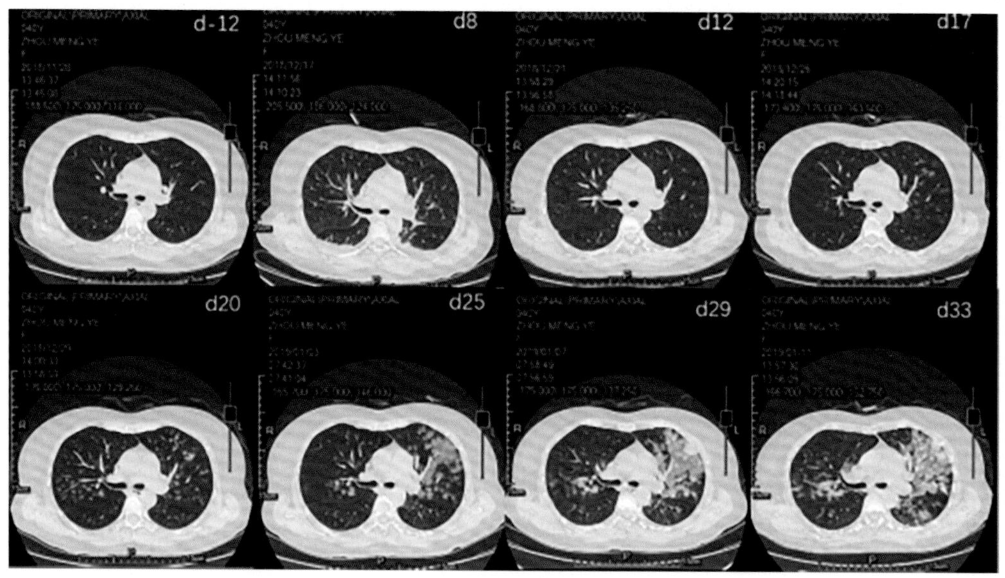

病例15图2　CAR-T治疗期间胸部CT随病情变化情况

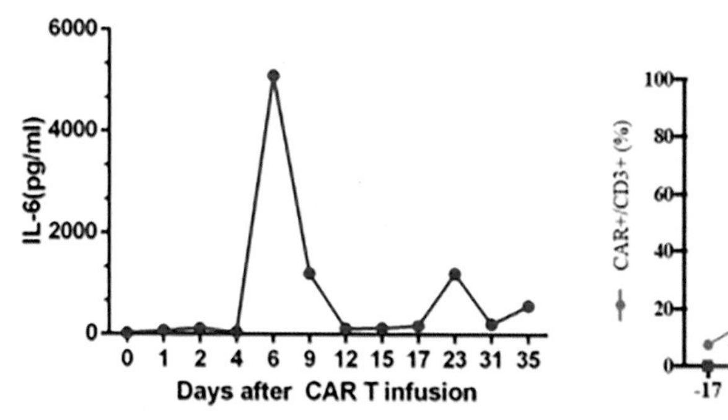

病例15图3　治疗过程中IL-6变化情况

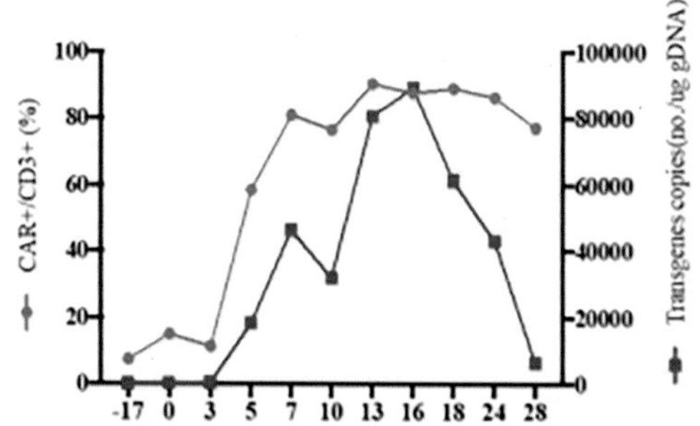

病例15图4　治疗过程中外周血CAR-T细胞扩增情况

第17天患者呼吸困难进一步加重，胸部CT提示双肺新发斑片渗出影（病例15图2），处置上给予解痉平喘、抗病毒、抗炎（重组人Ⅱ型肿瘤坏死因子受体抗体融合蛋白/γ 25mg d20）等治疗，病情仍无好转迹象。开展多学科会诊：考虑免疫相关性肺炎可能，给予英夫利西单抗200mg d26，甲泼尼龙琥珀酸钠160mg d29～d31、120mg d32～d35、80mg d36～d37、40mg d38，托珠单抗注射液4mg/kg d33；不除外合并感染可能，继续广谱抗细菌、真菌、病毒治疗。经上述治疗后呼吸困难继续加重，肺部渗出进一步增多，病情危重，转至呼吸科ICU救治。

第39天后患者先后出现发热、咯血、胸痛及呼吸衰竭，继续寻找病因，动态监测细胞因子仍处于较低水平，降钙素原、C–反应蛋白等感染指标未见明显升高，完善纤维支气管镜检查，肺泡灌洗液流式细胞检测结果提示存在CAR–T细胞（20.8%）（病例15图5），涂片可见明确CAR–T细胞（病例15图5），继续甲泼尼龙琥珀酸钠40mg d39～d45抗炎等治疗，但呼吸困难进行性加重，氧合指数呈进行性下降，肺部渗出影逐渐增多，给予无创呼吸机辅助呼吸等无创抢救措施，最终未能逆转病情，于回输后第45天死亡。

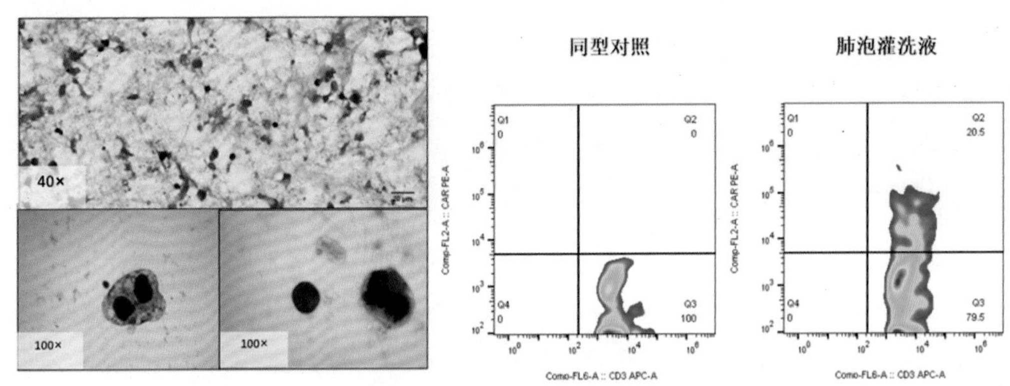

病例15图5　肺泡挂洗液涂片及流式均可见CAR–T细胞

三、疾病介绍

1．CAR–T治疗肺部毒副反应的解读　近年来CAR–T治疗在血液肿瘤中取得长足进展，复发难治性弥漫大B细胞淋巴瘤中总体缓解率为52%～82%，并且可以长期缓解，成为该病种的重要治疗手段，目前已有10款CAR–T疗法获得美国食品药品管理局（Food and Drug Administration，FDA）或中国国家药品监督管理局药品审评中心批准上市。随之细胞治疗相关毒副反应也愈发重视，常见不良反应包括CRS、免疫效应细胞相关神经毒性综合征（CRES）、感染等，同时也存在一些罕见且棘手的问题，该患者在诊疗过程中发生了常见的CRS，也出现了少见的非病灶部位CAR–T细胞驻留现象，由此引发了严重肺损伤，最终因不可逆的呼吸衰竭死亡。

该患者为原发难治性非霍奇金淋巴瘤，存在三表达、高增殖指数及TP53突变，分期晚，累及结外组织，并合大包块，既往接受含自体造血干细胞移植在内三线治疗，最佳疗效为一过性CR，此次拟行CAR–T治疗，初步评估预后不佳且在治疗后出现CRS等不良事件风险高。在回输后患者确实出现了系统性CRS及病灶局部CRS，该毒副反应属于预估范围内，处置上给予积极抗炎等治疗，病情短期内明显改善。但是，后续出现非病灶（肺）损害的病因出乎预料，最初病因考虑如下：①CRS：CRS是CAR-T治疗最常见并发症，发生率为50%～100%，该患者CAR-T细胞持续处于高扩增水平可能引发延迟性CRS；②感染：感染是CAR-T治疗后常见不良反应，且发生率高达40%，该患者处于免疫力低下状态容易合并活动性感染，因此需警惕感染可能。但是，患者体温正常，炎性因子处于较低水平，感染指标未见明显异常，并且经抗感染及强化抗感染治疗后病情呈恶化趋势，因此感染及CRS可能无法解释肺部病变。继续寻找病因，最终在肺泡灌洗液中发现较高比例CAR-T细胞，虽然存在CAR-T细胞，但缺乏CRS相关临床表现、实验室证据及治疗有效结果等证据，因此，考虑可能为单纯CAR-T细胞沉积导致肺损伤，而非CAR-T引发细胞因子风暴后继发肺部病变。

单纯CAR-T细胞驻留无抗原靶区组织并造成严重损伤事件目前尚鲜有报道，其病理生理机制不详。但根据患者病程的检查检验结果，推想其CAR-T细胞体内动力学变化可能是：①CAR-T治疗后患者体内残留较大肿瘤负荷，靶抗原持续刺激外周血CAR-T细胞扩增，并且长时间处于高水平状态，可能出现机械性“挤压”被动的进入肺组织；②患者前期出现胸腔积液及肺内局灶性病变，治疗后虽然影像学治愈，但不除外遗留感染或非感染的炎性背景，炎性微环境可能将CAR-T细胞招募或趋化过去，因此非靶区组织出现了CAR-T细胞。CAR-T细胞驻留造成局部损伤原因不明确，可能由多重因素共同参与，CAR-T细胞进入肺组织后，激活局部驻留的免疫细胞，如巨噬细胞或中性粒细胞，在原有的炎性背景基础上进一步扩大炎症反应，最终导致肺损伤。炎性环境和CAR-T细胞之间关系尚不完全清楚，可能互为因果，并且呈级联放大效应，这可能是该病人病情迅速进展且凶险的原因。

现有证据表明，高肿瘤负荷相较于低肿瘤负荷更容易出现炎性反应；CAR-T细胞水平越高，观察到的毒性就越高。因此针对高肿瘤负荷患者，在回输前尽可能通过减负治疗、桥接治疗或预处理多阶段最大程度降低肿瘤负荷，回输后如果出现CAR-T异常高扩增时需警惕并做好对病情的预判，把握合适的干预时机。炎性背景和CAR-T之间关联错综复杂，如果机体存在炎性微环境可能需尽早清除，以免多重混杂因素叠加导致病情恶化或影响对疾病解析而延误治疗时机。

2. CAR-T治疗后CRS快速升级的原因分析　该患者在CAR-T治疗后出现1级CRS时，给予托珠单抗（4mg/kg）治疗，但是2天后腹部包块迅速增大，新发全身渗漏综合征，监测细胞因子明显升高，其中以IL-6最为典型，升高达数百倍，CRS程度由1级进展为3级，病情急转恶化，这种快速进展的原因可能存在以下三点：①疾病自然进程：患者高肿瘤负荷，治疗后毒副反应相对较强，因此病情可能进展较快且容易出现高级别CRS，该过程是高肿瘤负荷患者细胞治疗的自然演变进程；②托珠单抗剂量应用不足：根据CRS管理共识托珠单抗推荐剂量为4～8mg/kg，该患者应用最小剂量，因此，可能会出现占位不足效应，反射性使游离IL-6呈爆发性升高，进而形成细胞因子风暴，导致CRS快速升级；③托珠单抗药物本身可能加重毒副反应：IL-6受体抗体已被FDA批准为CAR-T所致CRS的首选治疗用药，但是存在一定争议，有观点认为应用托珠单抗后IL-6水平升高，理论上会增加IL-6向中枢神经系统被动扩散的概率，可能导致神经毒性的发生；其他报道中发现应用托珠单抗后IL-6水平升高，而IL-6是CRS发生的主要介质，因此可能促进炎性风暴形成导致病情恶化；临床实践中也发现应用托珠单抗治疗后会加重局部CRS反应。因此托珠单抗在抗炎的同时可能在某些情况下也存在致炎负向作用。

CAR-T治疗已成为复发难治性大B细胞淋巴瘤患者重要治疗选择，临床中细胞相关毒副反应或某些处置措施有其特点，其内在机制并非完全清楚，因此在细胞回输前对病情充分评估，做好对病情发生、发展的预判，选择合适的干预时机及正确有效的处置措施极为关键，也是临床医生面临的重大挑战。

四、病例点评

本例病例介绍详细描述：中年女性，三表达、原发耐药大B细胞淋巴瘤患者经过三线治疗失败，在高肿瘤负荷（spd＞100cm^2）状态下，接受串联双靶点（CD19/CD20）CAR-T细胞的经过。患者细胞输注后5～10天出现3级局部CRS（L-CRS）以及3级系统性CRS，并经过细胞因子抗体、激素以及免疫抑制剂治疗，症状有效控制。CAR-T输注2周后，患者再次出现呼吸困难并呈现进行性加重，多次CT提示右肺局限性渗出范围逐步增大。无感染证据，且广谱抗感染治疗无效。在此期间（输注后13～30天），患者外周血CAR-T细胞始终处于高水平扩增（CAR-T/T cell波动于70%～90%），且无衰减趋势。第39天肺泡灌洗液提示，肺部渗出局部大量CAR-T细胞浸润。患者之后经历大剂量激素治疗呼吸困难状态无改善，最终于CAR-T细胞输注后第45天因呼吸功能衰竭死亡。

CAR-T细胞在体内的高水平扩增是治疗中的常见现象，但其深入的产生机制、体内细胞的动力学变化以及基因水平变化等，由于患者因素、样本采集的局限性等因素仍缺乏较为全面的认知。ZUMA7、ZUMA12以及TRANSFORM等临床研究数据提示，CAR-T体内高扩增往往带来更好的临床疗效；同时，中国人民解放军总医院生物治疗科的串联双靶点（CD19/CD20）CAR-T细胞2期研究数据提示，CAR-T体内扩增水平与患者肿瘤负荷呈正相关。

但值得注意的是，少数病例中CAR-T体内扩增规律的不同寻常的变化，往往带来特殊的临床结局。并且多数情况下，我们对于其产生原因所知甚少。2018年Carl June教授在NATURE杂志上报道，CAR分子意外插入TET2基因，并导致单克隆的CAR-T细胞体内扩增，进而带来了一例CLL患者持续5年完全缓解的临床疗效。这一报道在让我们在感叹宾大研究水平的同时，也不禁警惕CAR分子细胞转染后基因组随机插入所带来的风险。本例患者CAR-T细胞在体内持续>3周高水平的扩增，并导致在无抗原表达的肺组织内异常聚集，并且可能是患者呼吸功能衰竭的直接原因。其背后的分子生物学机制是什么？是否和“TET2病例”存在相同的发生原理？如何预防？近年伴随生物工程技术的进步，基因“定点”插入技术可能成为这一问题的解决方案。然而另一方面：对于目前出现“异常”扩增的患者，如何的开展深入的研究？怎样进行快捷有效的分子学检测？如何临床管理？相信对于CAR-T治疗的临床管理策略又提出了新的挑战。

（病例提供　卢楠楠　中国人民解放军总医院）

（点评专家　刘　洋　中国人民解放军总医院）

参考文献

[1]Le RQ，Li L，Yuan W，et al.FDA approval summary：tocilizumab for treatment of chimeric antigen receptor T cell-induced severe or life-threatening cytokine release syndrome[J].Oncol，2018.

[2]Wudhikarn K，Pennisi M，Garcia-Recio M，et al.DLBCL Patients Treated With CD19 CAR T Cells Experience a High Burden of Organ Toxicities But Low Nonrelapse Mortality[J].Blood Adv，2020.

[3]Teachey DT，Rheingold SR，Maude SL，et al.Cytokine release syndrome after blinatumomab treatment related to abnormal macrophage activation and ameliorated with cytokine-directed therapy[J].Blood，2013，121，5154-5157.

[4]Menegazzi R，Cramer R，Patriarca P，et al.Evidence that tumor necrosis factor alpha（TNF）-induced activation of neutrophil respiratory burst on biologic surfaces is mediated by the p55 TNF receptor[J].Blood，1994，84：287-293.

[5]Wright HL，Moots RJ，Bucknall RC，et al.Neutrophil function in inflammation and inflammatory diseases[J].Rheumatology，2010，49，1618-1631.

[6]Wei J, Liu Y, Wang C, et al.The model of cytokine release syndrome in CAR T–cell treatment for B–cell non–Hodgkin lymphoma[J].Signal Transduct Target Ther, 2020, 5 (1): 134.

[7]Maude SL, Frey N, Shaw PA, et al.Chimeric antigen receptor T cells for sustained remissions in leukemia[J].N.Engl.J.Med, 2014, 371: 1507–1517.

[8]Li P, Liu Y, Liang Y, et al.2022 Chinese expert consensus and guidelines on clinical management of toxicity in anti–CD19 chimeric antigen receptor T–cell therapy for B–cell non–Hodgkin lymphoma[J].Cancer Biol Med, 2023, 20 (2): 129–146.

[9]Chen F, Teachey DT, Pequignot E, et al.Measuring IL–6 and sIL–6R in serum from patients treated with tocilizumab and/or siltuximab following CAR T cell therapy[J].J Immunol Methods, 2016, 434: 1–8.

[10]Zhou Lili, Li Ping, Liang Aibin.Cytokine release syndrome related to chimeric antigen receptor T cell therapy and its treatment, 2018, 1006–1533.11–0009–06.

[11]Locke FL, Neelapu SS, Bartlett NL, et al.Preliminary results of prophylactic tocilizumab after axicabtageneciloleucel (axi–cel; KTE–C19) treatment for patients with refractory, aggressive non–Hodgkin lymphoma (NHL) [J].Blood, 2017, 130 (Suppl 1): 1547.

[12]Nishimoto N, Terao K, Mima T, et al.Mechanisms and pathologic significances in increase in serum interleukin–6 (IL–6) and soluble IL–6 receptor after administration of an anti–IL–6 receptor antibody, tocilizumab, in patients with rheumatoid arthritis and Castleman disease[J].Blood, 2008, 112 (10): 3959–3964.

[13]Locke FL, Miklos DB, Jacobson CA, et al.Axicabtagene Ciloleucel as Second–Line Therapy for Large B–Cell Lymphoma[J].N Engl J Med, 2022, 386 (7): 640–654.

[14]Neelapu SS, Dickinson M, Munoz J, et al.Axicabtagene ciloleucel as first–line therapy in high–risk large B–cell lymphoma: the phase 2 ZUMA–12 trial[J].Nat Med, 2022, 28 (4): 735–742.

[15]Kamdar M, Solomon SR, Arnason J, et al.Lisocabtagene maraleucel versus standard of care with salvage chemotherapy followed by autologous stem cell transplantation as second–line treatment in patients with relapsed or refractory large B–cell lymphoma (TRANSFORM): results from an interim analysis of an open–label, randomised, phase 3 trial [published correction appears in Lancet, 2022, 400 (10347): 160][M]. Lancet, 2022, 399 (10343): 2294–2308.

[16]Zhang Y, Wang Y, Liu Y, et al.Long–term activity of tandem CD19/CD20 CAR therapy in refractory/relapsed B–cell lymphoma: a single–arm, phase 1–2 trial[J].Leukemia,

2021年2月17日血检：血红蛋白91g/L，白细胞23.27×10^9/L，中性粒细胞数1.4×10^9/L，血小板17×10^9/L，淋巴细胞数21.87×10^9/L，乳酸脱氢酶1305U/L，肌酐170μmol/L，尿酸565μmol/L。

2021年2月18日患者意识水平好转，神志清，对答流畅，书写能力正常，体温37℃，心率93次/分，血压101/55mmHg，血红蛋白83g/L，白细胞37.78×10^9/L，中性粒细胞数2.64×10^9/L，血小板20×10^9/L，淋巴细胞数34×10^9/L，CD3 99.56%，$CD3^+CD8^+$ 97.42%，CD19 0.1%，C-反应蛋白34.33mg/L，乳酸脱氢酶922U/L，肌酐66μmol/L，尿酸467μmol/L，IL-1β 5pg/L，IL-6 31.3pg/L，IL-8 13.6pg/L，IL-2R 7500U/mL，TNF-α 30pg/L，铁蛋白3069ng/ml。

2021年2月22日患者神清，对答流畅，全身无明显出血点，无球结膜水肿，双肺少量湿罗音，心率88次/分，血压123/67mmHg。

2021年2月23日血检：血红蛋白81g/L，白细胞15.83×10^9/L，中性粒细胞数1.42×10^9/L，血小板35×10^9/L，淋巴细胞数13.93×10^9/L，乳酸脱氢酶446U/L，肌酐78μmol/L，尿酸359μmol/L，CD3 99.38%，$CD3^+CD8^+$ 96.76%，CD19 0.1%，IL-1β 5pg/L，IL-6 45.7pg/L，IL-8 23.7pg/L，IL-2R 7023U/ml，TNF-α 18.5pg/L，铁蛋白626ng/ml。

2021年2月27日患者病情稳定，出院。

随访：细胞输注后第28天疗效评估获CR，MRD阴性。

CAR-T治疗2个月后患者接受allo-HSCT（供者为女儿），无急、慢性GVHD发生。无疾病进展生存时间达22个月。

1. 病例特点　患者中年男性，于2018年1月因足跟部疼痛外院就诊，完善骨髓穿刺等相关检查明确“急性淋巴细胞白血病”。患者先后接受VDCLP诱导、HyperCVAD A＋培门冬酶/B强化、HyperCVAD*3cycle巩固、VP＋MTX维持、EA方案等治疗；2020年9月患者CR后复发，VDLP诱导及EA挽救治疗无效，CAG方案后于2021年1月29日入组靶向CD19 FAST CAR-T细胞治疗临床试验，2月6日输注CAR-T细胞。

患者细胞输注后第5天出现ICANS 4级，予抗癫痫治疗后症状好转；D8出现高热，CRS 3级，细胞因子、炎症指标明显升高，肌酐明显升高，出现急性肾衰竭，予地塞米松、托珠单抗及对症治疗后体征逐渐平稳；细胞输注后第10天再次出现癫痫，予地西泮、丙戊酸钠、地塞米松治疗后好转；细胞输注后第11天起患者淋巴细胞计数迅速升高，绝大部分为$CD3^+CD8^+$细胞；D15后淋巴细胞计数逐渐下降；此后患者病情稳定改善，细胞因子及炎症指标逐渐回落。

CAR-T细胞输注后1个月患者CR，行异基因造血干细胞移植后无进展生存期22个月。

2. 诊疗思路分析　患者B-ALL，复发后再次诱导治疗失败，为达疾病缓解需要尝试CAR-T细胞治疗。传统CAR-T细胞制备时间约3周，由于难治复发ALL进展较快，约30%～50%的患者无法等待该细胞制备周期。

基于上述情况，患者入组FAST CAR-T细胞治疗临床试验，经快速细胞制备后于入组第7天输注CAR-T细胞。

患者输注后出现体温≥38℃，存在低血压且需要一种升压药物维持血压，存在低氧血症且需要鼻导管高流量吸氧，考虑CRS 3级；患者另出现球结膜水肿（脑水肿可能）、广泛性癫痫、CARTOX-10评分测试不能配合，考虑ICANS 4级；予及时使用激素及托珠单抗阻断细胞因子风暴，动态检测细胞因子水平，积极对症支持治疗，最终度过急性毒副反应期。

3. 多学科讨论

（1）肾内科：患者CAR-T细胞输注后出现CRS，随后肌酐快速上升，出现急性肾衰竭。应注意鉴别可引起急性肾损伤的多个病因：肿瘤溶解综合征、低血压休克、细胞输注后过敏反应等。应予补液扩容、维持血压、碱化尿液、利尿消肿、监测电解质平衡，在病因治疗的同时充分支持治疗，必要时行血浆置换/血液透析。

（2）神经内科：患者出现广泛性癫痫，考虑ICANS，除对症控制癫痫发作，应尽快去除病因，予激素等抑制炎症反应。患者应重复眼底镜检查评估视乳头水肿情况，重复神经系统影像学检查并排除脑出血、脑梗死，必要时诊断性脑脊液穿刺并测压。

三、疾病介绍

1. 细胞因子释放综合征（CRS）　指由免疫治疗引起的内源性或输注的T细胞以及体内其他免疫细胞激活所产生的一种超生理反应，CAR-T细胞激活会导致效应细胞因子（IFN-γ、TNF-α、IL-2）释放，从而触发促炎细胞因子释放（IL-1、IL-6、IFN-γ、IL-10和MCP1），伴CRP升高和高铁蛋白血症。

CRS的危险因素包括高肿瘤负荷、急性淋巴细胞白血病、输入的CAR-T细胞数量过多、CAR-T细胞体内扩增峰值过高、CAR-T治疗前存在血小板减少症和血管内皮细胞激活现象、采用FC方案作为预处理、CAR-T细胞采用CD28作为共刺激因子。

CRS共有4级，主要临床表现包括发热、低血压、低氧血症。1级CRS仅有体温＞38℃，此时可予对症支持；2级CRS增加了无需升压药物治疗的低血压以及需要低流量吸氧的低氧血症，此时应予心电监护，并可以使用一种细胞因子抗体（如抗IL-6的托珠单抗、抗TNF-α的英夫利西单抗、抗TNF-α受体的依那西普等）；3级CRS需要一种升压药物维持以纠正低血压，或需要高流量鼻导管吸氧、面罩吸氧、非回吸面罩吸氧以纠正低氧血症，此时应予2～3种细胞因子抗体联合治疗，可予地塞米松10～20mg静脉滴注q6h，前述治疗无效时应考虑血浆置换治疗；4级CRS需要多种升压药物维持血压，或需要正压通气辅助呼吸维持血氧，此时应予3种细胞因子抗体联合治疗，予地塞米松，并排除禁忌后予血浆置换治疗。

2．免疫效应细胞相关神经毒性综合征（ICANS） 指免疫治疗后或继发于输注T细胞或内源性免疫效应细胞激活或应答所导致的中枢神经系统的病理过程和功能失调；高细胞因子水平、高肿瘤负荷、血脑屏障功能异常、CAR-T细胞结构以及颅内血管/组织表达CD19等因素可能与其发生有关。

ICANS中起主导作用的细胞因子是单核巨噬细胞释放的IL-1，而非IL-6，因此托珠单抗治疗效果不佳，肾上腺皮质激素最有效。

ICANS的主要临床表现包括头痛、谵妄、认知障碍、肌震颤、共济失调、语言障碍、神经麻痹、感觉障碍、嗜睡、癫痫发作等，继发脑水肿是神经毒性致死的重要原因。

ICANS共有4级，分级的主要依据包括CARTOX-10神经系统评分、脑脊液压力、癫痫及无力。1级ICANS表现为CARTOX-10评分7～9分，此时应禁食，若患者出现吞咽障碍，应将经口药物及营养支持转换为经静脉途径，可予左乙拉西坦；2级ICANS表现为CARTOX-10评分3～6分，可以考虑激素治疗；3级ICANS表现为CARTOX-10评分0～2分，有视乳头水肿或脑脊液压力升高，或有局灶性癫痫发作、无抽搐癫痫，应予激素治疗，合并CRS时予托珠单抗治疗；ICANS4级表现为不能配合CARTOX-10评分，另存在脑水肿表现，出现广泛性癫痫、癫痫躁狂状态，或出现新发的肢体无力表现，此时应予抗IL-6治疗，予高剂量皮质类固醇治疗直到症状改善至1级ICANS后减量，出现癫痫持续状态则应请神经内科专科处理。

四、病例点评

1．难治复发ALL疾病进展快，30%～50%的患者无法等待传统CAR-T细胞制备时间（3周左右）。目前传统的CAR-T细胞制备主要采取慢病毒转染将CAR基因导入到T细胞中，并在培养过程中激活；而通过慢病毒载体转导非活化静止T细胞，使得T细胞从患者体内提取出来之后，可以直接制备成CAR-T细胞，这不仅可以更快速制备CAR-T细胞，同时也能保证T细胞有着良好的活力。FAST CAR-T细胞无需在体外扩增，可实现“即时”治疗，为疾病进展较快、控制效果不佳的患者增加了接受CAR-T细胞治疗的机会。

2. 对于肿瘤负荷较高的ALL患者，严重CRS和ICANS的发生率高，且往往合并多脏器毒性，MDT诊疗尤为重要。该病例除CRS及ICANS外，还在病程中出现了急性肾损伤，且在输注后第10天左右有大量、快速的效应T淋巴细胞增殖，提示存在CAR-T细胞过度增殖，这也与患者强烈毒副反应的发生有一定关系；该病例提示我们要动态、全面地观察CAR-T细胞治疗相关毒副反应，深入理解相关毒副反应的发生规律及机制。该患者在首次出现癫痫发作、ICANS 4级后未及时予激素或抗细胞因子治疗，随后很快出现CRS 3级，并在激素及托珠单抗使用后仍出现了一过性癫痫再发，提示面对重度细胞治疗毒副反应，应尽早干预，避免毒副反应的加重、新发或再发。

（病例提供：李　萍　上海市同济医院）

（点评专家：梁爱斌　上海市同济医院）

参考文献

[1]Turtle CJ，Hanafi LA，Berger C，et al.CD19 CAR-T cells of defined CD4+：CD8+ composition in adult B cell ALL patients[J].J Clin Invest，2016，126：2123-38.

[2]Curran KJ，Margossian SP，Kernan NA，et al.Toxicity and response after CD19-specific CAR T-cell therapy in pediatric/young adult relapsed/refractory B-ALL[J].Blood，2019，134：2361-2368.

[3]Pennisi M，Jain T，Santomasso BD，et al.Comparing CAR T-cell toxicity grading systems：application of the ASTCT grading system and implications for management[J].Blood Adv，2020，4：676-686.

[4]Shah NN，Lee DW，Yates B，et al.Long-Term Follow-Up of CD19-CAR T-Cell Therapy in Children and Young Adults With B-ALL[J].J Clin Oncol，2021，39：1650-1659.

[5]Sheth VS，Gauthier J.Taming the beast：CRS and ICANS after CAR T-cell therapy for ALL[J].Bone Marrow Transplant，2021，56：552-566.

[6]Tan Y，Pan J，Deng B，et al.Toxicity and effectiveness of CD19 CAR T therapy in children with high-burden central nervous system refractory B-ALL[J].Cancer Immunol Immunother，2021，70：1979-1993.

[7]Sheykhhasan M，Manoochehri H，Dama P.Use of CAR T-cell for acute lymphoblastic leukemia（ALL）treatment：a review study[J].Cancer Gene Ther，2022，29：1080-1096.

[8]Yang J，He J，Zhang X，et al.Next-day manufacture of a novel anti-CD19 CAR-T therapy for B-cell acute lymphoblastic leukemia：first-in-human clinical study[J].Blood Cancer J，2022，12：104.

[9]Bader P，Rossig C，Hutter M，et al.CD19 CAR T cells are an effective therapy for posttransplant relapse in patients with B-lineage ALL： real-world data from Germany[J]. Blood Adv，2023，7：2436-2448.

[10]Jain MD，Smith M，Shah NN.How I treat refractory CRS and ICANS after CAR T-cell therapy[J].Blood，2023，141：2430-2442.

病例 17　多发性骨髓瘤 CAR-T 治疗并发噬血细胞综合征

一、病历摘要

（一）病史简介

患者男性，56岁，因“确诊多发性骨髓瘤3年余”入院。

现病史：患者3年前因“腰痛伴血尿1天”入院，诊断为多发性骨髓瘤（IgA-κ轻链型，D-S ⅢA期，ISS Ⅲ期，ISS-R Ⅱ期）。2016年9月29日开始予PAD方案化疗2个疗程，疗效达VGPR，2016年12月7日、2017年1月23日予CTD方案化疗2个疗程，疗效达CR，2017年2月26日至2018年6月1日予TD联合亚砷酸维持治疗5周期，2018年6月患者自行中断治疗。2019年1月患者再次出现腰背部疼痛，复查IgA 5.52g/L，免疫固定电泳IgA阳性，腰椎MRI提示较前L_5椎体病灶进展、继发椎管狭窄，骨髓中未查见异常克隆浆细胞，提示原发病CR后复发。经知情同意入组注册临床试验（注册号：ChiCTR-OIC-17011272），行抗mBCMA联合抗hCD19 CAR-T细胞治疗，2019年2月13日采集自体外周血MNC制备CAR-T细胞。因CAR-T细胞制备周期较长，2019年2月13日予以RD方案化疗2次，本次入院拟行CAR-T治疗。

既往史：高血压病史数年（具体控制不详）。

家族史：无家族性遗传病史。

（二）体格检查

体温36.5℃，脉搏84次/分，呼吸18次/分，血压130/80mmHg。神清，精神可，无贫血貌，全身浅表淋巴结未触及肿大，胸骨无压痛。双肺呼吸音粗，未闻及干湿啰音，心律齐，未闻及病理性杂音。腹软，无压痛及反跳痛，肝脾肋下未及，双下肢无水肿。

（三）辅助检查

血常规：白细胞计数6.5×10^9/L，红细胞计数4.45×10^{12}/L，血红蛋白137g/L，血小板计数145×10^9/L。

生化：谷草转氨酶酶15U/L，谷丙转氨酶25U/L，总蛋白69.9g/L，白蛋白45g/L。免疫指标：免疫球蛋白G 7.35g/L，免疫球蛋白A 4.91g/L，免疫球蛋白M 0.333g/L，免疫球蛋白K轻链10.7g/L，免疫球蛋白L轻链2.41g/L；免疫固定电泳示IgA+，K+。

骨髓细胞形态学：浆细胞1.5%。胸部CT示两肺散在慢性炎性病灶，部分为陈旧灶。较2019年1月25日片新增左肺上叶炎性灶。两肺气肿，多发肺大泡。两侧部分肋骨、胸椎骨质密度欠均匀。腰椎MRI示“多发性骨髓瘤治疗后”改变，较2016年12月5日影像片L_5椎体病灶有进展、继发椎管狭窄。

（四）临床诊断

多发性骨髓瘤（IgA-κ轻链型，D-S ⅢA期，ISS Ⅲ期，ISS-R Ⅱ期）。

二、诊疗经过

2019年5月9日行FC方案预处理，具体为氟达拉滨50mg d1 ~ d3，环磷酰胺1400mgd1，2019年5月13日序贯输注抗hCD19CAR-T和抗mBCMACAR-T细胞各1 × 10^6/kg。回输后第2天患者出现发热，体温38.5℃，IL-6 19.71pg/ml，诊断1级CRS，予以对症处理后第4天体温恢复正常。第17天患者再次发热，热峰38.6℃，予以抗感染及退热处理，第20天热峰达42℃，予以地塞米松10mg/d，体温仍控制不佳，期间完善胸部CT、反复血培养、真菌G+ GM、降钙素原等病原学检查，EBV、CMV、HAV、HEV、HCV等均未示明显异常。患者铁蛋白逐渐升高，血小板逐渐下降，IL-6无明显变化（病例17图1）。第32天铁蛋白升至31 806ng/ml，乳酸脱氢酶（LDH）升至5831U/L，地塞米松加量至20mg/d。第35天骨髓细胞学示组织细胞易见，可见噬血现象，可溶性CD25 18027.58pg/ml，纤维蛋白0.48g/L，三酰甘油4.36mmol/L，谷草转氨酶851U/L，谷丙转氨酶394U/L，总胆红素204.7μmoL/L，患者诊断3级CRS合并HLH，予甲泼尼龙500mg冲击治疗，托珠单抗560mg应用1次联合血浆置换1次，患者体温24h内恢复正常，后甲泼尼龙逐渐减量至第53天停用。患者体温自第36天一直维持正常，AST、ALT、TBIL、TG及铁蛋白水平逐渐下降恢复正常，血小板及纤维蛋白原逐渐恢复正常，但IL-6水平逐渐升高，第57天高峰达796.3pg/ml，后逐渐下降（病例17图2），回输后第63天患者各项指标基本恢复正常。原发病疗效评估：第7天IgA降至正常水平，第14天及第28天骨髓细胞学均未异常单克隆浆细胞，MRD阴性，第30天免疫固定电泳阴性，FLC比例正常，疗效评估达sCR。随访至2020年9月，即CAR-T治疗后15个月余，原发病维持sCR。

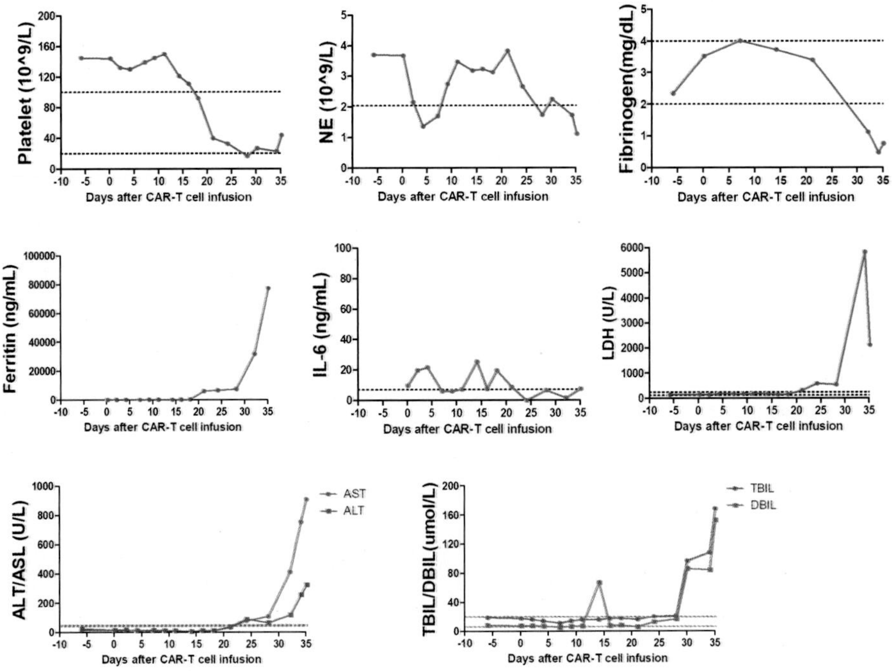

病例17图1　CAR-T输注第35天前各种临床指标变化

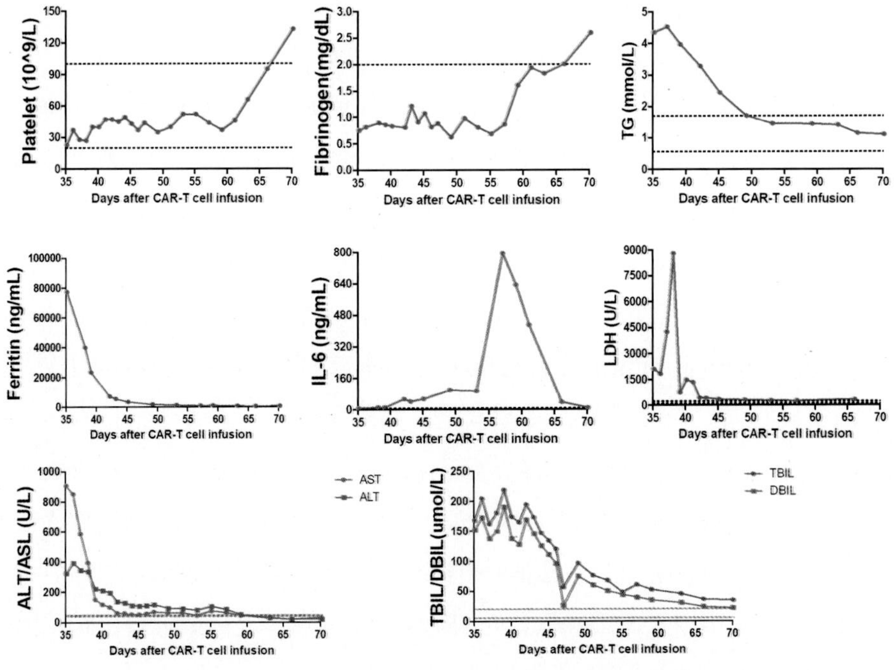

病例17图2　CAR-T输注第35天后各种临床指标变化

三、疾病介绍

1．患者未出现IL-6显著升高，是否需要立即启动IL-6受体拮抗剂呢？

IL-6是CRS的细胞因子风暴中的核心因素，严重CRS常伴有IL-6显著升高，虽然有研究显示IL-6在CRS发生前显著升高并能预测严重CRS，但也有研究报道IL-6水平并不能预测患者是否会发生严重CRS或者是否需要应用IL-6受体拮抗剂。Neelapu等CRS临床指南中推荐1级CRS出现持续3天以上的高热或者难治性发热可予IL-6受体拮抗剂托珠单抗应用，针对该患者持续难治性发热，可予托珠单抗应用。实际情况是考虑到费用问题及家人意见未能应用。但对该例患者未放松警惕，治疗上加用二线皮质类固醇地塞米松进行早期干预，并继续密切观察患者临床表现及各项指标变化。

2．CAR-T相关HLH是否需要立即启动HLH-94或04方案化疗呢？

CAR-T相关HLH主要在于IL-6为中心的细胞因子活化，故治疗原则在于控制CRS。一线治疗为IL-6受体拮抗剂托珠单抗，同时加用皮质类固醇甲泼尼龙，如患者症状48小时无好转，可考虑加用依托泊苷。但是尽管依托泊苷常用于治疗家族性和肿瘤相关性HLH，但其疗效在CAR-T相关HLH有待考证。虽然Neelapu等建议除了使用托珠单抗、糖皮质激素治疗外，HLH症状48小时内未缓解的可以使用依托泊苷，但是目前罕有文献报道依托泊苷应用于CAR-T相关HLH。本例患者应用了托珠单抗联合甲强龙，患者体温24小时内很快得到控制，后将甲强龙逐渐减量，患者体温稳定，各项指标恢复正常。

四、病例点评

噬血细胞综合征为一组活化的巨噬细胞和T淋巴细胞过度增殖并大量释放多种细胞因子而导致的全身炎症反应和器官损伤的临床综合征。严重CRS和HLH有类似的细胞因子IFN-γ、IL-6、IL-10及铁蛋白升高及类似的脏器功能受损等临床表现，临床上需要注意鉴别。Neelapu等研究中提出血清铁蛋白显著升高（＞10 000ng/ml）有助于诊断CAR-T相关HLH，文章提出CAR-T相关HLH的诊断标准包括铁蛋白升高及下列至少2种脏器损害，即骨髓或其他脏器出现噬血现象；3级以上的AST、ALT和TBIL升高；3级以上的少尿或血肌酐水平的增加；3级以上的肺水肿。CAR-T相关HLH治疗关键在于积极控制CRS，虽然Neelapu等报道CAR-T相关HLH发生率为1%，但是Shah等报道抗CD22 CAR-T治疗过程中32.8%患者出现噬血细胞综合征样症状，系统使用了IL-1受体拮抗剂联合或者不联合糖皮质激素后均缓解。另外也有研究IFN-γ

抑制剂用于治疗CAR-T相关HLH。随着对CAR-T治疗研究的不断深入，对CAR-T相关毒性的处理将不断完善，CAR-T相关HLH的处理方案也将不断优化。

（病例提供：邱婷婷　徐州医科大学附属医院）

（点评专家：曹　江　徐开林　徐州医科大学附属医院）

参考文献

[1]Neelapu SS，Tummala S，Kebriaei P，et al.Chimeric antigen receptor T-cell therapy-assessment and management of toxicities[J].Nat Rev Clin Oncol，2018，15（1）：47-62.

[2]Lee DW，Gardner R，Porter DL，et al.Current concepts in the diagnosis and management of cytokine release syndrome[J].Blood，2014，124（2）：188-195.

[3]Dholaria BR，Bachmeier CA，Locke F.Mechanisms and Management of Chimeric Antigen Receptor T Cell Therapy-Related Toxicities[J].BioDrugs，2019，33（1）：45-60.

[4]Henter JI，Horne A，Aric ó M，et al.HLH-2004：Diagnostic and therapeutic guidelines for hemophagocytic lymphohistiocytosis[J].Pediatr Blood Cancer，2007，48（2）：124-131.

[5]Jordan MB，Allen CE，GreenbergJ，et al.Challenges in the diagnosis of hemophagocytic lymphohistiocytosis：Recommendations from the North American Consortium for Histiocytosis（NACHO）[J].Pediatr Blood Cancer，2019，66（11）：e27929.

[6]Sandler RD，Tattersall RS，Schoemans H，et al.Diagnosis and Management of Secondary HLH/MAS Following HSCT and CAR-T Cell Therapyin Adults；A Review of the Literature and a Survey of Practice Within EBMT Centres on Behalf of the Autoimmune Diseases Working Party （ADWP）and Transplant Complications Working Party（TCWP）[J].Front Immunol，2020，11：524.

[7]Teachey DT，Lacey SF，Shaw PA，et al.Identification of Predictive Biomarkers for Cytokine Release Syndrome after Chimeric Antigen Receptor T-cell Therapy for Acute Lymphoblastic Leukemia[J].Cancer Discov，2016，6（6）：664-679.

[8]Teachey DT，Rheingold SR，Maude SL，et al.Cytokine release syndrome after blinatumomab treatment related to abnormal macrophage activation and ameliorated with cytokine-directed therapy[J].Blood，2013，121（26）：5154-5157.

[9]Neelapu SS，Locke FL，Bartlett NL，et al.Axicabtagene Ciloleucel CAR T-Cell Therapy in Refractory Large B-Cell Lymphoma[J].N Engl J Med，2017，377（26）：2531-

2544.
[10]Shah NN，Highfill SL，Shalabi H，et al.CD4/CD8 T-Cell Selection Affects Chimeric Antigen Receptor（CAR）T-Cell Potency and Toxicity：Updated Results From a Phase I Anti-CD22 CAR T-Cell Trial[J].J Clin Oncol，2020，38（17）：1938-1950.
[11]Merli P，Quintarelli C，Strocchio L，et al.The role of interferon-gamma and its signaling pathway in pediatric hematological disorders[J].Pediatr Blood Cancer，2021，68（4）：e28900.

病例 18　二次 CAR-T 细胞治疗慢性心功能不全合并肾功能不全 MM 病人

一、病历摘要

（一）病史简介

患者女，48岁，因“确诊多发性骨髓瘤4年余，反复恶心、呕吐1个月余”就诊于我院。

现病史：4年前因“乏力”就诊于当地医院，诊断多发性骨髓瘤（IgA-λ型）（ISS分期：Ⅱ期；DS分期：Ⅱ期A组）。2018年3月16日起予VCd×4方案治疗，疗效评估为完全缓解（CR）。2018年6月27日起予Vd方案维持治疗4个疗程，后外院建议行自体移植，患者拒绝，并因失眠、神经痛等不适自行停药4个月，复查患者免疫球蛋白等指标升高，提示原发病复发。2019年1月22日起行VRd方案化疗4个疗程，疗效评估PD，2019年7月改用行IRd方案治疗，治疗期间患者出现恶心、呕吐，肾功能异常，原发病仍有进展趋势，后为行CAR-T治疗于我院就诊。

既往史：无其他慢性病病史。

家族史：否认家族肿瘤病史。

（二）体格检查

体温36.4℃，脉搏82次/分，呼吸16次/分，血压122/67mmHg。神志清晰，精神可，中度贫血貌，皮肤黏膜无黄染，无出血点，浅表淋巴结未触及肿大；肺部听诊呼吸音粗，未闻及干湿啰音；心律齐，未闻及明显病理性杂音；腹平软，无压痛及反跳痛，肝脾肋下未触及。双下肢无水肿。

（三）辅助检查

血常规：白细胞2.3×10^9/L，血红蛋白64g/L，血小板65×10^9/L。生化：白蛋白37.2g/L；肌酐245μmol/L；钙2.21mmol/L；乳酸脱氢酶169U/L；β_2-微球蛋白17 296.00ng/ml；免疫固定电泳：IgA/LAM（+）；IgA 46.20g/L。骨髓细胞学示：浆细胞86.5%；流式检测符合异常浆细胞表型；头颅＋胸部CT＋全腹CT：颅骨内示多发

低密度骨质破坏；部分胸椎、胸骨、骨质破坏；多发肋骨骨质破坏；临近软组织增厚；双肾增大，左肾囊肿，双肾周少许渗出；FISH（MM）示：P53缺失（+），lq21扩增（+），IgH重排（+），13ql4-（+），Rb缺失（+）；染色体示：46，XY[20]。心脏彩超：左室室壁运动减弱，EF：53%；左心增大，二尖瓣中量反流，三尖瓣少量反流，左心功能低下，微量心包积液。脑钠肽：4892pg/ml。

（四）临床诊断

1．多发性骨髓瘤（IgA-λ型）（DS分期Ⅲ期，B组；ISS分期 Ⅲ期；R-ISS Ⅲ期）。

2．慢性肾功能不全（4期）。

3．慢性心功能不全（心功能Ⅱ级）。

二、诊疗经过

2019年11月12日采集自体外周血单个核细胞，拟制备抗BCMA CAR-T细胞。期间患者脑钠肽进行性上升，日常生活可引起胸闷、憋喘，休息后缓解，心功能分级为Ⅱ级；复查心脏彩超：左室室壁运动减弱，EF：53%；左心增大，二尖瓣中量反流，三尖瓣少量反流，左心功能低下，微量心包积液。血清IgA进行性上升，胸前出现软组织肿块。

2019年11月25日行FC方案预处理，2019年12月3日输注BCMA CAR-T细胞1×10^6/kg。输注CAR-T细胞后第9天，患者出现反复发热，体温最高达40.5℃，并出现以下情况：①粒细胞缺乏，血小板减少（4级），合并反复高热，不能排除合并感染可能；②发热时胸闷、憋喘，出现轻度血压及脉氧下降，临床上给予补液，高流量吸氧等对症支持治疗；③期间患者发生明显心功能损伤，肾功能损伤，伴凝血功能障碍；脑钠肽最高升至23 783pg/ml，肌钙蛋白最高升至22.54ng/L，FIB降至0.98g/L；脑钠肽及肾功能指标动态变化如病例18图1及病例18图2；④炎症指标明显增高，CRP最高达39mg/L，IL-6最高达2139pg/ml，FER最高达21 886ng/ml。患者CRS评估分级为2级。给予托珠单抗及糖皮质激素应用后CRS逐渐控制。CAR-T细胞输注后35天疗效评估：VGPR；肾功能损伤完全缓解，心功能衰竭缓解。细胞输注60天后疗效评估：sCR。后患者当地随访，未采取进一步治疗措施。

2020年6月患者我院随访，免疫固定电泳：IgA/LAM（±），IgA 17.20g/L，L 13.2g/L，骨髓未检测到异常浆细胞，提示原发病生化复发，患者拒绝治疗。

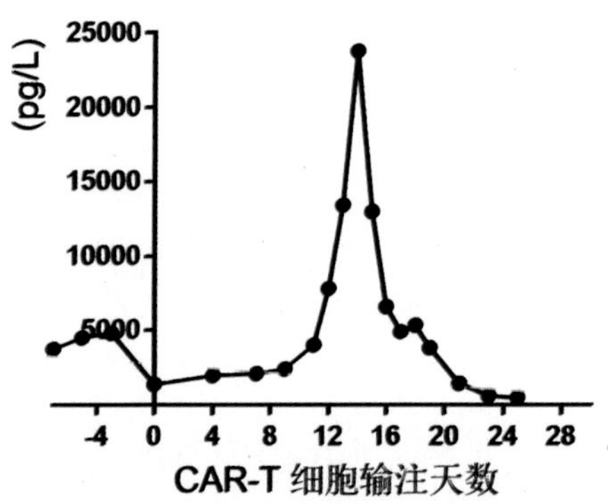

病例18图1　输注BCMA CAR-T后患者脑钠肽的变化（0为输注CAR-T当天）

注：脑钠肽在预处理期间有增高趋势，后逐渐下降，患者细胞输注后第 9 天出现发热，伴随脑钠肽迅速上升，同时伴有胸闷，憋喘，经积极抗 CRS 治疗后脑钠肽恢复正常水平。

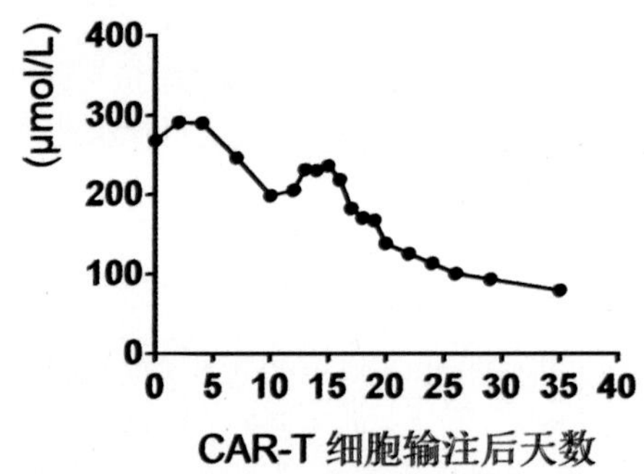

病例18图2　输注BCMA CAR-T后患者肌酐的变化（0为输注CAR-T当天）

注：肌酐在预处理期间有增高趋势，后逐渐下降，患者输注细胞后第 9 天出现发热，伴肌酐明显上升，经积极抗 CRS 治疗后伴随原发病缓解肌酐逐渐恢复正常水平。

2020年10月患者因“牙龈肿胀疼痛”入院，查体见牙龈肿胀，左眼睑、枕后、左髂后多发结节，质硬，不可推动。原发病评估PD。与患者沟通后，拟行二次CAR-T细胞治疗。2020年10月12日采集外周血淋巴细胞，制备BCMA CART细胞；期间行VMP方案桥接治疗。2020年11月13日：行FC方案（Flu：50mg × 3d；CTX：1200mg × 1）预处理，2020年11月20日输注hBCMA CAR-T细胞（1.0×10^6/kg）；患者输注细胞后第15天出现发热，体温38.2℃，物理降温后体温降至正常。CRS评估为1级。CAR-T输注后28天疗效评估为VGPR，60天疗效评估依然为VGPR，120天疗效评估为sCR。后随访疾病持续sCR状态。末次随访为2023年6月22日，疾病依然维持sCR状态。

三、疾病介绍

1. 合并肾功能损伤的患者，是否可行CAR-T细胞治疗？

肾功能损伤（Renal impairment，RI）是多发性骨髓瘤（MM）的常见并发症，20%～50%的MM患者在诊断时即合并肾功能损伤，有40%～50%的患者在疾病进程中发生肾功能损伤。国际骨髓瘤工作组（IMWG）将骨髓瘤RI定义为：血清肌酐＞2mg/dl或肾小球滤过率（eGFR）＜40mL/（min·1.73m^2）。在本例患者接受CAR-T细胞治疗时，尚未见文献报道合并肾功能损伤的MM患者的CAR-T治疗，后续国内先后两项临床试验探索了合并肾功能损伤的骨髓瘤患者接受以BCMA为基础的CART细胞治疗，几乎所有的患者治疗后肾功能均有好转，且未发生严重的并发症。因此，骨髓瘤合并肾功能损伤并不是CAR-T细胞治疗的禁忌，而患者所能耐受的最低的肾小球滤过率及最高的肌酐水平仍需进一步探索。本单位曾有两名尿毒症需维持透析的MM患者成功接受CAR-T细胞治疗，患者原发病均缓解，且未发生严重并发症，而两名患者肾功能均未好转。提示我们需要透析治疗的骨髓瘤患者接受CAR-T细胞治疗即使原发病完全缓解，肾功能损伤亦很难恢复，若有条件，伴有肾功能损伤的骨髓瘤患者尽早行CAR-T细胞治疗，肾功能损伤获得缓解的概率更高。如果患者肾功能不全与原发病无关，比如淋巴瘤患者合并肾功能损伤，从文献报告及本中心既往研究数据来看，目前也不是CAR-T细胞治疗的禁忌；在治疗过程中，积极预防并及时处理因肾功能不全而继发的心功能不全等严重并发症是提高患者治疗安全的重要因素。

2. 有心脏功能异常，及CAR-T细胞治疗中出现新的心脏毒性事件的患者，在临床处理中有哪些注意事项？

MM是老年性疾病，合并心脏疾病概率高；另外，疾病本身的因素（如合并淀粉样变性、肾功能不全、贫血等）及治疗药物相关的毒性都会增加骨髓瘤患者心脏疾病的比例。CAR-T细胞治疗过程中，最常见的是细胞因子释放综合征（CRS），临床表现为发热，发热、低血压、缺氧和终末器官功能障碍等，所有这些都需要足够的心脏储备。在本研究中心前期数据中，CAR-T细胞治疗过程中心功能异常发生率约26%，包括心功能衰竭（12%）、心律失常（6%）、急性冠脉综合征（7%）、心肌病（1%）等，对合并心肌淀粉样变性患者并发心功能异常的概率增加。结合本中心研究经验及相关文献，总结治疗事项如下：①在发生Ⅰ～Ⅱ级CRS时，是否24小时内给予托珠单抗/糖皮质激素干预患者心脏毒性事件发生率相似；发生Ⅲ～Ⅳ级CRS时，24h内及时给予托珠单抗/糖皮质激素治疗，心脏毒性事件发生率明显下降；②在发生2级及更高级别CRS的患者中，肌钙蛋白及脑钠肽在明确的心脏毒性事件发生前可出现新的增高，可作为预测心脏毒性事件的简单有效的指标；③在CAR-T临床试验中一般要求LVEF＞45%，EBMT要求LVEF＞40%；对于明确有心肌淀粉样变性的患者，即使LVEF正常，治疗中也存在较大的风险；对于有心肌淀粉样变性的患者，使用3天环磷酰胺方案时需严密观测心功能变化。

四、病例点评

该患者属于难治复发多发性骨髓瘤患者，根据患者治疗过程用药特点，后续可选择Dara单抗等新药或者进行临床试验包括CART细胞治疗；患者要求入组CART临床试验；该患者合并慢性心功能不全及肾功能损伤，CART治疗过程中脏器储备功能差；且肿瘤负荷量大（浆细胞86.5%），重度CRS可能性大；均为治疗相关不良事件的高危因素。该患者在治疗过程中积极控制CRS，及时加用托珠单抗及糖皮质激素，最后预后良好。根据该病例，提示我们，对于肾功能及心功能不全的患者，在完备的内科对症支持治疗基础上，准确识别CRS并足量应用托珠单抗和（或）糖皮质激素是改善预后的重要因素；与原发病相关的肾功能损伤及心功能损伤，有可能通过CAR-T细胞治疗完全治愈。

（病例提供：张焕新　徐州医科大学附属医院）

（点评专家：曹　江　徐开林　徐州医科大学附属医院）

参考文献

[1]Katagiri D，Noiri E，Hinoshita F.Multiple myeloma and kidney disease[J]. ScientificWorldJournal，2013，（2013）487285.

[2]Dimopoulos MA，Sonneveld P，Leung N，et al.International Myeloma Working Group Recommendations for the Diagnosis and Management of Myeloma-Related Renal Impairment[J].J Clin Oncol，2016，34：1544-1557.

[3]Li H，Yin L，Wang Y，et al.Safety and efficacy of chimeric antigen receptor T-cell therapy in relapsed/refractory multiple myeloma with renal impairment[J].Bone Marrow Transplant，2020，55：2215-2218.

[4]He SL，Cheng YH，Wang D，et al.Anti-BCMA CAR-T Cell Therapy in Relapsed or Refractory Multiple Myeloma Patients with Impaired Renal Function[J].Curr Med Sci 41，2021，474-481.

[5]Fontes Oliveira M，Naaktgeboren WR，Hua A，et al.Optimising cardiovascular care of patients with multiple myeloma[J].Heart，2021，107：1774-1782.

[6]Lee DW，Santomasso BD，Locke FL，et al.ASTCT Consensus Grading for Cytokine

（二）体格检查

体温36.5℃，脉搏80次/分，呼吸20次/分，血压120/80mmHg，身高166cm，体重70kg。全身皮肤黏膜无黄染、皮疹及出血点，浅表淋巴结未触及肿大。心肺听诊无异常。左侧前下腹造瘘口通畅，黏膜红润，腹部无压痛、反跳痛，肠鸣音正常。

（三）辅助检查

手术病理示：部分直肠切除标本，瘢痕处可见恶性黑色素瘤残留，肛门断端及肠管断端均（-），小溃疡面为黏膜慢性炎症，未见肿瘤；盆底淋巴结为纤维脂肪组织，自检肠系膜淋巴结黑色素瘤转移1/5。免疫组化：CD56（+），HMB-45（+），LCA（-），S-100（+）。

MRI（入组临床试验前D-1）示："直肠恶性黑色素瘤术后"改变，左侧髂血管走形区异常信号（长径约29.3 mm），考虑转移。

MRI（细胞回输后D180）示："直肠恶性黑色素瘤术后"改变，与入组临床试验前MRI对比，左侧髂血管旁肿大淋巴结较前明显缩小（长径约19.0mm）。

MRI（细胞回输后D600）示："直肠恶性黑色素瘤术后"改变，可见左侧髂血管旁淋巴结显影（长径约8.0mm）。

MRI（细胞回输后D801）示："直肠恶性黑色素瘤术后"改变，可见左侧髂血管旁淋巴结显影（长径约6.0mm）。

（四）临床诊断

1. 直肠恶性黑色素瘤术后。
2. 髂血管旁淋巴结转移。
3. 细胞治疗后随诊。

二、诊治经过

患者女性，61岁，以"直肠黑色素瘤术后3年余，复发转移3年余"为主诉入院。患者确诊直肠黑色素瘤后，在当地医院行腔镜下直肠恶性黑色素瘤根治术；术后3个月出现肠系膜淋巴结转移，行"替莫唑胺＋顺铂"一线化疗方案治疗4周期。1个月后复查MRI提示左侧髂血管旁淋巴结复发，病情进展，行"达卡巴嗪＋重组人血管内皮抑制素注射液（恩度）"二线治疗方案4周期。半年后左侧髂血管旁淋巴结明显增大，遂自愿参加超级型T细胞临床试验并签署知情同意书。

每3～4个月回输一次超级型T细胞，第一次回输细胞3.12×10^6；第二次回输细胞8.41×10^7；第三次-第六次回输细胞1.93×10^8～1.52×10^9。至2020年6月共计回输6次。患者回输过程平稳，无明显毒副反应。入组临床试验前，及回输细胞后1、3、

6、9、12、18、24个月进行影像学评估，第一次回输后D204达到部分缓解（PR），回输后D600达到完全缓解，并维持完全缓解15个月（D801）。外周血循环肿瘤细胞自治疗前的24个降至0。患者髂血管旁转移病灶在细胞回输前后的MRI影像学表现，如病例19图1所示。

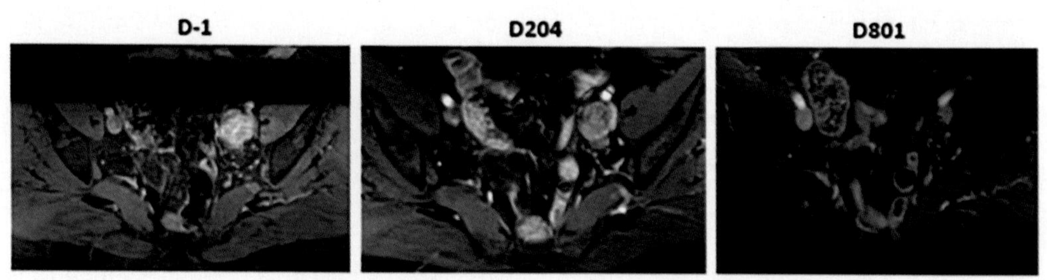

病例19图1　患者髂血管旁转移病灶在细胞回输前后的MRI影像学表现

三、疾病介绍

1. 概述　恶性黑色素瘤是由人体皮肤、黏膜及视网膜等组织内的黑色素细胞产生的肿瘤。恶性黑色素瘤好发于白色人种，在中国虽然属于低发肿瘤，但近年来，我国恶性黑色素瘤的发病率和死亡率均呈快速上升趋势。与白色人种的恶性黑色素瘤多为皮肤型不同，肢端型和黏膜型是我国恶性黑色素瘤的主要亚型。

对早期恶性黑色素瘤患者而言，外科手术切除是最有可能根治疾病的治疗方法。也就是说，只要发现得早，恶性黑色素瘤是可以被治愈的。然而，我国早期恶性黑色素瘤患者的比例不超过10%，大多数患者为中晚期。尤其是位于直肠、阴道等部位的黏膜型恶性黑色素瘤，患者常因不明原因出血就诊于妇科、肛肠科，更易被延误诊治。其恶性程度较高，而且易发生转移，疾病具有较高的致死率。区域和远处转移性黑色素瘤（分别为Ⅲ期和Ⅳ期）的预后各不相同，但通常很差，Ⅲ期的5年生存率为13%～69%，Ⅳ期低至6%。

2. 传统治疗现状　多数恶性黑色素瘤患者发现时已经进展到晚期，不能通过手术的方式进行治疗。高剂量白细胞介素2、干扰素α可用于治疗转移性黑色素瘤。但仅极少数患者从中获益，其毒副反应仍有大部分患者不能耐受。此外，达卡巴嗪、替莫唑胺是黑色瘤患者化疗常用药物，然而治疗反应性并不理想，对于转移性黑色素瘤，其无疾病进展生存期仅约4个月。近年来，部分驱动基因突变的晚期恶性黑色素瘤患者（BRAF、C-KIT和NRAS突变），通过应用相关靶向药物肿瘤得到了控制。但是对于大多数没有基因突变的患者来说传统化疗效果仍有限。

3. 免疫治疗现状　帕博利珠单抗于2014年在FDA获批治疗恶性黑色素瘤，在疗效和毒性方面取得较大进展。KEYNOTE-001招募了655例转移性黑色素瘤患者，给予帕博利珠单抗，总缓解率为52%，完全缓解率为25%，疾病控制率为72%；86%的患者发生了药物治疗相关不良事件，其中3级或4级约17%。PD-1和CTLA-4双免联合治疗在黑色素瘤治疗中也进行了大量研究，纳武利尤单抗联合伊匹木单抗可达到52%的5年生存率。肿瘤浸润性T细胞的公司，在黑色素瘤等肿瘤中均有临床试验在进行。TIL细胞治疗在黑色素瘤Ⅱ期临床试验中，93例患者取得了56%的客观应答率36，另一项试验中101例患者取得24%的完全缓解（CR）且已持续4年以上。综上可见，免疫治疗在黑色素瘤患者治疗中具有明显优势。

四、病例点评

患者为直肠恶性黑色素瘤术后复发。对于晚期及术后复发黑色素瘤患者，其无疾病进展生存期只有3～7个月。该患者在多线治疗失败后，进行了超级型T细胞回输治疗，无疾病进展生存期延长至27个月以上，治疗效果显著，同时也减少了患者放化疗等传统治疗所带来的毒副反应，提高了患者的生活质量。

肿瘤免疫治疗给肿瘤治疗带来了革命性的突破。以免疫检查点治疗和CAR-T细胞为代表的肿瘤免疫治疗取得了良好的临床疗效，但仍有一定的局限性：①免疫检查点抑制剂可以解除肿瘤细胞对T细胞的免疫抑制作用，从而启动T细胞对肿瘤细胞的杀伤功能。然而，免疫检查点抑制剂药物对T细胞免疫抑制的解除是非特异的，部分不能识别肿瘤但能识别人体自身正常细胞的T细胞也会被解除免疫抑制，从而攻击人体自身的正常细胞引发自身免疫性疾病；②CAR-T治疗应用范围狭窄，仅在少数血液系统肿瘤的狭窄领域获得成功，但在恶性实体肿瘤领域的治疗中仍然存在许多局限性，靶点单一，疗效难以持久。无论CAR-T还是TCR-T，甚至包括靶向药物，均针对单一靶点。以上是目前免疫检查点治疗和基因工程化T细胞治疗后快速耐药或复发的主要原因。

对于上述现有治疗的局限性，肿瘤浸润淋巴细胞（tumor-infiltrating lymphocytes，TIL）疗法是一个相对可行的解决方案。TIL是从肿瘤组织中分离出的淋巴细胞，肿瘤浸润淋巴细胞主要是由T细胞、B细胞、NK细胞组成，一般认为T细胞是主要的效应细胞。TIL可以理解为是人体免疫系统自然筛选出来的识别肿瘤的T细胞，这些T细胞所识别的靶点不是像靶向治疗那样仅仅局限于单一靶点。普通的TIL疗法就是通过分离组织中的TIL，在体外大量扩增，而制备的。目前普通TIL技术应用的难题：①对手术组织的需求的局限性：治疗细胞制备的原料——TIL细胞必须从手术组织中获得，但晚期癌症患者大多没有手术机会，身体也难以承受手术的伤害，这是TIL疗法天然的局限性，会极大限制其临床应用；②TIL缺乏对抗肿瘤微环境能力弱：一旦进入肿瘤微环境的细胞，其杀伤功能可能会被抑制；③体内扩增能力差，需超剂量的IL2佐剂，不良反应强，晚期患者难以耐受。

本治疗细胞制品采用的超级型T细胞是外周血单核细胞采集所获得的PD-1^{+}T细胞，作为组织来源的TIL的一种替代，外周血单采是一种简单、易获得且状态相对稳定的细胞来源。超级型T细胞具有恶性实体肿瘤细胞的特异性识别能力，不依赖手术获得而经由外周血单核细胞采集获取，适用于晚期癌症患者。获得外周血PD-1^{+}T细胞以后，再将增强受体和扩增因子两个基因同时转入，以增强其扩增能力和活化能力。

总之，该病例是国内外率先应用外周血来源PD-1^{+}T细胞治疗黑色素瘤的病例，显著延长了复发难治性黑色瘤患者无疾病进展生存期，给黑色素瘤患者带来了福音。

（病例提供　王　丹　刘艳粉　郑州大学第一附属医院）

（点评专家　张　毅　郑州大学第一附属医院）

参考文献

[1]Siegel RL，Miller KD，Fuchs HE，et al.Cancer Statistics，2021[J].CA Cancer J Clin，2021，71（1）：7-33.

[2]Gutzmer R，Stroyakovskiy D，Gogas H，et al.Atezolizumab，vemurafenib，and cobimetinib as first-line treatment for unresectable advanced BRAF（V600）mutation-positive melanoma （IMspire150）：primary analysis of the randomised，double-blind，placebo-controlled，phase 3 trial[J].Lancet，2020，395（10240）：1835-1844.

[3]Hamid O，Puzanov I，Dummer R，et al.Final analysis of a randomised trial comparing pembrolizumab versus investigator-choice chemotherapy for ipilimumab-refractory advanced melanoma[J].Eur J Cancer，2017，86：37-45.

[4]Daud AI，Wolchok JD，Robert C，et al.Programmed Death-Ligand 1 Expression and Response to the Anti-Programmed Death 1 Antibody Pembrolizumab in Melanoma[J].J Clin Oncol，2016，34（34）：4102-4109.

[5]Wolchok JD，Chiarion-Sileni V，Gonzalez R，et al.Long-Term Outcomes With Nivolumab Plus Ipilimumab or Nivolumab Alone Versus Ipilimumab in Patients With Advanced Melanoma[J].J Clin Oncol，2022，40（2）：127-137.

[6]Goff SL, Dudley ME, Citrin DE, et al.Randomized, Prospective Evaluation Comparing Intensity of Lymphodepletion Before Adoptive Transfer of Tumor–Infiltrating Lymphocytes for Patients With Metastatic Melanoma[J].J Clin Oncol, 2016, 34 (20): 2389–2397.

[7]Flugel CL, Majzner RG, Krenciute G, et al.Overcoming on–target, off–tumour toxicity of CAR T cell therapy for solid tumours[J].Nat Rev Clin Oncol, 2023, 20 (1): 49–62.

[8]Abedi Kiasari B, Abbasi A, Ghasemi Darestani N, et al.Combination therapy with nivolumab (anti–PD–1 monoclonal antibody): A new era in tumor immunotherapy[J]. Int Immunopharmacol, 2022, 113 (Pt A): 109365.

[9]Tay C, Tanaka A, Sakaguchi S.Tumor–infiltrating regulatory T cells as targets of cancer immunotherapy[J].Cancer Cell, 2023, 41 (3): 450–465.

[10]Gros A, Robbins PF, Yao X, et al.PD–1 identifies the patient–specific CD8 (+) tumor–reactive repertoire infiltrating human tumors[J].J Clin Invest, 2014, 124 (5): 2246–2259.

病例20　DC-CTL细胞治疗结肠癌患者

一、病历摘要

（一）基本信息

患者女性，70岁，因“结肠癌术后3个月，腹部疼痛伴纳差1个月余”2020年11月30日入院。

现病史： 患者一年余前因皮肤瘙痒入院，查大便隐血试验（+），肠镜示：结肠息肉？性质待定。病理示：（直-乙交界）低级别瘤变-绒毛状-管状腺瘤；2019年9月17日在我院行内镜下直肠多发息肉摘除术。术后病理：①（降结肠）绒毛-管状腺瘤伴低级别腺上皮内瘤变；②（直肠）绒毛-管状腺瘤，大部分腺体为低级别腺上皮内瘤变，少部分腺体为高级别腺上皮内瘤变，基底部见低级别腺上皮内瘤变。后患者于2020年7月30日复查肠镜示：结肠多发息肉；结肠恶性肿瘤？病理诊断：（乙状结肠）腺癌。于2020年8月11日行腹腔镜辅助乙状结肠癌根治加肠粘连松解术。术后病理：乙状结肠癌；（部分乙状结肠部分降结肠）溃疡型中分化腺癌，侵及肌层外纤维组织；未见肯定的脉管内癌栓及神经侵犯；（两切缘、另送切缘）未见癌；（肠周淋巴结）0/8、（肠系膜淋巴结）0/8、（肠系膜根部淋巴结）0/4、（另送肠系膜淋巴结）少许脂肪纤维组织，未见癌。肿瘤分期：$pT_3N_0M_0$，IIA期。术后病理组织直肠肿瘤相关基因检测检测结果：①KRAS基因：第12、第13和61密码子检测范围内未见突变；②MSI检测：微卫星稳定（MSS）。MMR蛋白检测结果：MLH1（+），MSH2（+），MSH6（+），PMS2（+）；微卫星检测稳定（MSS）。PD-L1蛋白检测：PD-L1（22C3）、（SP263）阳性细胞数CPS：25。术后给予“奥沙利铂+卡培他滨”化疗3周期。患者因无法耐受化疗药物不良反应，停止治疗，并于2020年10月28日签署：“DC-CTL细胞（负载个体特异性肿瘤靶标抗原的DC疫苗和经负载个体特异性肿瘤靶标抗原激活的DC-CTL细胞）用于恶性肿瘤治疗的临床研究”知情同意书，入组DC-CTL细胞治疗临床试验（批件号：2020年KY-364），现为细胞输注治疗入院。

既往史：平素体弱，30年前因“阑尾炎”至当地医院行阑尾切除术（具体不详）；24年前因“子宫肌瘤”行“子宫切除术（具体不详）”；脑梗死后遗症期20年余，右侧肢体活动不利，右侧肌力3级；高血压病20年余，最高血压160/80mmHg；2型糖尿病8年余，血糖控制尚可；骨质疏松6年余。否认肝炎、结核、疟疾病史，预防接种史随当地，否认外伤、输血史，否认食物、药物过敏史。

个人史：生于河南省郑州市金水区，久居本地，无疫区、疫情、疫水接触史，无牧区、矿山、高氟区、低碘区居住史，无化学性物质、放射性物质、有毒物质接触史，无吸毒史，无吸烟、饮酒史，无冶游史。

月经及婚育史：初潮12岁，45岁停经。停经后未见明显异常阴道流血、流液。适龄结婚，爱人已故（具体不详）。1子体健。

家族史：父母均因“脑血管病”去世（具体不详），1哥3弟1妹均体健。否认家族性遗传病史及相关疾病史。

（二）体格检查

体温36.5℃，脉搏87次/分，呼吸20次/分，血压135/85mmHg。双肺听诊无异常，腹部外形正常，全腹软，腹壁可见术后瘢痕，无压痛及反跳痛，腹部未触及包块，肝、脾肋下未触及。移动性浊音阴性。

（三）辅助检查

2020年8月6日头部MRI平扫：双侧脑内多发斑点状缺血脱髓鞘改变；左侧侧脑室体旁线状异常信号，考虑软化灶形成；老年脑改变；部分空蝶鞍；双侧筛窦炎性改变；MRA：左侧大脑中动脉M1远端截断，周围多发侧枝形成。2020年8月16日胸部及全腹CT平扫：乙状结肠癌术后改变，盆腔脂肪间隙密度增高模糊；子宫术后改变；胆汁淤积；双侧少量胸腔积液。

（四）临床诊断

1. 乙状结肠癌术后。
2. 内镜下结直肠多发息肉切除术后。
3. 高血压2级（很高危）。
4. 2型糖尿病。
5. 脑梗死后遗症（右侧肢体活动异常）。
6. 冠脉钙化。
7. 子宫切除术后。
8. 阑尾切除术后。

9. 骨质疏松。

10. 颈部血管斑块。

二、诊疗经过

患者入院后，评估其一般情况：神志清，精神可，生命体征平稳，给予基线期检查，患者排除细胞治疗禁忌后进行DCs细胞（细胞总数：3×10^7个）输注治疗，DCs细胞输注后9天，行DC-CTLs细胞（细胞总数：1.4×10^{10}个）输注，患者回输过程平稳，回输后无发热、肌肉酸痛等不良反应。完成此次治疗后4个月，患者复查影像学无复发征象，肿瘤标志物：CA724 24.6U/ml，余无异常。再次进行DCs细胞（细胞总数8.6×10^6个）及DC-CTLs细胞（细胞总数1×10^{10}个）输注，输注后1个月复查肿瘤标志物：CA724 15.46U/ml；患者外周血细胞亚群检测提示外周血$CD4^+$/$CD8^+$T细胞从治疗前0.74升高至1.07；每5mL外周血循环肿瘤细胞（CTCs）由4个减少到1个。通过流式细胞仪染色检测患者外周血T细胞内细胞因子表达水平，以评估患者的免疫细胞功能，结果发现治疗后，$CD3^+CD4^+$T细胞功能改善，IL-4表达降低，IFN-γ分泌增加；$CD3^+$ $CD8^+$T细胞中IL-2和穿孔素的分泌增加，说明患者治疗后免疫细胞的功能增强了。IFN-γ ELISPOT的方法检测了患者治疗前后的外周血发现，患者在接受细胞治疗后体内能够产生治疗相关的抗肿瘤特异性T细胞反应。患者诉食欲及睡眠有所改善，体重增加，精神及体力状况有所提高，提示其生活质量得到改善。患者自接受首次细胞输注以来，未经任何抗肿瘤药物治疗，定期复查。至2023年8月30日距患者接受首次细胞治疗后35个月，复查肿瘤标志物：均在正常范围内，胸及全腹部增强CT及肝脏MRI均无肿瘤复发指征。患者身体状况良好。

三、疾病介绍

结直肠癌是一种常见的消化道恶性肿瘤，在我国发病率和死亡率均保持上升的趋势。根据2020年中国癌症统计报告显示：我国结直肠癌的发病率和死亡率居全部恶性肿瘤的第2位和第5位。多数患者在确诊时已处于中晚期，但随着结直肠癌的筛查工作开展，结直肠癌患者可以达到早发现、早诊断、早治疗，推荐的筛查方法包括大便常规、结肠镜检查等。对于早期术后的患者，如何减少肿瘤的复发是一个影响患者生存的重要问题。临床上迫切需要有效、低毒、患者耐受性好的治疗方法。

过继细胞治疗是一种激活或增强患者免疫功能的治疗方式，在减少肿瘤治疗相关不良反应、防止复发转移、提高生活质量及疗效等方面具有独特的优势。过继细胞治疗在临床应用中主要分为两类：非特异性细胞治疗，如细胞因子诱导杀伤（CIK）细胞治疗和自然杀伤（NK）细胞治疗；特异性细胞治疗，如T细胞受体（TCR）基因转导T细胞治疗和嵌合抗原受体（CAR）-T细胞治疗。特异性抗肿瘤细胞免疫疗法在一些临床研究中显示出良好的临床疗效，如CAR-T细胞疗法已被批准用于治疗B细胞恶性肿瘤。在本病历中，患者术后不能耐受且不愿再接受术后辅助化疗，入组“DC-CTL细胞（负载个体特异性肿瘤靶标抗原的DC疫苗和经负载个体特异性肿瘤靶标抗原激活的DC-CTL细胞）用于恶性肿瘤治疗的临床研究”。DC-CTL细胞治疗是一种特异性细胞疗法（治疗流程见病例20图1）：树突状细胞（DC）联合细胞毒性T淋巴细胞（CTL）输注治疗，这种方法具有独特的优势，可以同时激活主动和被动免疫机制，改善患者的免疫状态，从而有效增强患者免疫功能。

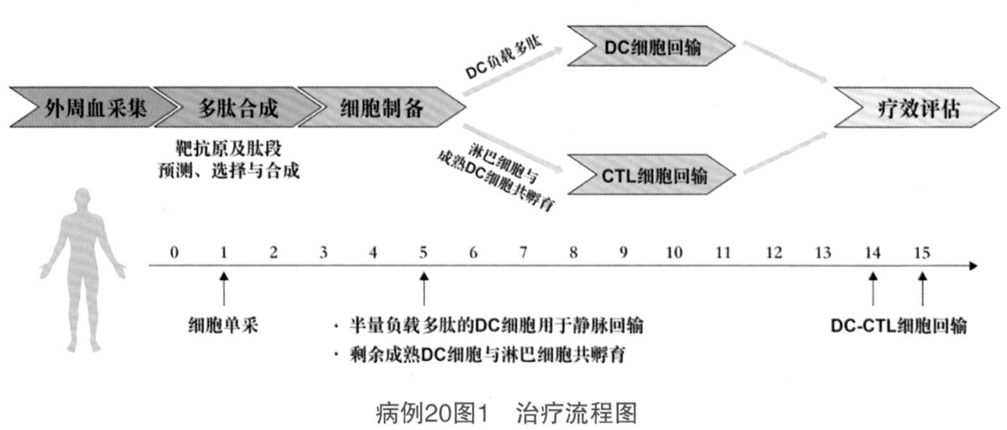

病例20图1　治疗流程图

在本研究中，我们通过对患者外周血抗原的多靶点预测，为患者设计多个个体化的特异性抗原肽，从患者外周血中获得DCs并负载肿瘤抗原肽，在体外培养至第五天DC成熟时，一部分回输给患者，一部分与患者T细胞共培养至十四天后，收获CTL细胞回输给患者。树突状细胞是启动、调节和维持免疫反应的关键因素。负载肿瘤抗原的DC在体内和体外均可触发抗原特异性T细胞产生免疫应答。与负载抗原的DC共孵育后，T细胞能够杀死表达抗原的肿瘤细胞。CTL细胞注入患者体内后可直接杀死肿瘤细胞，在体外和体内均表现出较高的增殖能力和细胞杀伤活性。

四、病例点评

本病例采用了一种新型的特异性细胞免疫疗法，培养成熟的树突状细胞携带患者个性化的肿瘤抗原衍生肽，这些树突状细胞诱导的CTL细胞对靶蛋白表达的肿瘤表现出高的细胞毒性，患者经多肽负载的DCs和DCs诱导的CTL细胞联合治疗后，未出现治疗相关不良事件，且患者的免疫功能及生活质量得到了改善。这种细胞联合治疗方式可以有效预防肿瘤的复发，并提高患者的免疫功能。

目前，大多数肿瘤特异性T细胞疗法，包括TCR-T细胞、CAR-T细胞等，主要针对单一靶点，其临床疗效具有一定的局限性。在本病例中，通过对患者抗原的多靶点预测，为患者设计了多个个体化的特异性抗原肽，这种治疗方法可能为不同的肿瘤患者提供精准治疗选择。

（病例提供：赵 璇 郑州大学第一附属医院）

（点评专家：张 毅 郑州大学第一附属医院）

参考文献

[1]Sung H，Ferlay J，Siegel RL，et al.Global Cancer Statistics 2020：GLOBOCAN Estimates of Incidence and Mortality Worldwide for 36 Cancers in 185 Countries[J].CA：a cancer journal for clinicians，2021，71（3）：209-249.

[2]Al-Juhaishi T，Ahmed S.CAR-T in B-Cell Lymphomas：The Past，Present，and Future[J].Clinical lymphoma，myeloma & leukemia，2022，22（4）：e261-e268.

[3]Bai RL，Chen NF，Li LY，et al.A brand new era of cancer immunotherapy：breakthroughs and challenges[J].Chinese medical journal，2021，134（11）：1267-1275.

[4]Denlinger N，Bond D，Jaglowski S.CAR T-cell therapy for B-cell lymphoma[J].Current problems in cancer，2022，46（1）：100826.

[5]Xu Z，Huang X.Cellular immunotherapy for hematological malignancy：recent progress and future perspectives[J].Cancer biology & medicine，2021，18（4）：966-980.

[6]Ma H，Tan Y，Wen D，et al.DC-CTL targeting carbonic anhydrase Ⅸ gene combined with iAPA therapy in the treatment of renal cell carcinoma[J].Human vaccines & immunotherapeutics，2021，17（11）：4363-4373.

[7]Wang Y，Yang X，Yu Y，et al.Immunotherapy of patient with hepatocellular carcinoma using cytotoxic T lymphocytes ex vivo activated with tumor antigen-pulsed dendritic cells[J].Journal of Cancer，2018，9（2）：275-287.

[8]Kumbhari A，Egelston CA，Lee PP，et al.Mature Dendritic Cells May Promote High-Avidity Tuning of Vaccine T Cell Responses[J].Frontiers in immunology，2020，11：584680.

[9]Li H，Huang L，Liu L，et al.Selective effect of cytokine-induced killer cells on survival of patients with early-stage melanoma.Cancer immunology，immunotherapy[J].CII，

2017，66（3）：299-308.
[10]Liu J，Zhang X，Cheng Y，et al.Dendritic cell migration in inflammation and immunity[J].Cellular & molecular immunology，2021，18（11）：2461-2471.

病例21　靶向EGFR抗原的CAR-T细胞治疗不可手术切除的晚期胆道恶性肿瘤

一、病历摘要

（一）基本信息

患者女性，52岁，主因“胆管癌姑息性术后1个月余”入院。

现病史：2014年10月中旬进食橘子后出现上腹部持续性钝痛，无发热、寒战，无恶心、呕吐，无腹胀，于当地医院查腹部超声：示胆囊结石、胆管结石，给予抗感染治疗后疼痛改善不明显，出现全身皮肤黏膜、巩膜黄染，进行性加重，于当地医院进一步查腹部增强CT示：胆囊结石、胆管结石、胆管末端占位待除外。2014年10月22日患者于中国人民解放军总医院肝胆外科住院期间查肿瘤标志物：CA199 524.6U/ml、CEA 2.38μg/L、AFP 3.83μg/L；生化：谷丙转氨酶149.5U/L、谷草转氨酶176.5U/L、总胆红素129.0μmol/L、直接胆红素113.4μmol/L、γ-GT 1363.1U/L；腹部增强CT示：胆总管末端可见26mm×19mm软组织密度影，增强扫描示病灶区呈持续中度异常强化，十二指肠降部与胆总管之间可见一纵行条形软组织密度影，增强扫描持续强化（病例21图1）。2014年10月28日行“全麻下胆囊切除＋胆总管切开探查＋取石＋胰头周围淋巴结活检＋十二指肠旷置＋胆管空肠Roux-en-Y吻合＋保留幽门胃空肠吻合术”，术中见：胆总管充血，下端可见菜花样瘤样组织阻塞，胆道镜无法通过，胆总管后壁与门静脉前壁致密融合，难以分离；肝十二指肠韧带及胰腺后方淋巴结肿大，质硬色白，呈串珠样融合；胰头Henle干前方见质硬、色白淋巴结一枚，直径约1cm，术中病理提示转移性上皮样恶性肿瘤伴坏死；腔静脉与腹主动脉间质硬淋巴结一枚，直径约1.5cm。术后病理：（淋巴结）送检纤维及淋巴组织内见转移性低分化腺癌伴坏死，免疫组化染色显示：EGFR（2+，85%），Syn（-），CD56（-），CK7（-），CK20（+），Ki-67（+>75%），p63（-），CK5（-）。术后患者恢复好。

既往史：2型糖尿病8年余，盐酸二甲双胍控制血糖。

家族史：否认家族性肿瘤史。

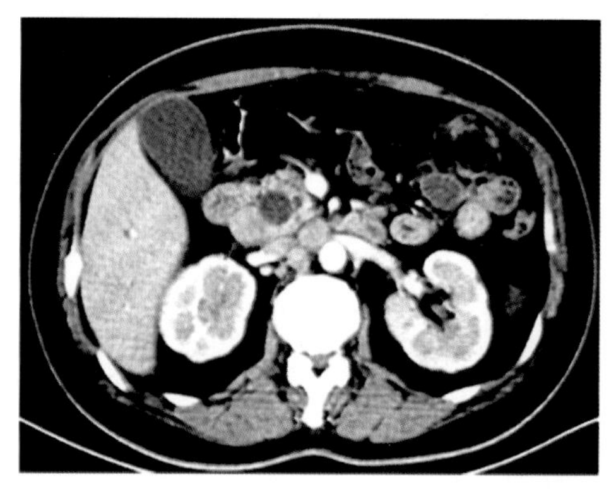

病例21图1　初诊时原发肿瘤病灶及腹膜后淋巴结转移病灶

（二）体格检查

体温36.3℃，脉搏75次/分，呼吸18次/分，血压116/74mmHg，身高163cm，体重64kg，体表面积1.66m^2，KPS 90分。全身皮肤黏膜无黄染，浅表淋巴结未触及肿大，心肺检查未见异常，右上腹可见反L形手术切口，愈合好，无压痛、反跳痛及肌紧张，肝脾肋下未触及，肠鸣音正常，移动性浊音阴性，双下肢无水肿，反射存在，病理征未引出。

（三）辅助检查

化验（2014年12月6日）：血、尿、便常规正常；谷丙转氨酶、谷草转氨酶、总胆红素、直接胆红素正常；肾功能正常；肿瘤标志物：CA199 32.58U/ml、癌胚抗原（CEA）1.86μg/L。

腹部增强CT（2014年12月8日）：十二指肠降段肠壁明显环形增厚，增强扫描呈持续中度异常强化，右上方见约20mm较明显强化结节影，与十二指肠病变关系密切。腹膜后多发稍大强化较均匀淋巴结（病例21图2）。

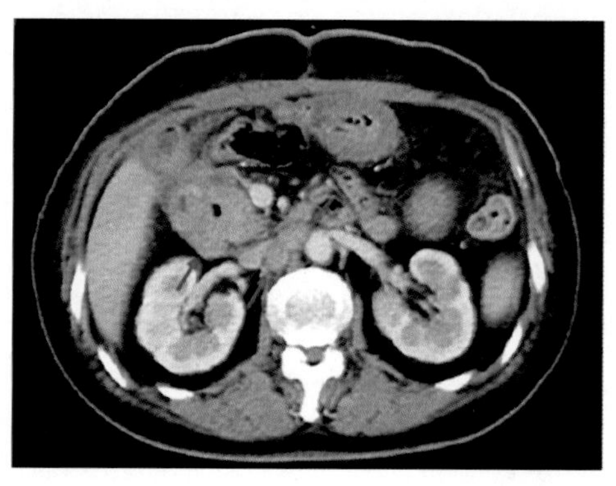

病例21图2　姑息术后胆总管末端原发病灶及腹膜后淋巴结转移病灶

胸部CT：双肺下叶慢性炎症；双肺结节，考虑良性结节可能性大。

头颅CT：头颅CT平扫及增强扫描未见异常。

骨扫描：未见明确骨转移征象。

浅表淋巴结超声：双颈部及双侧锁骨上窝超声未见异常淋巴结。

（四）临床诊断

1. 胆总管末端壶腹腺癌、腹腔腹膜后多发淋巴结转移。

2. 2型糖尿病。

二、诊疗经过

2014年12月7日患者签署入组靶向EGFR抗原的CAR-T细胞临床试验并签署知情同意书。

2014年12月10日采集患者外周血单个核细胞制备CAR-T细胞。

2014年12月14日预处理化疗：白蛋白结合型紫杉醇400mg/d（细胞回输前7天），环磷酰胺1.0g/d（细胞回输前3天），环磷酰胺0.8g/d（细胞回输前2天）。预处理化疗结束后化验血常规：血红蛋白88g/L，白细胞绝对值0.75×10^9/L，淋巴细胞绝对值0.15×10^9/L，中性粒细胞绝对值0.375×10^9/L，血小板152×10^9/L。

2014年12月22日至2014年12月25日靶向EGFR抗原的CAR-T细胞分4天回输，合计4.1×10^6 CAR^+ cells/kg。

细胞输注期间及输注后出现的不良反应：1级寒战；2级发热（体温最高39.7℃），非甾体药物治疗后可降至正常；1级乏力；咽后壁及口角1级黏膜溃疡，呋喃西林漱口可缓解；未出现皮疹等其他皮肤黏膜相关毒性。

临床疗效评估：靶向EGFR抗原的CAR-T细胞回输后4周首次评估，靶病灶缩小幅度＞30%，疗效评估为部分缓解（PR）。12周复查时加查PET/CT，原发靶病灶及腹膜后淋巴结未见异常代谢，疗效评估为完全缓解（CR），24周后再次进行PET-CT评估疗效仍为持续性CR（病例21图3）。后患者定期复查，2023年9月患者于中国人民解放军总医院第六医学中心复查PET-CT，仍未见肿瘤复发或转移征象。CR持续时间达8年6个月余。

靶向EGFR抗原的CAR-T细胞输注后在患者体内的扩增：细胞输注后的第9天患者外周血中CAR拷贝数扩增至最高峰，绝对值达1053 copies/μg，相对于基线值升高了4.69倍；输注后的第336天，患者体内依然可以检测到CAR拷贝数（病例21图4）。后未再继续动态监测CAR拷贝数。

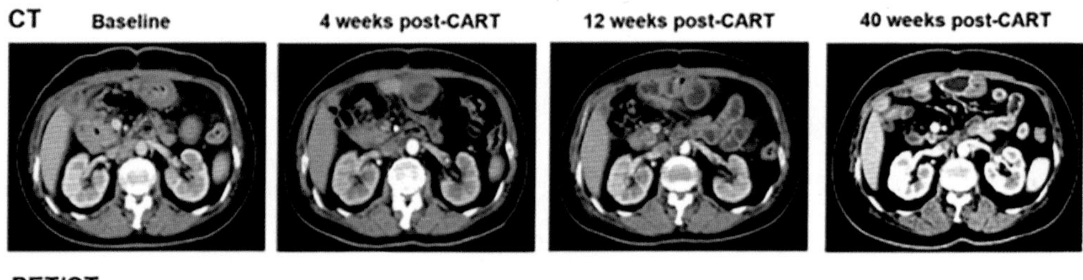

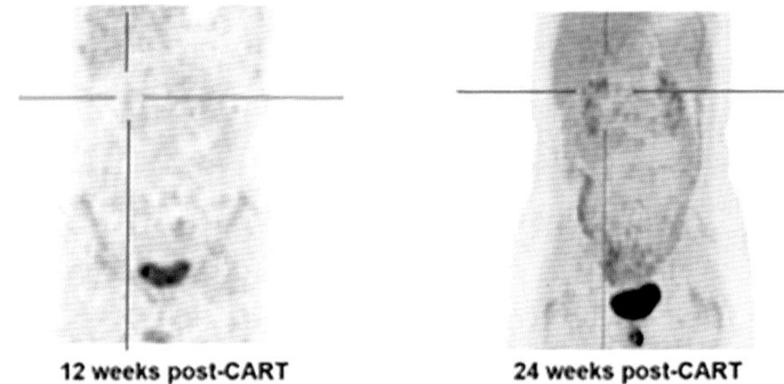

病例21图3　靶向EGFR抗原CAR–T细胞治疗前后靶病灶影像学变化

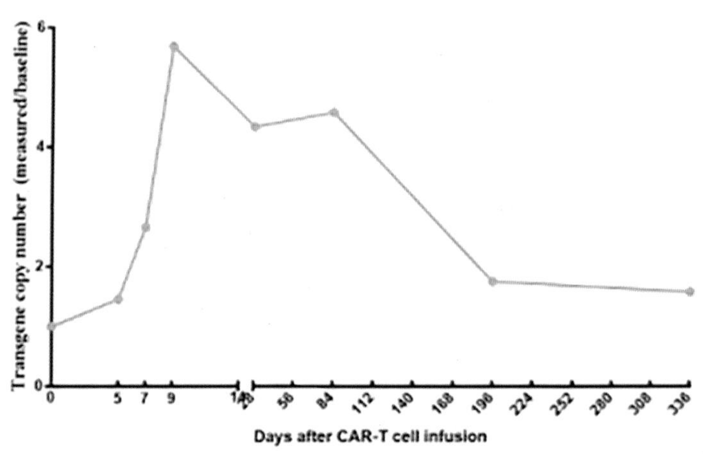

病例21图4　靶向EGFR抗原CAR–T细胞体内的持续扩增

三、病例介绍

胆道恶性肿瘤是包括肝内胆管癌、肝门胆管癌、肝外胆管癌及胆囊癌在内的一组高度异质性的恶性肿瘤。外科手术切除曾是治愈的唯一可能，然而，高达90%的胆道恶性肿瘤患者确诊时由于较晚的疾病分期已失去了外科手术的机会，导致其预后极差，中位总生存期很少超过6～8个月。对于局部晚期不可手术切除的或远处转移的胆道恶性肿瘤，吉西他滨联合顺铂是既往推荐的一线标准治疗方案，然而令人遗憾的是，只有约20%的胆道恶性肿瘤对化疗敏感，绝大多数的胆道恶性肿瘤对以吉西他滨为基础的联合化疗方案不敏感。化疗较低的客观缓解率和有限的生存获益驱使患者寻找更多、更有效的治疗策略，因此，参加新型药物和疗法的临床试验也是NCCN指南推荐的治疗选择。

CAR-T细胞疗法治疗B细胞起源的急性淋巴细胞白血病、非霍奇金淋巴瘤、多发性骨髓瘤等多种恶性血液肿瘤取得的突破性疗效促使科学家与临床医生将该疗法在实体肿瘤中进行转化。在本项研究开始前，CAR-T细胞疗法已经在一系列晚期实体肿瘤中进行了研究，验证了CAR-T细胞疗法治疗晚期实体肿瘤的可行性和有效性，中国人民解放军总医院生物治疗科团队也在晚期非小细胞肺癌进行的Ⅰ期临床试验中论证了靶向EGFR抗原的CAR-T细胞的安全性、可行性和有效性。基于该项研究，中国人民解放军总医院生物治疗科团队也认识到肿瘤间质和肿瘤微环境对于CAR-T细胞在瘤内迁移和抗肿瘤活性的制约。以环磷酰胺联合或不联合氟达拉滨为基础的清淋预处理方案，对于恶性血液肿瘤患者回输的CAR-T细胞可通过多种机制达到提高抗肿瘤效能的作用，如清除循环中的淋巴细胞、提高肿瘤细胞对T细胞裂解的敏感性、增加CAR-T细胞的数量、肿瘤减负和促进CAR-T细胞扩增等。相对于恶性血液肿瘤，晚期实体肿瘤具有更加复杂的肿瘤微环境和异质性，因此，中国人民解放军总医院生物治疗科团队认为单纯的淋巴细胞清除方案作为预处理是不足的，在该项研究中，在保留环磷酰胺发挥淋巴细胞清除功能的基础上，中国人民解放军总医院生物治疗科团队选择联合了白蛋白结合型紫杉醇，原因在于白蛋白结合型紫杉醇可以通过结合可分泌富含半胱氨酸的酸性蛋白（SPARC）发挥比其他化疗药物更好地清除肿瘤间质的作用，而SPARC在胆道恶性肿瘤上通常是过表达的。本例患者为这项临床试验入组的第1例患者，CR的临床疗效和持久的CAR-T细胞体内扩增初步验证了白蛋白结合性紫杉醇联合环磷酰胺的预处理方案具有提高CAR-T细胞体内抗肿瘤效能的可行性，然而，本项研究中后续入组的其他患者中均未再出现CR的疗效，也没有获得充足的治疗后配对样本进行肿瘤样本组织学验证，提示实体肿瘤CAR-T细胞疗法的预处理化疗方案仍需进一步优化。

由于实体肿瘤的靶抗原多为肿瘤相关抗原，在靶脱肿瘤（On-target Off-tumor）毒性仍然是CAR-T细胞治疗实体肿瘤安全性的重要问题之一。本项研究选择的靶抗原为表皮生长因子受体EGFR不仅在上皮起源的恶性肿瘤中高表达，也在人正常的皮肤黏膜组织中广泛表达，因此，发挥CAR-T细胞抗肿瘤效能的同时应尽可能减轻对正常组织的损伤，兼顾有效性和安全性。该患者在接受靶向EGFR抗原的CAR-T细胞治疗后出现轻度的口腔黏膜毒性，提示出现了在靶/脱肿瘤毒性，但毒性反应较轻，可耐受，未出现严重皮肤黏膜毒性。除外本例患者，本项研究的其他18例胆道恶性

样增厚，考虑为转移。晚期转移性肺鳞癌诊断明确，血小板Ⅳ°减低，不符合化疗适应证。后患者于血液专科行骨髓穿刺，血小板减低原因不明，给予激素治疗，效果欠佳。2015年5月至2015年9月，给予PD-1抑制剂pembrolizumab 100mg q3W 5周期联合CIK细胞治疗3个疗程。复查PET-CT显示肿瘤体积明显缩小，FDG摄取显著降低。

pembrolizumab和CIK细胞联合治疗前后影像检查对比，如病例22图1、病例22图2所示。

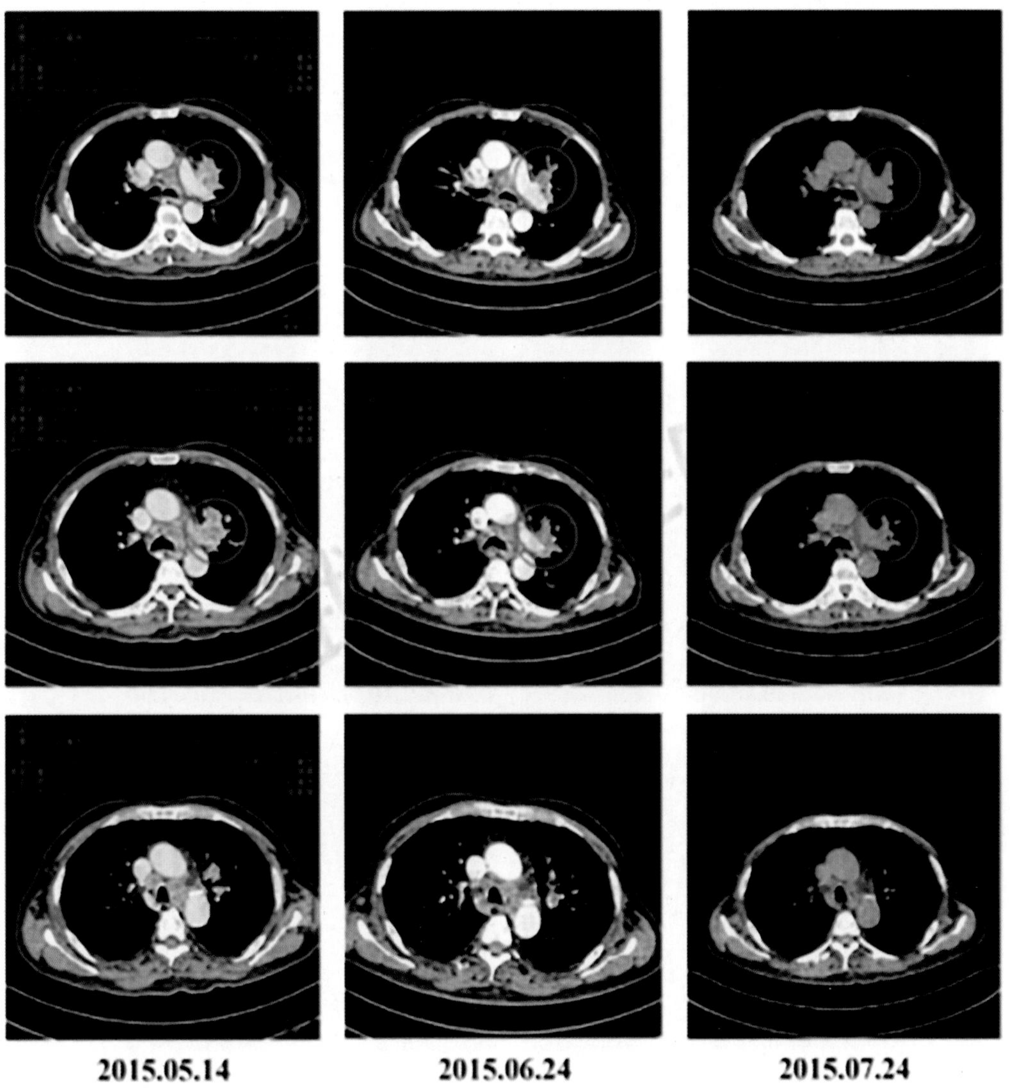

病例22图1　pembrolizumab和CIK细胞联合治疗前后的CT对比

注：治疗开始前，患者左肺门及纵隔淋巴结可见肿瘤肿块。治疗后 CT 上肿块明显缩小，联合治疗效果显著。

第二篇　实体瘤细胞治疗的典型病例

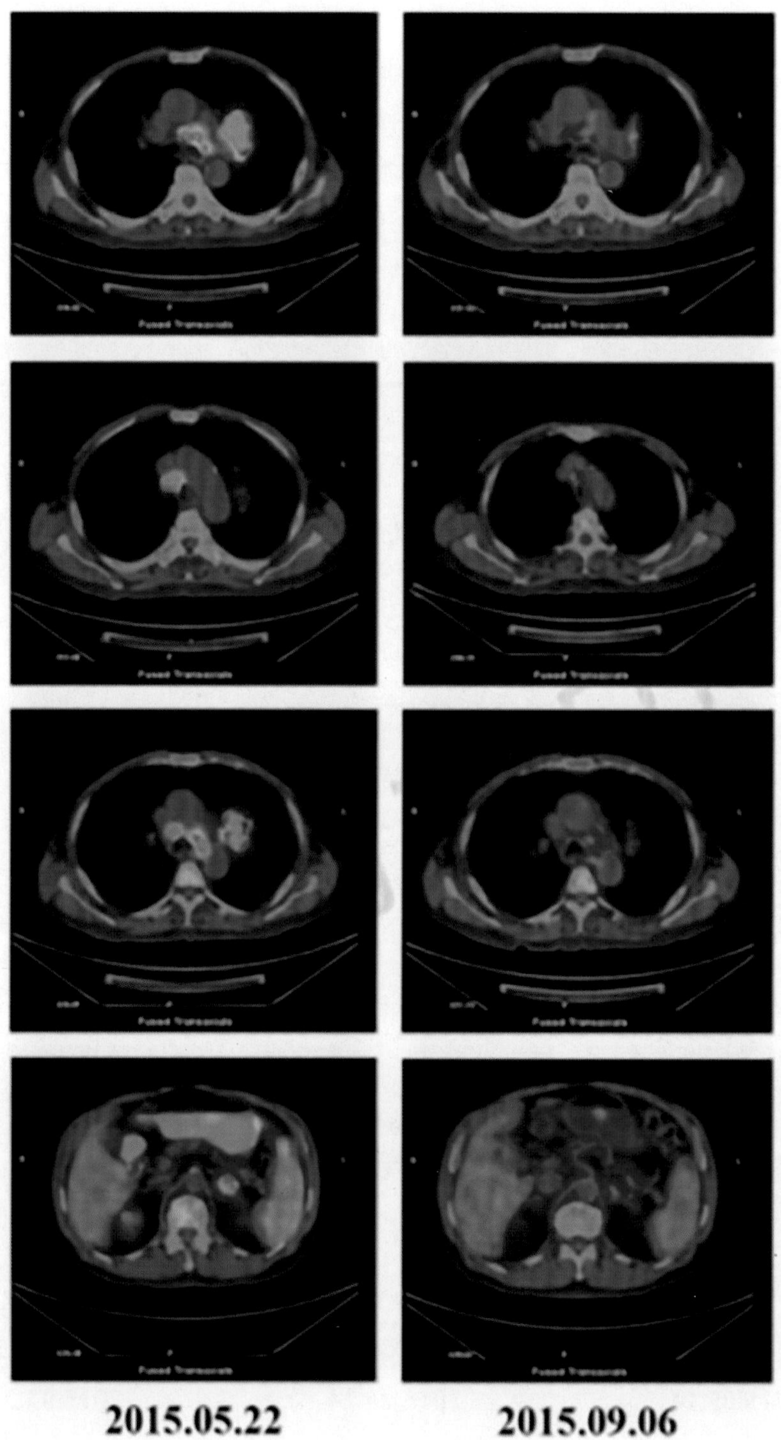

病例22图2 pembrolizumab和CIK细胞联合治疗前后PET-CT对比

注：2015 年 5 月治疗前 PET-CT 示左肺门肿块、纵隔多发淋巴结、左肾上腺肿块代谢增高。2015 年 9 月，在接受 5 个疗程的 pembrolizumab 和 3 个疗程的 CIK 细胞治疗后，PET-CT 显示肿瘤体积减小和 FDG 摄取显著降低。

缓解持续时间（Duration of Response，DOR）：96个月（2015年9月—2023年9月）。

三、病例介绍

肺鳞癌占非小细胞肺癌（non-small cell lung cancer，NSCLC）的25%～30%。与腺癌相比，鳞癌以往的标准治疗方案是传统的含铂方案化疗，且可选择的治疗方案及治疗效果均有限，治疗策略进展非常缓慢。近年来，以免疫检查点PD-1/PD-L1为靶点的免疫治疗以及细胞因子诱导的杀伤细胞（cytokine induced killer cells，CIK）免疫疗法给晚期肺鳞癌患者的治疗带来新的希望，不良反应未见明显增加的前提下，显著提高患者总生存期。

四、病例点评

肺鳞癌占非小细胞肺癌（non-small cell lung cancer，NSCLC）的25%～30%。与腺癌相比，肺鳞癌具有独特的流行病学特征，如与吸烟密切相关，EGFR突变率、ALK的重排率较低等，导致肺鳞癌治疗选择更少，治疗效果有限。近年来，以免疫检查点PD-1/PD-L1为靶点的免疫治疗给肺鳞癌患者的治疗带来新的希望。

KEYNOTE 407研究作为首个应用免疫联合化疗一线治疗肺鳞癌患者的全球多中心Ⅲ期研究，奠定了免疫治疗联合化疗在晚期肺鳞癌一线治疗的地位。该研究中转移性鳞状NSCLC患者中位随访时间为40.1个月，帕博利珠单抗联合化疗组和安慰剂联合化疗组3年OS率分别为29.7%和18.2%，免疫联合化疗在鳞癌患者显示了长期生存获益。KEYNOTE-407中国扩展研究结果，中位随访时间28.1个月，两组的PFS（8.3m vs.4.2m，HR 0.35）和OS（30.1m vs.12.7m，HR 0.44）持续获益，且无论程序性死亡配体1（programmed cell death ligand 1，PD-L1）表达状态如何，均看到了显著的生存获益。

但是，对于本病例中患者，高龄且因血小板低不能耐受化疗的晚期非小细胞肺癌患者治疗仍处于一定的困境中，尤其是鳞状细胞癌，抗血管生成药物的应用因出血风险较高受到一定的限制。KEYNOTE-042中国研究数据显示，在TPS≥1%人群中，相较于化疗，帕博利珠单抗显著改善了患者的总生存期（HR 0.65，95% CI 0.45～0.94），帕博利珠单抗治疗中国人群带来的OS获益和死亡风险降低幅度较整体人群更明显。基于该研究结果，2019年帕博利珠单抗在获得中国国家药品监督管理局（NMPA）批准单药一线治疗PD-L1表达阳性（TPS≥1%）的局部晚期或转移性NSCLC。

该患者不明原因血小板Ⅳ°减低，给予对症治疗后效果欠佳。结合患者实际情况，不能耐受化疗等抗肿瘤治疗。根据当时已报道的临床试验以及相关研究数据，在充分知情同意下，给予PD-1抑制剂pembrolizumab 100mg q3W 5周期联合CIK细胞治疗3个疗程。复查PET-CT显示肿瘤体积明显缩小，FDG摄取显著降低。截至2023年9月，随访患者仍生存，复查肿瘤稳定。

CIK细胞是以CD3+ CD56+ T细胞为主的异质细胞群，兼具有T淋巴细胞强大的抗瘤活性又具有NK细胞非MHC限制性杀瘤的优点，故又称为NK细胞样T淋巴细胞。CIK细胞除了直接杀伤肿瘤细胞外，还可能会使TNF-α、IFN-γ和IL-2水平显著上调，这些细胞因子进一步增强了系统的抗肿瘤活性，诱导免疫应答。目前已有文献报道，对于晚期肺鳞癌患者，细胞因子诱导的杀伤细胞（cytokine induced killer cells，CIK）免疫疗法联合PD-1抗体可显著提高非小细胞肺癌（NSCLC）患者的总生存率（OS）和无病生存率（DFS）。接受CIK细胞联合免疫治疗的肺鳞癌患者的无病生存率（DFS）比肺腺癌患者长，肺鳞癌患者的5年复发率（8.7%）也远低于肺腺癌患者（29.0%）。该研究显示，CIK细胞免疫疗法联合PD-1抗体对肺鳞癌患者的疗效优于肺腺癌。因此，CIK细胞联合PD-1抑制剂治疗耐受性良好的同时，可能会增加CD3+ CD16+ CD56+ T细胞，同时，PD-1抑制剂能够增强CIK细胞分泌穿孔素、颗粒酶以及细胞因子（IL-2、IFN-γ、TNF-α）的能力，从而逆转PD1耐药性并增强NSCLC患者的临床反应。CIK细胞免疫治疗联合PD-1治疗开辟了免疫联合治疗新思路。

（病例提供　李润美　天津医科大学肿瘤医院）

（点评专家　任秀宝　天津医科大学肿瘤医院）

参考文献

[1]Robinson A，Vicente Baz D，Tafreshi A，et al.First-Line Pembrolizumab Plus Chemotherapy for Patients With Advanced Squamous NSCLC：3-Year Follow-up From KEYNOTE-407[EB/OL].ELCC，2021，abstract 97O.

[2]Paz-Ares L，Vicente D，Tafreshi A，et al.A randomized， placebo-controlled trial of pembrolizumab plus chemotherapy in patients with metastatic squamous NSCLC：protocol-specified final analysis of KEYNOTE-407[J]. J Thorac Oncol，2020，15：1657-1669.

[3]Cheng Y，Zhang L，Hu J，et al.Pembrolizumab Plus Chemotherapy for Chinese Patients With Metastatic Squamous NSCLC in KEYNOTE-407[J]. JTO Clin Res Rep，2021，2（10）：100225.

[4]Mok TSK, Wu YL, Kudaba I, et al.Pembrolizumab versus chemotherapy for previously untreated, PD–L1–expressing, locally advanced or metastatic non–small–cell lung cancer (KEYNOTE–042): a randomised, open–label, controlled, phase 3 trial[J].Lancet, 2019, 393 (10183): 1819–1830.

[5]Wang J, Yang F, Sun Q, et al.The prognostic landscape of genes and infiltrating immune cells in cytokine induced killer cell treated–lung squamous cell carcinoma and adenocarcinoma[J].Cancer Biol Med, 2021, 18 (4): 1134–1147.

[6]Han Y, Mu D, Liu T, et al.Autologous cytokine–induced killer (CIK) cells enhance the clinical response to PD–1 blocking antibodies in patients with advanced non–small cell lung cancer: A preliminary study[J].Thorac Cancer, 2021, 12 (2): 145–152.

病例23　晚期肺腺癌经CIK细胞联合PD-1抗体及化疗治疗后长期完全缓解

一、病历摘要

（一）基本信息

患者男性，49岁，主因“左肺腺癌骨转移半个月余”于2019年12月5日入院。

现病史：2019年10月患者因颈椎疼痛逐渐加重伴活动障碍，检查提示颈椎C_6椎体破坏伴脊椎压迫。胸部CT提示左肺占位，伴肋骨破坏。2019年11月12日于外院行“颈6椎体切除＋钛网植入＋钢板固术”，术后病理：（C_6椎体肿物切除标本）纤维组织内可见低分化腺癌浸润，免疫表型提示为肺来源，免疫组化：ALK（－），CK（＋），CK5/6（－），P40（－），TTF-1（＋），Napsin A（＋），HER2（0），c-met（1+），ROS-1（0），PSA（－），SATB-2（－），PAX-8（－），GATA3（－），CDX2（－）。基因检测示：Kras p.G12V 3.9%；PD-L1蛋白检测TPS 2%，CPS＝2（22C3）。

患者为求进一步诊疗入院。

既往史：入院20余年前因阑尾炎行阑尾切除术，10年前因胆囊结石行胆囊切除术。

个人史：吸烟史30年，10支/天，已戒烟4年，饮酒史30年，白酒2～3两/天，已戒酒3年余。

家族史：无家族性遗传病史，家族无肿瘤相关疾病病史。

（二）辅助检查

2019年11月术后病理：（C_6椎体肿物切除标本）纤维组织内可见低分化腺癌浸润，免疫表型提示为肺来源，免疫组化：ALK（－），CK（＋），CK5/6（－），P40（－），TTF-1（＋），Napsin A（＋），HER2（0），c-met（1+），ROS-1（0），PSA（－），SATB-2（－），PAX-8（－），GATA3（－），CDX2（－）。

基因检测：Kras p.G12V 3.9%。

PD-L1蛋白检测TPS 2%，CPS＝2（22C3）。

（三）临床诊断

1. 左肺腺癌（$cT_xN_3M_{1c}$，ⅣB期，骨转移）。

2. 颈椎转移瘤术后。

二、诊疗经过

2019年12月5日我院病理会诊示：（C_6椎体）转移性腺癌。PET-CT：①左肺下叶前基底段近斜裂不规则结节，考虑为肺癌；②左侧颈深、颈后三角区及双侧锁区，上纵隔气管周围、血管间隙，纵隔内右头臂静脉后、主动脉弓旁、腔静脉后、主肺窗、隆突周围、奇食窝、双肺动脉旁及双肺门，双侧膈脚后、胃贲门区、肝胃韧带区、肝门区、门腔静脉间、胰腺后、双侧肾门区、腹主动脉及下腔静脉周围多发结节及肿物，考虑为淋巴结转移可能性大；③第2、第6胸椎，左侧第5、第9、第10肋骨，第2、第3、第5腰椎，骶骨多发骨质破坏，考虑为骨转移；结合PET-CT及病理诊断左肺腺癌ⅣB期，入组临床试验"PD-1抑制剂（IBI308）联合CIK细胞联合化疗一线治疗晚期肺癌Ⅰ期临床研究"。

2019年12月11日、2020年1月7日分别行IBI 308＋培美曲塞二钠＋卡铂，同时联合CIK细胞治疗2周期。治疗后开始出现皮肤大范围红色皮疹，面积＞30%BSA（G3级），行甲泼尼龙治疗后好转，暂停抗肿瘤治疗。

2020年3月4日复查CT疗效评价PR，2020年3月6日继续IBI308＋培美曲塞二钠＋卡铂联合CIK细胞治疗1个疗程。

2020年3月9日患者无明显诱因出现肌肉酸痛，伴发热，最高温度38.5℃，于当地医院行胸部CT示：考虑双肺炎性病变不除外，2020年3月11日入我科后结合相关化验检查考虑免疫相关肺炎可能性大，同时不除外肺部感染性炎症，予以甲泼尼龙和抗感染治疗后恢复。

考虑患者应用PD-1免疫治疗后出现免疫相关性肺炎（G2级）及皮疹（G3级），停用IBI308治疗，2020年4月14日、2023年5月21日继续给予培美曲塞二钠＋卡铂联合CIK细胞治疗2周期。

2020年6月PET-CT疗效评价：CR。2020年6月19日继续培美曲塞二钠＋卡铂联合CIK细胞治疗1周期。

2020年7月22日至2022年3月8日行培美曲塞二钠维持治疗10周期。期间定期复查，疗效维持CR。

治疗前后影像对比，如病例23图1所示。

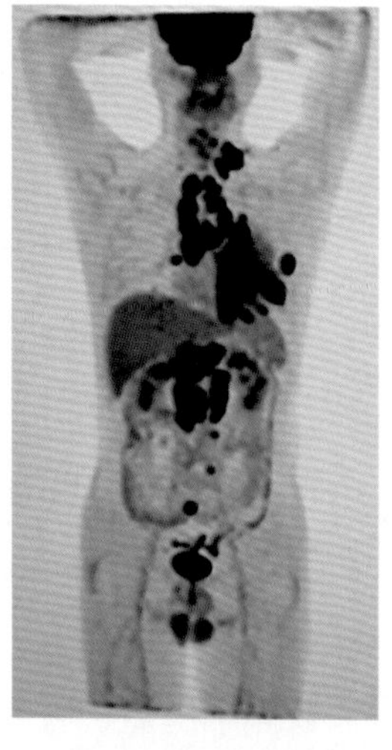

治疗前（2019年12月7日）

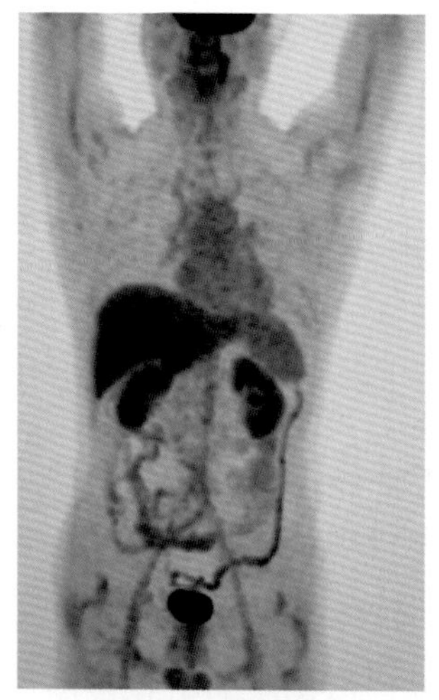

治疗后（2020年6月17日）

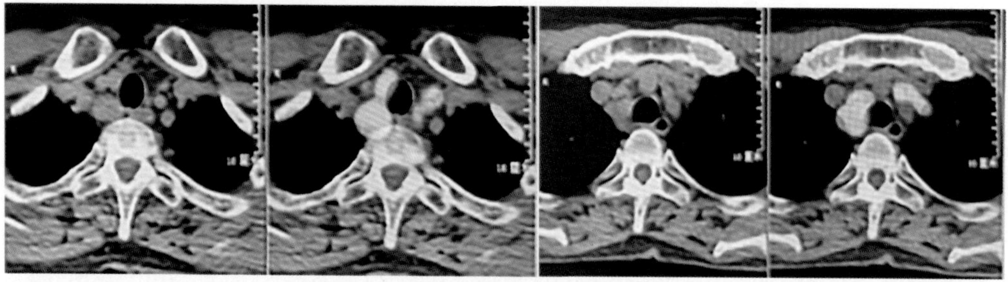

治疗前（2019年12月7日）

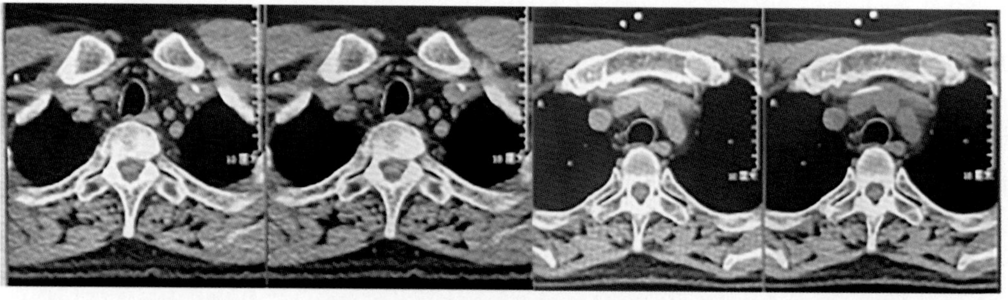

治疗后（2020年6月17日）

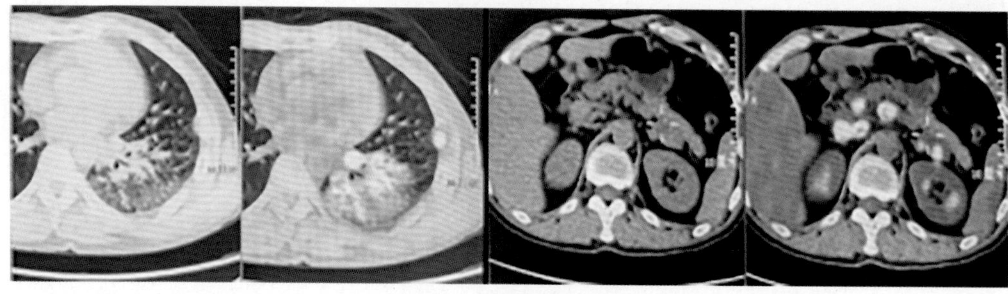

治疗前（2019年12月7日）

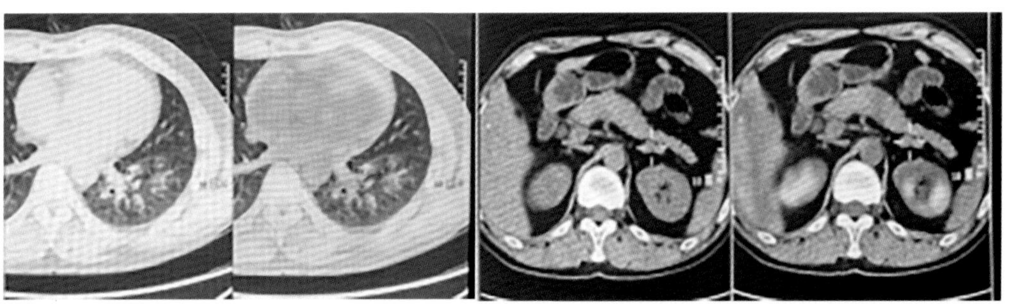

治疗后（2020年6月17日）

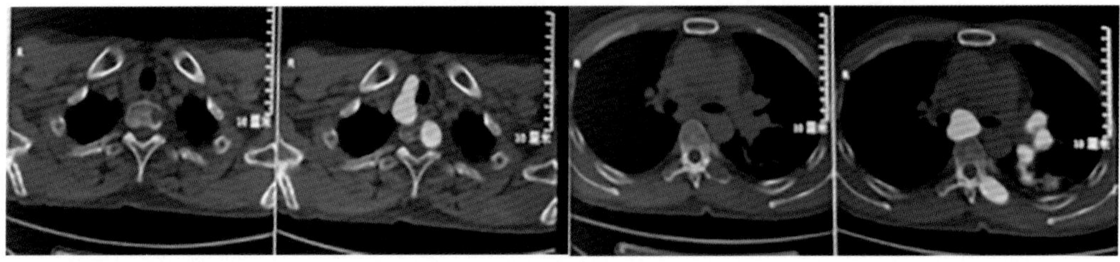

治疗前（2019年12月7日）

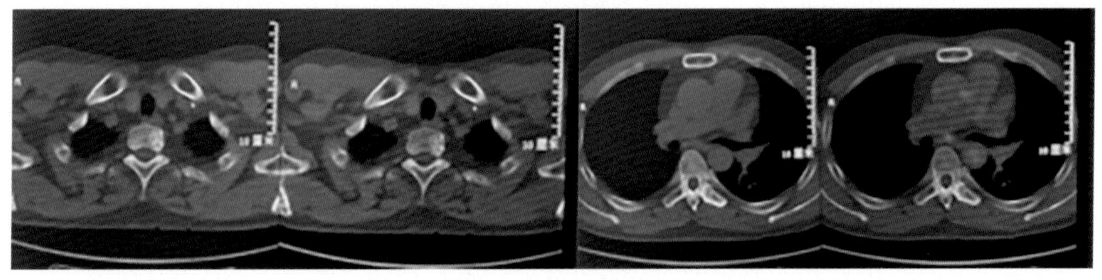

治疗后（2020年6月17日）

病例23图1　治疗前后影像对比

三、疾病介绍

肺癌是全球发病率和病死率最高的恶性肿瘤，近20年肺癌的治疗发生了巨大突破，现已逐步进入到了精准化分子检测指导治疗的新时代，治疗的方式也日益增多，免疫治疗，靶向治疗及抗血管生成治疗等不断涌现，使晚期肺癌患者的生存显著改善。对于驱动基因阴性晚期非小细胞肺癌患者，很难从靶向治疗中获益，免疫治疗很好地填补了这部分患者临床治疗的空白，越来越多的研究证实免疫治疗可以为驱动基因阴性的晚期非小细胞肺癌患者带来长期生存的希望。

四、病例点评

晚期肺腺癌约占肺癌的40%，5年生存率低至20%。近年来，免疫治疗开启了肿瘤治疗的新时代，为肿瘤的治疗模式带来了革命性的改变，阻断免疫检查点通路已成为治疗晚期NSCLC的新模式。

以PD-1/PD-L1抑制剂为代表的免疫检查点抑制剂（ICIs）在晚期肺腺癌的治疗中取得了较大进展。研究表明，相较传统化疗，ICIs联合化疗可协同增效，达到1+1>2的效果，且生存曲线存在“长拖尾效应”，显著延长了晚期NSCLC患者的生存期。

本例患者入组PD-1抑制剂（IBI308）联合CIK细胞联合化疗一线治疗晚期肺癌1期临床研究，获得了长期CR的结局。这个病例令人非常振奋。

CIK细胞是自体细胞因子诱导的杀伤细胞，具有增殖快，杀肿瘤能力强，杀瘤谱广、安全性高等特点，由大量的免疫细胞组成，其中T淋巴细胞占绝大部分，其中CD3+/CD56+T细胞是主要的效应细胞。CIK细胞在体外可迅速增殖，且具有更广泛的肿瘤靶标谱，较其他已有报道的抗肿瘤效应细胞不良反应低，其易于体外生产，生产效率高和抗肿瘤潜力使其成为实体肿瘤细胞治疗方案的合适候选药物。之前的回顾性研究表明，在晚期NSCLC患者一线接受CIK细胞治疗＋化疗的PFS和OS显著长于单纯化疗（13m vs.6m，24m vs.10m）。一项随机、多中心，开放标签的临床研究评估了CIK细胞免疫治疗+化疗对晚期鳞癌的临床疗效，CIK联合化疗组较单纯化疗组PFS和OS的改善也取得了阳性结果（8.7m vs.4m，21m vs.10.3m）。另外一项评估晚期NSCLC患者CIK细胞联合化疗和ICIs的临床试验，显示ORR和DCR分别为82.4%和100.0%，亚组分析显示非鳞NSCLC组ORR为93.3%；鳞癌组为73.7%，中位PFS为19.3个月（8.3个月）至未达到）。以上均显示CIK细胞免疫治疗加化疗组比单纯化疗组有效率更高，反应时间更长。一些研究从机制上证明了常规化疗可以介导肿瘤细胞对过继性T细胞的敏感性。而CIK细胞也可以逆转化疗耐药性，CIK细胞使肺癌细胞对化疗药物重新敏感的作用部分依赖于IFN-γ的分泌。目前T细胞对检查点抑制剂的反应是否依赖于先前存在的肿瘤浸润淋巴细胞的复兴或新T细胞的募集仍不清楚。但可以确定的是CIK细胞作为外来T细胞与预先存在的肿瘤浸润淋巴细胞相比可能具有更强的杀死肿瘤细胞的能力。CIK细胞可能在某种程度上将“冷”肿瘤转变为“热”肿瘤。这些发现表明，在化疗加PD-1抑制剂的基础上加入CIK细胞免疫疗法可以进一步提高疗效。

另外，该病例的另一个亮点是，患者达到CR且长期维持CR状态。患者经2~3周期治疗后患者因出现免疫相关性肺炎（G2级）及免疫相关性皮疹（G3级），依据免疫治疗不良反应指南停用ICIs，给予糖皮质激素治疗后免疫不良反应完全恢复，后未再应用ICIs，仅给予CIK细胞＋化疗及后续的化疗维持治疗，据实体瘤PET疗效评价标准（2009年）评价，病情一直稳定于CR状态。目前对于ICIs治疗后发生免疫检查点抑制剂相关不良反应（irAE），尤其是发生多器官irAE，是否与患者的预后呈正相关，这一观点仍存在争议，多数研究认为irAE与免疫治疗疗效的相关性仍然存在大量混杂的因素，不能简单断定其因果关系。

相信在未来，随着基础及临床研究的不断深入和拓展，CIK细胞治疗一定会在肺癌治疗领域大放异彩。

（病例提供：李润美　天津医科大学肿瘤医院）

（点评专家：任秀宝　天津医科大学肿瘤医院）

参考文献

[1]Li R，Wang C，Liu L，et al.Autologous cytokine-induced killer cell immunotherapy in lung cancer：a phase II clinical study. Cancer Immunol Immunother，2012，61（11）：2125-2133.

[2]Liu L，Gao Q，Jiang J，et al.Randomized，multicenter，open-label trial of autologous cytokine-induced killer cell immunotherapy plus chemotherapy for squamous non-small-cell lung cancer：NCT01631357. Signal Transduct Target Ther，2020，5（1）：244.

[3]Zhou L，Xiong Y，Wang Y.A Phase IB Trial of Autologous Cytokine-Induced Killer Cells in Combination with Sintilimab，Monoclonal Antibody Against Programmed Cell Death-1，plus Chemotherapy in Patients with Advanced Non-Small-Cell Lung Cancer. Clin Lung Cancer，2022，23（8）：709-719.

[4]Yost KE，Satpathy AT，Wells DK，et al.Clonal replacement of tumor-specific T cells following PD-1 blockade.Nat Med，2019，25（8）：1251-1259.

病例 24　右肺腺癌伴大细胞神经内分泌癌分化（ⅢA 期）术后辅助免疫细胞治疗获长期生存

一、病历摘要

（一）基本信息

患者男性，70岁，主因“体检发现右肺占位1年余”于2012年2月3日入院。

现病史：患者1年前体检查胸部CT示：右肺上叶见一分叶状高密度结节灶，大小约11.85mm × 16.61mm，其密度不均。未行治疗。2天前患者出现咳嗽、咳痰，伴发热，体温最高达38.6℃，就诊于河北友爱医院行胸部CT示：右肺上叶可见一分叶状肿物，大小约24.5mm × 31.65mm。肿块比一年前明显增大，考虑肺癌。为行进一步治疗就诊于我院胸外科，门诊以“右肺占位”收入院。

既往史：3年前因双眼白内障行手术治疗，“高血压”病史1年余，最高血压160/100mmHg，未行任何治疗。

个人史：吸烟史50年，20支/日，已戒烟4年，无饮酒史。

家族史：无相关疾病记载。

（二）体格检查

无明显阳性体征。

（三）辅助检查

入院后查肺癌肿瘤标志物（我院，2012年2月3日）：癌胚抗原0.53ng/ml（正常范围0 ~ 5ng/ml），可溶性细胞角蛋白3.25ng/ml（正常范围0 ~ 3.3ng/ml），神经特异性烯醇化酶12.83ng/ml（正常范围0 ~ 16.3ng/ml），糖类抗原SCC 2.8ng/ml（正常范围0 ~ 1.5ng/ml）。头胸及上腹CT（我院，2012年2月4日）：脑萎缩；右肺上叶分叶状软组织影，考虑肺癌；上腹CT未见异常。骨扫描（我院，2012年2月6日）：全身骨显像目前未见明确骨转移征象。

（四）初步诊断

1. 右肺占位。

2. 高血压病2级（中危）。

二、诊治经过

患者于2012年2月10日在我院行全麻下胸腔镜开胸探查术，术中发现右肺上叶肿物约4cm×4cm×4cm大小，考虑肿物位于肺叶内1/3处，无法行楔形切除取病理行术中冰冻，与患者家属充分沟通后，于胸腔镜下行右肺上叶切除术，并清扫区域淋巴结。术后病理回报（病例24图1）：大体所见：肺肿物2.5cm×2.5cm×1.5cm，切面灰白质硬。诊断：组化结果：CK（+）、Vim（-）、P63（灶性+）、Syn（-）、CD56（+）、Chr-A（-）、NSE（-）、Ki-67（40%）。肺：低分化腺癌伴大细胞神经内分泌癌分化。支气管残端（-）。淋巴结：10组1/1、4组2/2、11组1/2转移。术后诊断：①右肺腺癌伴大细胞神经内分泌癌分化ⅢA期（$pT_1N_2M_0$）术后（UICC第7版）；②高血压病2级（中危）。根据2012年NCCN非小细胞肺癌临床实践指南推荐，建议患者术后辅助化疗±放疗，家属考虑患者耐受性差，不接受术后辅助放化疗治疗，签署放弃术后辅助放化疗告知书，主动要求行细胞免疫治疗，并签署细胞免疫治疗告知书。患者于2012年4月8日、2012年6月10日、2012年8月19日、2012年10月25日分别行4周期DC-CIK细胞术后辅助治疗，平均治疗周期为1.5个月。后于2013年6月2日、2013年11月16日、2014年3月27日分别给予3周期DC-CIK细胞巩固治疗，于2014年9月24日、2015年1月28日、2015年7月27日、2015年12月21日分别行4周期CIK细胞巩固治疗，平均治疗周期为4.5个月。患者细胞治疗期间安全性良好，无甲减、肺炎、肝肾等器官功能损害等不良反应。本例患者术后定期复查，随访11年余。2022年9月末次影像学检查未发现肿瘤复发和转移征象。

病理图文诊断报告单如病例24图1所示。

河北医科大学第四医院

病理图文诊断报告单　病理号:12-2579

姓名:	性别:男	年龄:69
院别:本院	送诊科室:胸五	住院号:666136

临床诊断:右肺上叶癌　　送检部位:右肺上叶及淋巴结

病理诊断:

大体所见:
肺肿物2.5cm×2.5cm×1.5cm，切面灰白质硬。

诊断:
组化12-538: CK（+），Vim（-），P63（灶性+），Syn（-），CD56（+），Chr-A（-），NSE（-），Ki-67（40%）。
肺: 低分化腺癌伴大细胞神经内分泌癌分化。
支气管残端（-）。
淋巴结: 10组1/1，4组2/2，11组1/2转移。

病例24图1　患者病理结果

三、疾病介绍

肺癌是全球发病率和死亡率最高的恶性肿瘤之一，其中非小细胞肺癌（non-small cell carcinoma，NSCLC）占肺癌75%～80%，Ⅲ期NSCLC约占30%。研究显示ⅢA期、ⅢB期和ⅢC期NSCLC的5年生存率分别为36%、26%和13%。其中ⅢA期NSCLC最为复杂，是高度异质性的一组疾病，涉及肿瘤的生物学、病理学、肿瘤部位、局部侵犯和转移，以及患者自身的条件和医疗机构水平的高低。治疗前在完整分期检查的基础上评估是否可以完全手术切除，指南将ⅢA期NSCLC分为3组：可完全切除，即R0切除；可能完全切除；无法完全切除。

对于可手术切除的ⅢA期NSCLC，2023版CSCO非小细胞肺癌诊疗指南推荐进行手术切除，术后辅助含铂双药方案化疗。若病理分期为N_2，可考虑行术后辅助放疗。随着分子检测技术和免疫检查点抑制剂应用的发展，ⅢA期NSCLC术后辅助治疗进一步细分人群。对于EGFR敏感突变型患者，指南推荐根治性手术后可行奥希替尼（化疗后）或埃克替尼辅助治疗。对于所有可手术切除的ⅢA期NSCLC患者，阿替利珠单抗可用于PD-LI TC≥1%且接受根治性手术及含铂双药化疗后的辅助治疗，可选策略为帕博利珠单抗的辅助治疗。可手术切除的ⅢA期NSCLC另一基本策略为根治性同步放化疗。可选策略为新辅助治疗后再行根治性切除。另外，越来越多的靶向新辅助及免疫新辅助治疗在可切除肺癌中进行探索。NMPA已批准纳武利尤单抗联合含铂双药化疗用于肿瘤≥4cm或淋巴结阳性的可切除NSCLC新辅助治疗。为了进一步改善患者的预后，目前多项以PD-1单抗或PD-L1单抗为基础的方案作为早中期NSCLC新辅助治疗的研究已经完成入组并公布了初步结果，提示对于驱动基因阴性的Ⅲ期NSCLC，围手术期免疫联合化疗是未来的趋势，但尚需总生存数据的支持。

对于不可手术ⅢA期NSCLC患者，有根治性治疗可能（意愿）且PS评分良好的患者指南推荐同步放化疗。基于PACIFIC研究结果，度伐利尤单抗可作为同步放化疗后的巩固治疗。随后基于GEMSTONE-301研究结果，NMPA批准舒格利单抗作为同步或序贯放化疗后的巩固治疗用于不可手术局部晚期NSCLC。部分因各种原因不能耐受同步放化疗的患者，可以采用序贯化疗-根治性放疗模式。另外，不可切除患者经诱导治疗后可否手术目前存在较多争议。对于PS＝2，难以耐受同步放化疗的患者，单纯放疗或序贯放疗＋化疗为推荐的治疗模式。对于难以耐受或不愿接受放疗的患者，可予以靶向或化疗治疗。

该例患者为术后病理学发现的ⅢA（$pT_1N_2M_0$）期NSCLC患者，病理类型为腺癌伴大细胞神经内分泌癌分化，恶性程度较高，复发和转移风险较大。根据2012年

therapy without chemotherapy in an elderly patient with HER2–positive gastroesophageal junction cancer: A case report[J].Human vaccines & immunotherapeutics, 2022, 18: 2121109.

[20]Adnane S, Marino A, Leucci E.LncRNAs in human cancers: signal from noise[J]. Trends in cell biology, 2022.

[21]Gu Y, Lv H, Zhao J, et al.Influence of the number and interval of treatment cycles on cytokine–induced killer cells and their adjuvant therapeutic effects in advanced non–small–cell lung cancer (NSCLC) [J].International immunopharmacology, 2017, 50: 263–269.

[22]Pan K, Li Y, Wang W, et al.The efficacy of cytokine–induced killer cell infusion as an adjuvant therapy for postoperative hepatocellular carcinoma patients[J].Annals of surgical oncology, 2013, 20: 4305–4311.

[23]Pan Q, Liu Q, Zhou Y, et al.CIK cell cytotoxicity is a predictive biomarker for CIK cell immunotherapy in postoperative patients with hepatocellular carcinoma[J].Cancer immunology, immunotherapy.CII, 2020, 69: 825–834.

[24]Wang J, Yang F, Sun Q, et al.The prognostic landscape of genes and infiltrating immune cells in cytokine induced killer cell treated–lung squamous cell carcinoma and adenocarcinoma[J].Cancer biology & medicine, 2021, 18: 1134–1147.

病例25　负载新抗原的树突状细胞疫苗（Neo-DCVac）联合免疫检查点抑制剂（ICIs）治疗ICIs耐药的晚期肺癌

一、病历摘要

（一）基本信息

患者男性，62岁，主因"咳嗽、咳痰5⁺个月，确诊肺腺癌5个月"于2022年12月1日于我科入院。

现病史： 2022年6月，患者无明显诱因出现咳嗽、咳痰，痰呈白色黏液，偶有痰中带血，呈暗红色，每日1～2次，每次2～3ml。无恶心、呕吐，无畏寒、发热，无潮热、盗汗，无胸痛、胸闷，无呼吸困难等不适。患者自述于当地住院输液治疗（具体用药不详）后，症状无明显缓解，为求进一步诊治，于我院就诊。2022年7月4日于我院行纤维支气管镜检查并取活检，术中见：右上叶前段外分支支气管黏膜肿胀、粗糙，管腔变窄，其余各级支气管未见异常。2022年7月6日行胸腹部增强CT扫描，胸部增强CT扫描示：右肺上叶尖段、上叶前段及下叶背段多发结节及团块影，最大者位于右肺上叶前段，大小约5.6cm×4.9cm，增强后轻度强化，下叶结节强化不明显，内见多发空洞；邻近胸膜增厚、粘连；右肺门多个肿大淋巴结；右肺散在多个小结节，直径0.3～0.6cm。全腹部增强CT扫描示：脾脏实质内见直径约0.5cm弱强化低密度小结节，脉管瘤？其他待排；左肾小囊肿；T_{11}右侧椎弓根、L_3椎体内高密度结节，性质待定，请结合骨扫描。2022年7月9日行头部增强MRI扫描示：脑实质内未见明显异常信号影，增强后未见异常强化灶。2022年7月13日行全身骨扫描示：右侧第5前肋骨代谢稍增高灶，请结合临床及其他影像学检查，建议随诊。2022年7月15日我院病理结果回示：右肺上叶组织查见低分化肿瘤浸润，结合免疫组化检测结果，支持为低分化非小细胞癌（CA）。免疫组化：肿瘤细胞呈PCK（+）、TTF-1（部分弱+）、CK7（+）、NapsinA（灶+）、CK5/6（个别弱+）、P63（个别弱+）、P40（大部为-）、CgA（-）、Syn（-）、CD56（-）、CD34（-）、SALL4（-）、

P53（强+）、BRG-1（+，未缺失）、INI-1（+，未缺失）、Ki67（+，约50%）。PD-L1（22C3）检测：部分+，TPS评分＝50%。免疫组化示肿瘤细胞较弱表达腺上皮标记，可符合低分化腺癌。基因检测结果示：KRAS p.G12D第二外显子错义突变c.35G＞A（p.G12D）47.6%，PIK3CA c.3140A＞T（p.H1047L）19.7%，TP53 c.817C＞T（p.R273C）。患者诊断为：①右肺低分化腺癌伴右肺门淋巴结转移，右肺内转移（cT4N1M0 ⅢA期，KRAS pG12D阳性，PIK3CA阳性，PD-L1（22C3）部分阳性，TPS＝50%）；②右侧第5前肋代谢增高，性质？。经胸外科评估无手术治疗指征。于2022年8月6日、2022年8月30日行第一、第二周期AC方案化疗联合免疫治疗（具体为：培美曲塞 900mg d1＋卡铂 500mg d1＋信迪利单抗200mg d1，q3w）。第二周期治疗后于2022年10月8日全面复查，胸部增强CT扫描示：右肺上下叶肿块及双肺多发结节，对比旧片右肺上叶肿块较前缩小，空洞缩小，周围肺内炎症较前增多；右肺门淋巴结较前缩小；左肺多个小结节为新发病灶，肺气肿，双肺上叶多发肺大泡；双肺散在炎症。腹部增强CT较前无明显变化。头部增强MRI扫描示：右额叶、岛叶环状强化结节影：多系转移性肿瘤。综合疗效评价为疾病进展（progressive disease，PD）（病例25图1）。经全科讨论后建议患者可筛选"负载新抗原的树突状细胞疫苗（Neo-DCVac）联合免疫检查点抑制剂（ICIs）治疗ICIs耐药的晚期肺癌的单臂、开放、前瞻性临床研究"，并针对头部转移灶请神经外科会诊协助诊治。详细向患者及家属介绍该临床研究的研究背景、研究方法、获益及风险，患者及家属经充分考虑后同意参加该临床研究，并签署知情同意书。2022年10月11日我院神经外科会诊后指出：患者肺癌脑转移可能性大，肿瘤较大且伴有瘤周水肿、颅内高压征象，建议转神经外科行手术治疗。患者转入我院神经外科于2022年10月15日在全麻下行"右额叶占位切除术＋脑脊液漏修补术＋颅内减压术"，手术顺利。术中获取患者的肿瘤组织约黄豆粒大小，术后患者苏醒后抽取外周血3ml，将肿瘤组织及外周血进行全外显子测序比对，并进行新抗原预测及新抗原肽合成。2022年11月5日，我院脑部病变术后病理活检结果示：（右额叶）肿瘤，结合组织学形态及免疫表型检测结果，支持为低分化癌，结合病史符合腺癌。免疫组化结果：CK（Pan）（+）、CK7（+）、TTF-1（8G7G3/1）（部分+）、NapsinA（部分+）、CK5&6（-）、P63（部分+）、Syn（-）、Ki-67（MIB-1）（+，60%～70%）、ALK-V（-）、ROS1（-）。原位杂交结果：EBER（-）。患者术后恢复可，在等待新抗原预测、多肽合成、Neo-DCVac制备期间，于2022年11月12日行第一周期桥接治疗：TP方案化疗联合特瑞普利单抗免疫治疗（具体为：紫杉醇250mg d1＋顺铂45mg d1～d3＋特瑞普利单抗240mg d3，q3w）。治疗过程顺利。现患者为求进一步治疗入院。患者自发病以来，精神、睡眠、食欲尚可，大小便正常，近期体重无明显变化。

既往史：否认高血压、糖尿病等慢性病史，否认乙肝、结核等传染病史，否认家族相关遗传病史。

个人史：长期居住于原籍，农民，无冶游史，无吸毒史。吸烟史约50年，平均20支/日，已戒烟，无饮酒史。

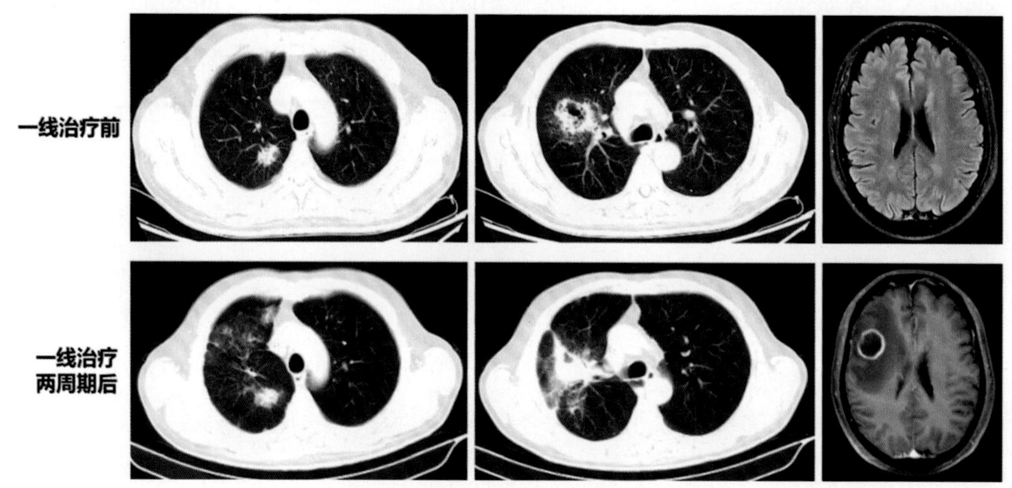

病例25图1　头部增强MRI扫描

注：一线治疗 2 周期后，肺部病灶稳定，颅内出现新发转移灶，疗效评价为 PD。

（二）体格检查

体温36.5℃，脉搏101次/分，呼吸18次/分，血压122/94mmHg。神志清楚，对答切题，查体合作。右侧头部可见长约6cm手术瘢痕，愈合良好，无渗血、渗液等。皮肤巩膜无黄染，浅表淋巴结未扪及肿大。双肺呼吸音清，未闻及干湿啰音，心率101次/分，律齐，未闻及病理性杂音。腹软，无压痛、无反跳痛；肝脾肋下未及。Murphy 征（－），肝肾区叩痛（－），移动性浊音（－）。双下肢无水肿。

（三）辅助检查

肿瘤标志物：癌胚抗原16.50ng/ml；细胞角蛋白19片段2.60ng/ml；烯醇化酶11.50ng/ml。

T细胞比例分析：CD3细胞亚群68.2%，CD4细胞亚群39.4%，CD3细胞亚群21.6%。

2022年11月18日头颅MRI增强扫描：示右侧额叶转移瘤术后，术区边缘强化，右侧额叶软化灶，请结合临床及随访；右岛叶强化结节，对比2022年10月10日MRI旧片病变缩小。

2022年12月2日胸部增强CT扫描：右肺上下叶肿块及双肺多发结节，对比2022年10月7日CT旧片右肺上叶前段肿块较前缩小，其内坏死灶范围减小，右肺下叶背段内带结节稍增大，其余较前未见明显变化，请结合临床及复查。

2022年12月6日上腹部增强CT扫描：脾脏弱强化结节影，较2022年10月7日CT旧片未见明显变化；左肾小囊肿；双肾局部强化减低，炎性可能，较2022年10月7日CT旧片未见明显改变；腹主动脉及分支管壁钙化伴少许附壁血栓；L_3椎体内高密度结节影，较上述CT旧片未见明显变化，性质？请结合临床和其他检查。

（四）临床诊断

1. 右肺低分化腺癌伴右肺门淋巴结转移，右肺内及脑转移（cT4N1M1b ⅣA期，KRAS pG12D阳性，PIK3CA阳性，PD-L1（22C3）部分阳性，TPS＝50%）。

2. 右侧第5前肋代谢增高，性质？

二、诊治经过

患者经二线治疗（也即桥接治疗）一周期后，综合疗效评价为疾病稳定（Stable disease，SD）。患者新抗原肽已合成结束，于2022年12月5日行血细胞采集进行Neo-DCVac疫苗制备。于2022年12月8日行第二周期TP方案化疗联合特瑞普利单抗免疫治疗（具体：紫杉醇240mg d1＋顺铂50mg d1，40mg d2～d3＋特瑞普利单抗240mg d3，q3w）。并于2022年12月12日行环磷酰胺400mg预处理，次日于2022年12月13日行第一次Neo-DCVac疫苗治疗，治疗过程顺利。此后患者分别于2023年1月13日、2023年2月15日行第三周期、第四周期TP方案化疗联合特瑞普利单抗免疫治疗。并于2023年1月18日、2023年2月19日行第2次、第3次Neo-DCVac疫苗治疗。于2022年3月9日进行全面复查，胸部增强CT扫描：右肺上下叶肿块及双肺多发结节，右肺门淋巴结稍大，多系肺癌伴转移，对比2022年12月2日CT旧片右肺数个稍大肿块均有缩小，右肺上叶空洞稍缩小，右肺门淋巴结稍缩小，其余较前未见明显变化，请结合临床及复查；肺气肿征象，双肺上叶多发肺大泡；双肺散在慢性炎症。腹部增强CT扫描较前无明显变化。头部增强MRI示：右侧额叶转移瘤术后，右侧额叶软化灶，请结合临床及随访；原右岛叶强化结节未见明确显示。综合疗效评价为部分缓解（Partial Rcsponse，PR）（病例25图2A）。

患者完成四周期桥接治疗后，规律采用特瑞普利单抗联合Neo-DCVac免疫治疗。在整个治疗期间，安全性良好，无≥3级不良反应发生。定期复查，均提示肺部病灶稳定，颅内无新发转移灶，疗效为持续PR（病例25图2A）。无规律监测肿瘤标志物提示CEA和CYFRA21-1较稳定，NSE仅有一次高于正常值，后恢复正常（病例25图2B）；规律监测T细胞亚群显示CD3+ T细胞和CD8+ T细胞亚群有轻度上升趋势（病例25图2C）。疫苗免疫十剂后，通过酶联免疫斑点分析法（Enzyme-linked immunospot assay，ELISpot）检测疫苗免疫前后外周血单核细胞（Peripheral blood mononuclear cells，PBMCs）对预测新抗原的免疫应答情况，结果发现：疫苗面前的PBMCs对预测新抗原没有免疫应答，疫苗免疫后PBMC对新抗原突变肽BRCA2、ERBB2、NSMAF、PIK3CA、TP53、LINGO2和IDO1应答反应增强（病例25图3）。提示Neo-DCVac疫苗免疫后诱导了靶向新抗原的特异性免疫应答。

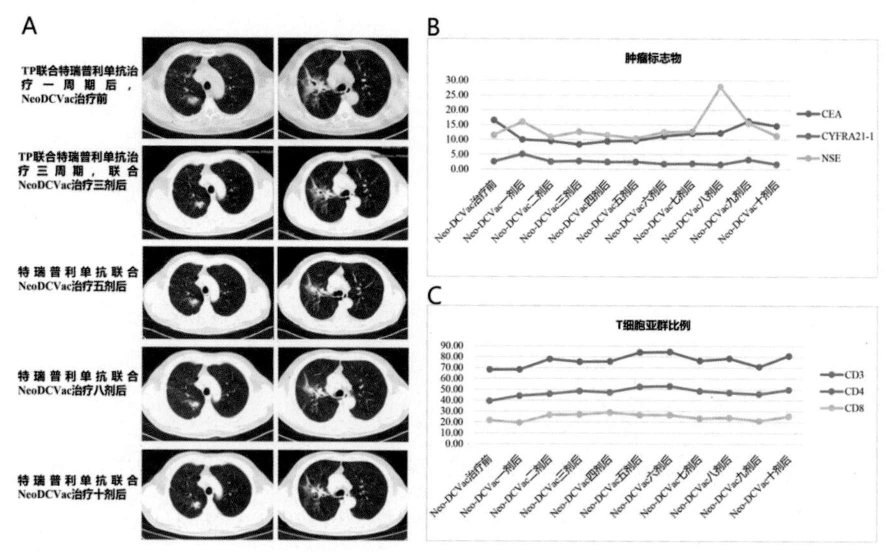

病例25图2　综合疗效评价为部分缓解

注：A. 联合使用 Neo-DCVac 后肺部病灶均缩小，综合疗效评价为 PR；B. 联合使用 Neo-DCVac 后肿瘤标志物动态变化情况；C. 联合使用 Neo-DCVac 后 T 细胞亚群动态变化情况。

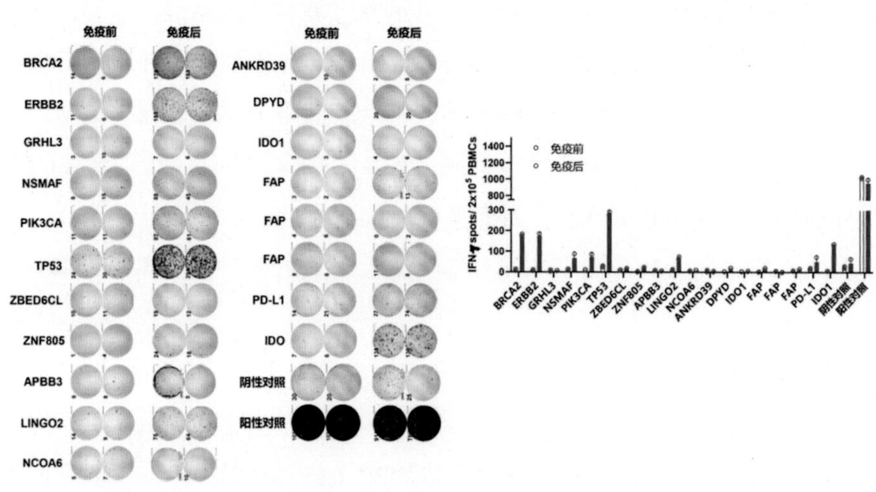

病例25图3　疫苗免疫前后PBMCs对预测新抗原突变肽的应答情况

三、病例介绍

（一）免疫检查点抑制剂（immune checkpoint inhibitors，ICIs）在晚期肺癌治疗中的现状

肺癌是一种侵袭性恶性肿瘤，是全球癌症相关死亡的首要原因，严重威胁着人类的健康和生命。在我国，肺癌居肿瘤发病率及癌症相关死亡率的首位。肺癌的预后与临床分期密切相关，手术是早期肺癌的主要治疗方式。但由于肺癌发病隐匿，大部分患者就诊时已处于晚期，失去手术治疗的机会。随着对肺癌发生机制的深入理解，对肿瘤微环境研究的持续深入，以及临床研究数据的不断累积，晚期肺癌的治疗模式已经从化疗时代、靶向治疗时代迈入了免疫治疗时代。ICIs作为免疫治疗的重要组成部分，从最开始在标准治疗方案失败的晚期肺癌中尝试到现在几乎所有驱动基因阴性的晚期肺癌患者都会接受ICIs作为整个治疗方案的一部分，ICIs的出现已改变了晚期肺癌的治疗策略。尽管部分患者在ICIs治疗后可获得长期生存，但ICIs在晚期肺癌中的有效率仅为20%～30%，且大部分患者最终都会出现耐药导致治疗失败。对于那些ICIs治疗失败的晚期肺癌患者，他们可选择的治疗手段有限，预后差，有必要探索新的、有效的、低毒的治疗方法来改善这部分患者的预后。

（二）靶向新抗原的肿瘤疫苗在临床中的应用

肿瘤疫苗是免疫治疗一个重要发展方向。早期的肿瘤疫苗主要针对肿瘤中异常表达或过度表达的肿瘤相关抗原（tumor associated antigens，TAAs）。由于这些TAAs也表达于正常组织，靶向TAAs的肿瘤疫苗具有诱发自身免疫疾病的风险，并且由于中枢耐受，T细胞对这些抗原的亲和力较低导致临床疗效欠佳。近年来，肿瘤新抗原掀开了个体化免疫治疗的新篇章。肿瘤新抗原（neoantigen）是指由肿瘤细胞突变产生，能够被加工、提呈，并进一步引起特异性免疫应答反应的突变蛋白（病例25图4）。不同于TAAs，肿瘤新抗原是在肿瘤发生、发展过程中形成的，不表达于正常组织，是真正的肿瘤特异性抗原（tumor specific antigen，TSA）。因此，靶向肿瘤新抗原的免疫治疗不会引起中枢免疫耐受，也不会导致自身免疫性疾病，是肿瘤免疫治疗的理想靶点。

目前，靶向肿瘤新抗原的RNA或肽疫苗已在多种实体瘤中显示出令人鼓舞的治疗效果。树突状细胞（Dendritic cells，DCs）作为专职的抗原呈递细胞，在抗原特异性T 细胞免疫中发挥关键作用。将肿瘤新抗原负载到DCs，制备成负载肿瘤新抗原的个体化DCs疫苗也是基于新抗原疫苗的另一重要研究方向。负载新抗原的DC疫苗的应用策略是将新抗原肽或mRNA导入体外制备的DCs中，然后用负载新抗原的成熟DCs免疫患者（病例25图5）。简而言之，将肿瘤组织与正常组织进行全外显子测序

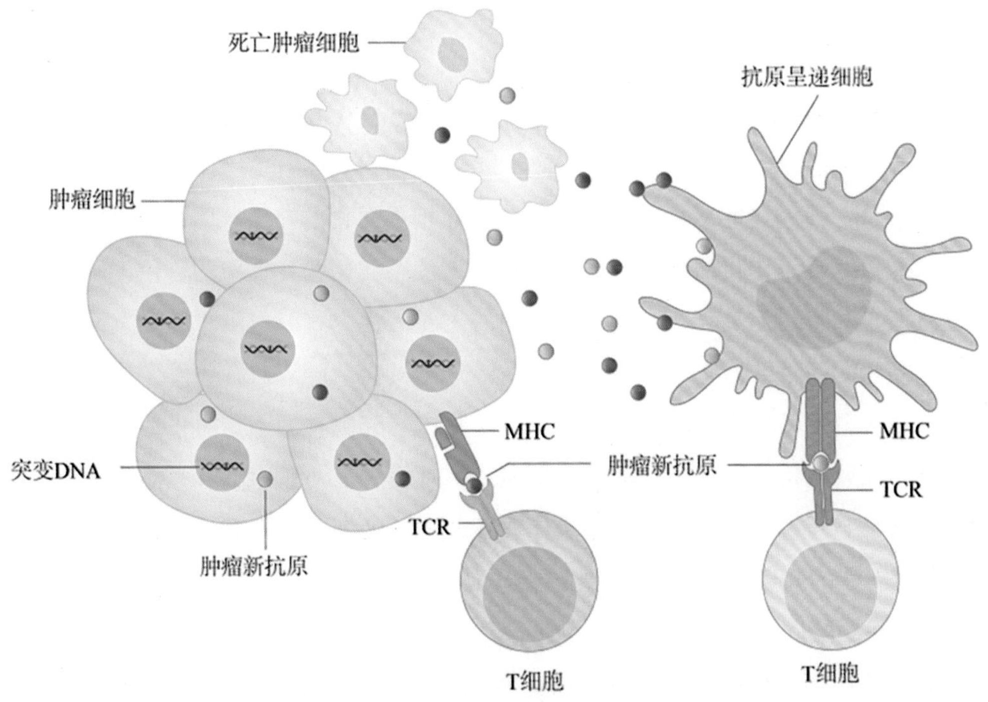

病例25图4　肿瘤新抗原的产生与免疫应答示意图

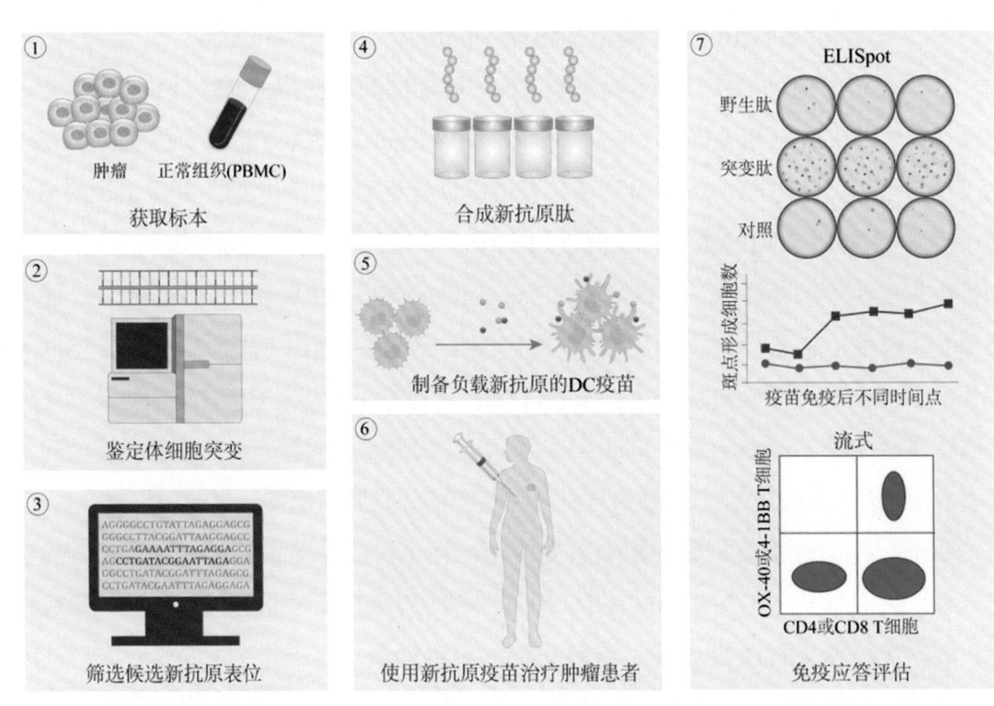

病例25图5　负载新抗原的DC疫苗应用策略示意图

比对，筛选出体细胞非同义突变，同时鉴定患者的人类白细胞抗原（Human leukocyte antigen，HLA）分型；对每个肿瘤样本进行RNA测序，以确定突变的表达状态；然后通过HLA亲和力打分、突变表位和相对应的野生表位与HLA亲和力对比、表达水平等条件逐步过滤后，筛选出候选新抗原表位合成多肽或RNA；获取患者的外周血单核细胞（Peripheral blood mononuclear cells，PBMCs），培养DCs；然后将新抗原肽或RNA负载到DCs上，并通过添加成熟刺激物组合在体外刺激DCs成熟，然后用负载新抗原的成熟DCs免疫患者。疫苗免疫后通过酶联免疫斑点分析法（Enzyme-linked immunospot assay，ELISpot）或流式细胞术评估免疫应答状况。

目前，基于新抗原的DC疫苗已在黑色素瘤和其他实体瘤中显示出临床疗效。在前期的临床研究中，我们的研究团队采用负载新抗原肽的DC疫苗（Neo-DCVac）治疗多线治疗失败的晚期肺癌患者，安全性良好，客观缓解率（Objective response rate，ORR）为25%，中位无疾病进展生存期（Progression-free survival，PFS）为5.5个月，中位总生存期（Over survival，OS）为7.9个月。研究还发现Neo-DCVac免疫后可诱导新抗原特异性T细胞免疫。我们的研究为晚期多线治疗失败的肺癌患者提供了新的治疗思路，并为Neo-DCVac在其他实体肿瘤中开展临床研究提供了依据。

（三）新抗原疫苗联合ICIs在临床中的应用

目前，将不同的免疫治疗方式进行联合是研究的热点。近期，BioNTech US公司的Lakshmi Srinivasan及Dana Farber癌症研究院的Patrick A.Ott研究小组合作取得一项新突破。他们将个体化的新抗原疫苗NEO-PV-01与Nivolumab联合用于治疗晚期黑色素瘤、非小细胞肺癌和膀胱癌患者。研究结果显示，在接种疫苗的患者（N=60）中，黑色素瘤、非小细胞肺癌和膀胱癌患者的ORR分别为59%、39%和27%；中位PFS分别为23.5个月、8.5个月和5.8个月；1年总生存率分别为96%、83%和67%。在黑色素瘤和非小细胞肺癌队列中，接种疫苗患者的中位OS未达到，而膀胱癌队列的中位OS为20.7个月。这些数据与单纯使用Nivolumab治疗的历史数据相比，具有良好的优势。

在我们前期的临床研究中，入组的12例患者中有4例患者既往已接受过ICIs治疗，这些患者表现出对ICIs原发性耐药或继发性耐药。这4例患者接受Neo-DCVac治疗过程中，未停止使用ICIs。有趣的是，我们发现接受Neo-DCVac治疗后这4例患者均实现了疾病控制（2例患者获得PR，2例患者获得SD）。我们将患者分为Neo-DCVac治疗期间联合使用ICIs治疗的患者和Neo-DCVac治疗期间未联合使用ICIs治疗的患者。结果显示ICIs和Neo-DCVac联合治疗具有更长的PFS（11.2月vs.2.2月，P=0.045）和更好的OS趋势（11.2月vs.7.6月，P=0.40）。尽管因为样本量太小，使我们无法得出可靠的结论，但却促使我们思考出现这一现象的可能原因。

新抗原疫苗可以诱导抗肿瘤特异性 T 细胞的产生，而ICIs可以抑制T细胞上抑制性受体的负性调节作用，相当于新抗原疫苗提供“兵源”，ICIs增强这些“兵”的作战能力，从而发挥协同的“杀敌”效应（病例25图6）。尽管对于ICIs耐药机制尚无明确定论，但Rosenthal等人通过研究表明新抗原丢失可能是导致ICIs耐药机制之一。Anagnostou等人的研究结果也验证了这一观点。他们通过将4例肺癌患者ICIs治疗前和ICIs耐药后的肿瘤组织进行外显子测序发现，在获得性耐药发生时，之前预测的产生新抗原的突变已消失。根据新抗原疫苗和ICIs的协同作用机制，即使ICIs治疗导致新抗原丢失后，使用新抗原疫苗仍可以产生协同作用。因为我们是在ICIs耐药后获取的肿瘤组织进行新抗原预测及新抗原疫苗的制备。可以理解为针对“新的敌人”增加了“新的士兵”，而ICIs同样可以增强这些“新兵”的作战能力。这或许可以解释我们前期临床研究中ICIs耐药患者联合使用Neo-DCVac疗效较好的原因。然而，尚需进一步研究验证。

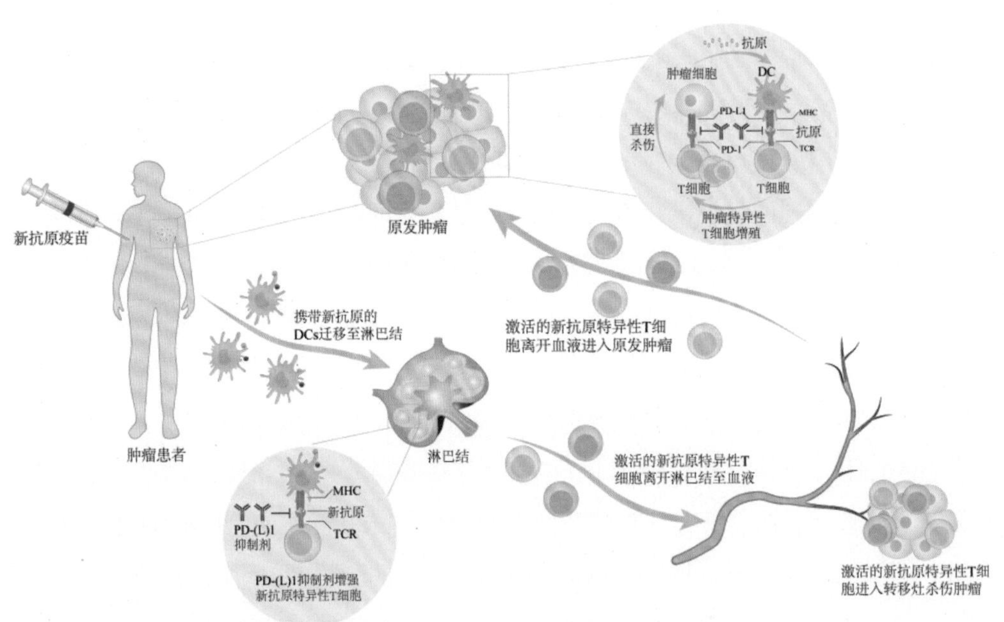

病例25图6　新抗原疫苗联合ICIs抗肿瘤协同作用机制示意图

（四）Neo-DCVac联合ICIs治疗ICIs失败的晚期肺癌患者

基于ICIs在晚期肺癌中的应用现状以及前期研究结果，我们开展了一项临床研究以探索个体化新抗原DC疫苗（Neo-DCVac）联合ICIs用于ICIs耐药的晚期肺癌的安全性及有效性。该病例为该临床研究中的一例，结果显示联合使用Neo-DCVac之后，患者的肿瘤病灶控制良好，PFS已接近10个月，且安全性良好。

值得注意的是，在该临床研究设计中，我们增加了桥接治疗方案。从图5中我们可知Neo-DCVac疫苗的制备涉及新抗原的筛选、多肽的合成、DC细胞培养等，所需时间较长。在我们前期临床研究中也发现部分晚期肺癌患者在等待过程中出现疾病进展而死亡。因此，在该临床研究中，我们设计了桥接治疗方案。结合该病例来看，患者从桥接治疗方案中获益，为后续Neo-DCVac联合ICIs治疗赢得了机会和时间。

在该病例中，患者在桥接治疗使用一周期后，联合使用了Neo-DCVac疫苗；在完成四周期的桥接治疗后，使用Neo-DCVac疫苗联合ICIs继续治疗。因此，无法完全确定临床疗效的获益得益于Neo-DCVac，尚需更多的临床研究数据以及机制研究阐明Neo-DCVac在这一治疗方案中的作用。

四、病例点评

近年来，免疫治疗开启了肿瘤治疗的新纪元，免疫治疗被认为是最有可能治愈肿瘤的方法。不同于传统的治疗方式，免疫治疗的本质是通过激活机体的免疫系统或解除机体的免疫抑制达到治疗肿瘤的目的。目前常用的免疫治疗策略包括：ICIs、细胞过继输注和肿瘤疫苗等。其中，尤以ICIs在临床应用广泛。ICIs的出现已改变了驱动基因阴性的肺癌的治疗策略。然而，尽管部分患者在ICIs治疗后可获得长期生存，但ICIs在晚期肺癌中的疗效有限，且大部分患者最终都会出现耐药导致治疗失败。在以ICIs为主的免疫治疗时代背景下，如何突破ICIs的疗效瓶颈，最终切实提高驱动基因阴性的肺癌的治疗有效率和延长患者的生存时间，是目前亟待解决的重要问题。

随着对肿瘤免疫理解的不断深入，测序成本的降低，生物信息学的飞速发展和人工智能技术的不断突破，基于新抗原的“精准”免疫治疗已成为肿瘤治疗的前沿热点，展现了良好的应用前景。目前，靶向肿瘤新抗原的RNA疫苗、肽疫苗和DC疫苗已在多种实体瘤中显示出令人鼓舞的治疗效果。在前期的临床研究中我们发现，负载新抗原肽的DC疫苗（Neo-DCVac）在晚期肺癌中安全性良好，并具有一定的临床疗效，而Neo-DCVac联合ICIs不仅可能具有更好的临床疗效，还具有逆转ICIs耐药的潜力。另外，联合治疗才是治愈肿瘤的有效方式已经成为共识。对于ICIs来说，肿瘤新抗原疫苗可能是取得肿瘤治疗长期疗效的下一个首选“合作伙伴”。然而，目前尚缺乏新抗原DC疫苗与ICIs相互作用机制的研究，有必要开展研究进一步探索，为阐明Neo-DCVac与ICIs的相互作用机制，进一步提高新抗原疫苗和ICIs的临床疗效奠定理论基础。

“负载新抗原的树突状细胞疫苗（Neo-DCVac）联合免疫检查点抑制剂（ICIs）治疗ICIs耐药的晚期肺癌的单臂、开放、前瞻性临床研究”这一项临床研究的开展有助于为ICIs联合Neo-DCVac 的有效性和安全性提供临床依据，进一步为ICIs治疗失败的晚期肺癌患者提供新的思路和方案，使晚期肺癌患者有更多的可选择的治疗方案。另外，通过使用Neo-DCVac联合ICIs治疗ICIs失败的晚期肺癌患者，力争阐明Neo-DCVac与ICIs的协同作用机制，为将Neo-DCVac作为ICIs的联合治疗方式提供实验基础和理论依据。

（病例提供　李　青　四川大学华西医院）

（点评专家　丁振宇　刘继彦　四川大学华西医院）

参考文献

[1]Schumacher TN，Schreiber RD.Neoantigens in cancer immunotherapy[J].Science，2015，348（6230）：69-74.

[2]Ding Z，et al.Personalized neoantigen pulsed dendritic cell vaccine for advanced lung cancer[J].Signal Transduct Target Ther，2021，6（1）：26.

[3]Ott PA，et al.A Phase Ib Trial of Personalized Neoantigen Therapy Plus Anti-PD-1 in Patients with Advanced Melanoma，Non-small Cell Lung Cancer，or Bladder Cancer[J].Cell，2020，183（2）：347-362.

[4]Rosenthal R，et al.Neoantigen-directed immune escape in lung cancer evolution[J].Nature，2019，567（7749）：479-485.

病例 26 转移性精原细胞瘤长期生存

一、病历摘要

（一）基本信息

患者男性，1966年出生，2002年3月因“发现左侧附睾肿块伴胀痛2周”入院。

现病史：患者两周前无明显诱因下发现左侧附睾肿块伴胀痛，可耐受，无规律性，无尿痛尿急尿频，无排尿困难，自患病以来，患者神志清，精神可，二便无殊，胃纳一般，体重无明显变化。

既往史：既往体健。否认高血压、冠心病、糖尿病病史，无传染病史、过敏史。

家族史：无肿瘤家族史。

（二）体格检查

体温36.8℃，脉搏84次/分，呼吸18次/分，血压135/90。神志清，精神可，双肺呼吸音清，未闻及干湿啰音，心律齐，未闻及病理性杂音，腹软，无压痛反跳痛，未触及包块，肝脾未触及，肠鸣音正常，四肢活动自如，双下肢无水肿。生殖系统：左侧睾丸下可触及一大小约3.0cm × 2.8cm肿物，质软，固定，有触痛；附睾上可触及肿块，大小约2.0cm × 2.0cm，质硬，轻度触痛。

（三）辅助检查

血常规、血生化、尿常规、粪常规未见明显异常，肝胆胰脾超声未见明显异常，胸腹部CT未见明显异常。

（四）临床诊断

左侧附睾肿块。

二、诊治经过

患者于2002年3月5日行左侧睾丸及附睾切除术。术后病理（病例26图1）：左侧精原细胞瘤，大小4cm × 4cm，免疫组化LCA（-）、L26（-）、VCHL-1（-）、

AFP（+）、HCG（+）等支持，T1N0M0。术后放疗一程，^{60}Co外照射腹主动脉淋巴引流区27.2Gy/17f/23d，过程顺利，后暂未行其他抗肿瘤治疗。2002年11月复查胸片示：右肺门影增大，右上肺纵隔影增大，胸部CT提示：右肺转移及纵隔淋巴结肿大。发现右肺及纵隔转移（病例26图2），予“DDP 20mg d1～5+VP-16 0.1mg d1-5+PYM 80mg d1、d3、d5、d7、d9”化疗6疗程后，复查胸部CT示：上纵隔淋巴结肿大，右肺病灶及肺门淋巴结消失，气管前血管后肿大淋巴结两枚，疗效评价SD（病例26图3），遂于2003年6月起行全纵隔、右肺门区根治性放疗，具体：全纵隔DT60cGy/（3fx・3d）。2003年9月再次予“DDP 20mg d1～d5+VP-16 0.1mg d1～5+PYM 80mg d1、d3、d5、d7、d9”化疗1个疗程。至2003年11月患者因“后背阵发性酸痛，进行性加剧，伴双下肢乏力”入院，查MRI示：$C_{2\sim7}$、T_1、T_2、L_1及L_2多发椎体附件转移，C_6、C_7、T_1椎骨内硬膜外转移（病例26图4）；SPECT/CT：全身骨显像示T_{10}锥体、右测骶髂关节反应性骨形成活跃（病例26图5）。考虑病情进展，于2003年11月13日至12月10日行姑息止痛放疗，6Mv X线外照射，C_6、C_7、T_1予DT 3600cGy/18f/24d。并于2003年11月至2004年4月行“IFO 2.0g d1～d4+DDP 40mg d1～d3+NVB 10mg d1～d6”方案化疗4个疗程，治疗结束后背部疼痛明显缓解。2003年12月9日复查MRI：T_2、T_{10}、L_1、L_2多椎体转移性肿瘤（较2003年11月11日MRI相比，病灶较前吸收）（病例26图6）。

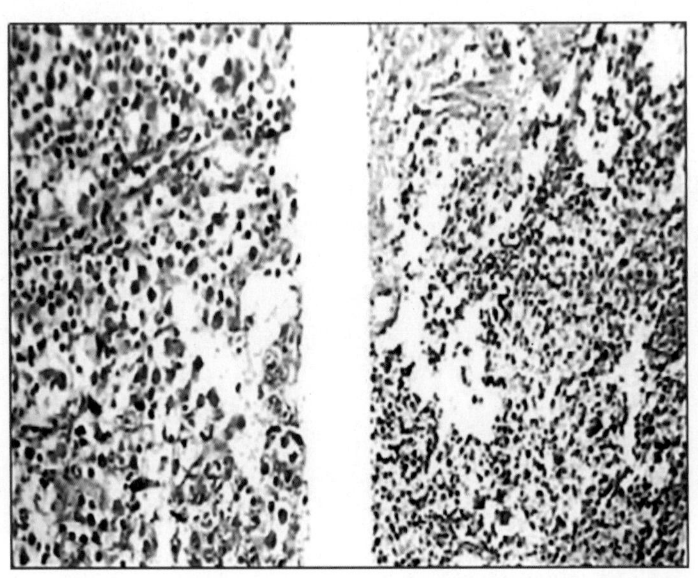

病例26图1　术后病理提示精原细胞癌

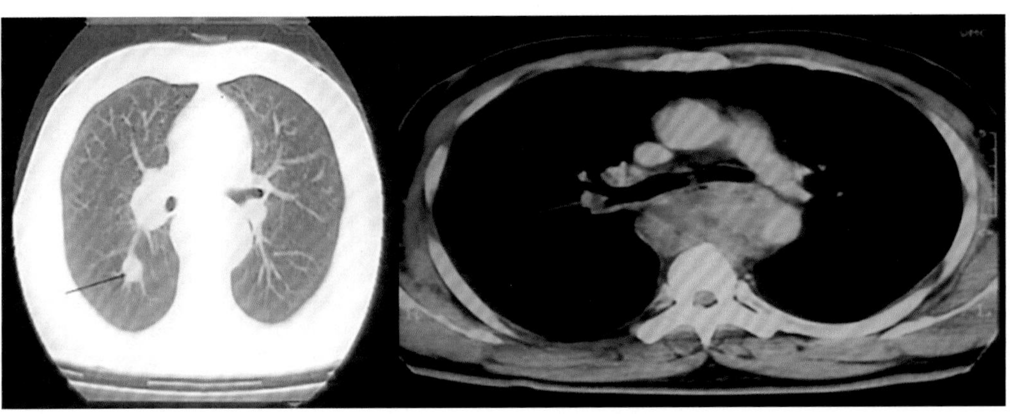

病例26图2　2002年11月27日CT复查影像

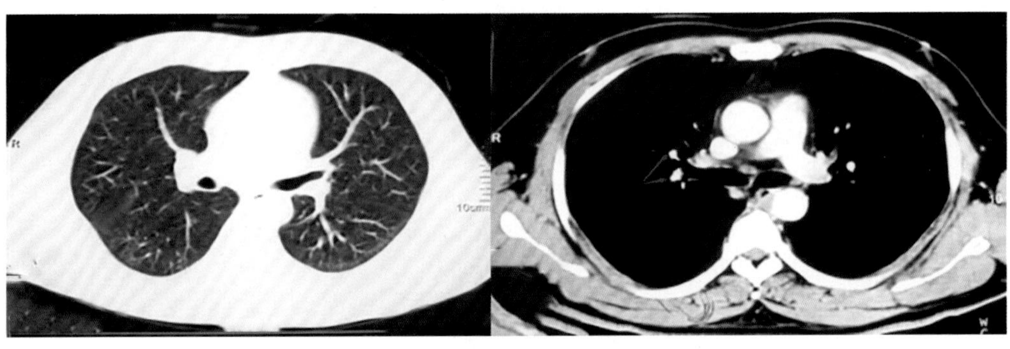

病例26图3　2003年5月21日CT复查影像

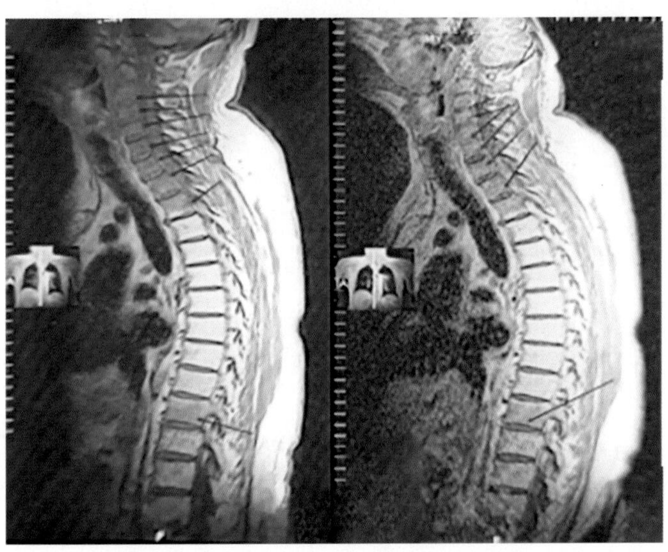

病例26图4　2003年11月11日MRI复查影像

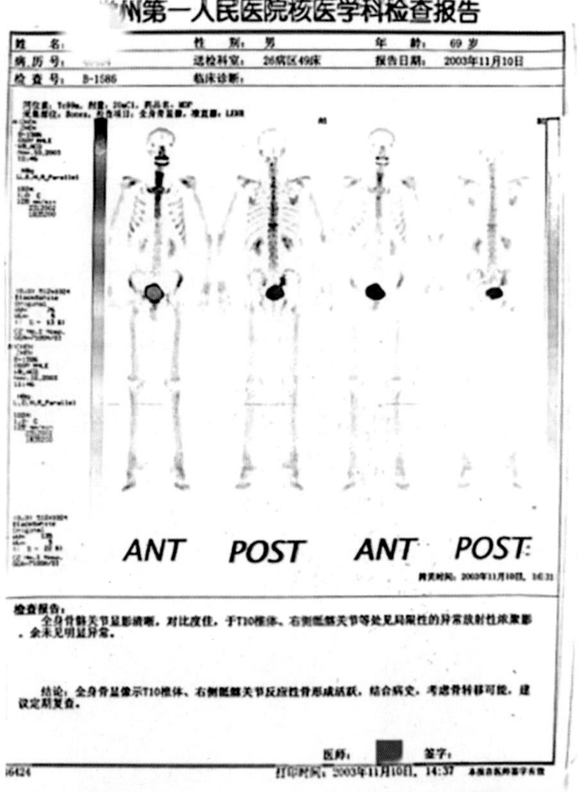

州第一人民医院核医学科检查报告

姓　名：		性　别： 男	年　龄： 69 岁
病 历 号：		送检科室： 26病区49床	报告日期： 2003年11月10日
检 查 号： B-1586		临床诊断：	

ANT　POST　ANT　POST

检查报告：

全身骨骼关节显影清晰，对比度佳，于T10椎体、右侧骶髂关节等处见局限性的异常放射性浓聚影，余未见明显异常。

结论：全身骨显像示T10椎体、右侧骶髂关节反应性骨形成活跃，结合病史，考虑骨转移可能，建议定期复查。

医师：　签字：

打印时间：2003年11月10日，14:37

病例26图5　2003年11月10日SPECT/CT复查影像

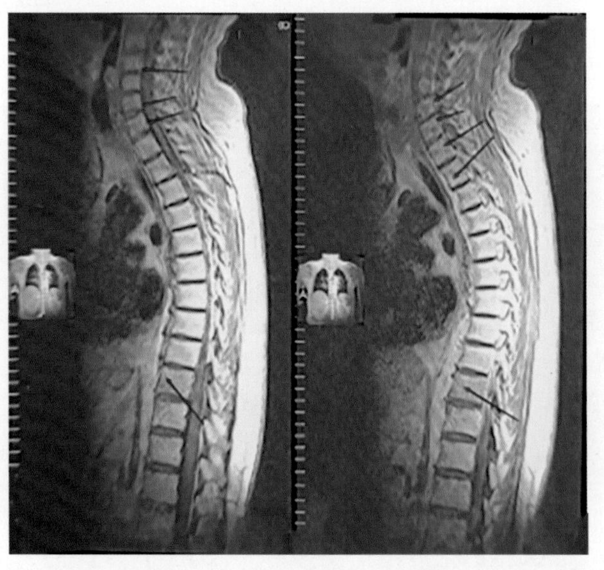

病例26图6　2003年12月9日MRI复查影像

患者自2004年4月化疗开始，至2016年11月8日行异体来源的细胞因子诱导的杀伤细胞（Cytokines Induced Killer，CIK）过继免疫治疗47程（每疗程回输细胞数量为

（5～10）$\times 10^{9}$，3～4个月1个疗程），治疗期间多次复查肿瘤标志物、颈椎及全胸片、超声等均提示稳定（病例26图7）。2013年复查MRI提示病灶消失。2023年6月28日胸部CT未见椎体转移肿瘤相关报告。

截至2023年7月仍生存，已生存252个月。

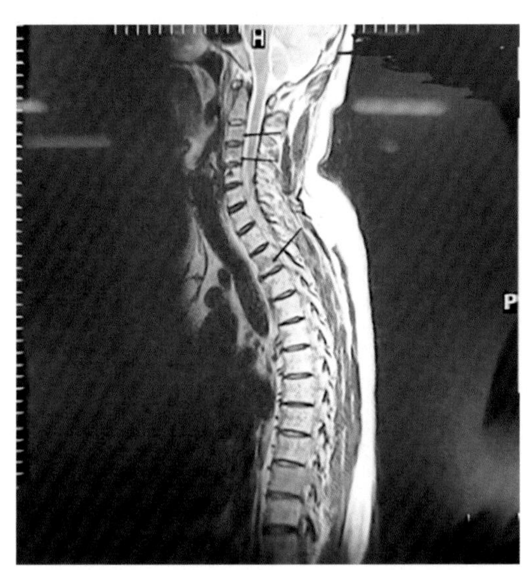

病例26图7　2006年3月3日MRI复查影像

三、疾病介绍

1．精原细胞瘤的诊断　临床表现：睾丸精原细胞瘤的高发年龄为20～40岁，常表现为无痛性睾丸肿块，约20%患者可因肿瘤出血或梗死而出现睾丸疼痛。部分患者可能会被误诊为附睾炎、睾丸炎等。

肿瘤标志物：甲胎蛋白（Alpha Fetal Protein，AFP）水平升高可排除纯精原细胞瘤，乳酸脱氢酶（Lactic Dehydrogenase，LDH）是一种特异性较低的标志物，其水平可与整体肿瘤负担相关，过高可能提示复发风险增高。人绒毛膜促性腺激素（human chorionic gonadotropin，HCG）水平在5%～10%的精原细胞瘤患者中升高，升高可能与转移性疾病有关，但与总生存率无关。胎盘样碱性磷酸酶水平在精原细胞瘤患者中可升高，特别是当肿瘤负担增加时。

超声：超声检查是睾丸肿块的首选检查方法，对于睾丸精原细胞瘤的检测，超声的敏感度和特异度分别为92%～98%和95%～99%。通常表现为均匀的低回声睾丸内肿块。较大的病变可能因中出血、坏死而变得不均匀。与非精原细胞瘤相比，精原细胞瘤中钙化和囊性区域较少。

CT与MRI：可用于发现肺部或纵隔淋巴结转移，在识别腹膜后淋巴结的转移上有其优势。

组织学：精原细胞瘤有以下三种组织学变异：经典精原细胞瘤（最常见的组织学类型）；间变性精原细胞瘤（5%～15%的患者）；精原细胞瘤（一种发生在老年人的罕见变异）。

2．精原细胞瘤的治疗特点　精原细胞瘤是一种发病率较低且预后较好的一种肿瘤。精原细胞瘤（seminoma）起源于睾丸原始生殖细胞，为睾丸最常见的肿瘤，多发生于中年以后，常为单侧性，右侧略多于左侧。在我国，该病发病率及死亡率均在十万分之一左右，占男性全部恶性肿瘤的1%～2%，占泌尿生殖系统恶性肿瘤的3%～9%。一般经淋巴途径转移播散，亦可发生血行转移，骨骼和肺脏是最常转移的部位。目前临床治疗主要以手术加放化疗为主。

Ⅰ期：75%～80%的精原细胞瘤患者确诊时处于Ⅰ期，对于Ⅰ期精原细胞瘤患者，都应行患者睾丸根治性切除术。但该分期有14%～20%的患者可能已经存在早期亚临床转移灶。根治性切除术后，依据病理分期进一步采用密切随访、放疗、化疗等干预来进一步降低复发率。吉西他滨与紫杉醇已在临床试验中显示出相对有效。根据美国癌症协会网页上公布的数据，睾丸精原细胞瘤临床Ⅰ期患者预后良好，5年生存率可达99%。

ⅡA/ⅡB期：对于此期精原细胞瘤，根治性睾丸切除术外加辅助放疗或化疗仍是临床首选方案。目前标准的化疗方案为BEP（博来霉素、依托泊苷和顺铂）3个疗程或者EP（依托泊苷和顺铂）4个疗程。一项回顾性研究中指出，在行根治性睾丸切除术后，临床ⅡA期睾丸精原瘤患者，标准的放疗方案相对于化疗有更高的5年生存率，因此有学者认为对于临床ⅡA期患者，优先使用放疗方案可能更为合适。睾丸精原细胞瘤临床Ⅱ期患者，5年生存率可达96%。

ⅡC和Ⅲ期：此期精原细胞瘤患者标准的3个疗程的BEP方案或者4个疗程的EP方案仍然是首选，5年的总生存率可达73%左右。对于化疗后仍有残余肿块患者，目前的指南推荐针对＜3cm的肿块密切随访；针对＞3cm的肿块则需要在化疗结束6周后行PETCT检查，检查结果为阳性或肿块持续增大，此时可考虑外科治疗、局部放疗或更换方案行二线化疗。

当然有研究通过Logistic回归分析结果显示年龄（P=0.012）、血清LDH水平（P=0.034）、放疗（P=0.025）、吸烟史（P=0.013）、隐睾病史（P=0.011）为精原细胞瘤术后复发的独立危险因素。对于有如上高危因素的患者，需做好随访工作。

3．生物治疗生殖细胞肿瘤的前景空间　尽管转移性的生殖细胞肿瘤（germ cell tumor，GCT）的治愈率高，一线和首次挽救治疗对复发患者均有效，但多次复发患者对顺铂耐药，预后极差。事实上，有10%～15%的转移性GCT患者在两线以上的铂类和（或）高剂量化疗治疗中失败。对于此类患者，酪氨酸激酶抑制剂和单克隆抗体对这种罕见疾病近乎无效，因此目前缺乏针对此的新型靶向治疗方案。本例患者在手术后，早期出现转移复发、转移，而在长达12年的细胞治疗期间以及随后的随访期间，多次复查肿瘤标志物，超声等均提示稳定，是否提示对于在两线以上的铂类和（或）高剂量化疗治疗中失败的患者，或许可以从细胞治疗中获益。本例患者在经过多线治疗后，病情趋于稳定，后接受CIK细胞维持治疗，体现出良好的维持疗效，期待总生存时间和生活质量都有显著提升。目前细胞治疗在男性恶性生殖细胞肿瘤中的尝试应用还缺乏比较有力的循证学依据，还需要更多的系统研究数据支持，本病例仅作一临床猜想，期待更多的后续研究与临床使用来验证。

四、病例点评

此为典型精原细胞癌术后复发转移病例，由于病例发生时间较早，因此与现行基于大量循证学证据总结的指南存在一定出入，给予术后辅助RT治疗等在当时具备科学性和可行性；后期肿瘤复发行标准放化疗后转移病灶控制良好。

本病例中患者坚持行CIK细胞治疗，这对长期行放化治疗、免疫功能较差的患者具有加强抗肿瘤免疫功能和帮助机体高效恢复的正向作用。不论手术、放化疗或靶向、免疫治疗等手段，增强对肿瘤的局部控制力或缓解患者临床症状的最终目的，均为转化成患者生存时间的延长和生活质量的提高，此患者经多线治疗后已获得10年以上的生存时长，已属不易，后续如再次复发，可以考虑按照现行循证学依据行相关治疗。

（病例提供　蒋敬庭　吴　晨　夏　韩　徐　斌　常州市第一人民医院）

（点评专家　韩为东　中国人民解放军总医院）

参考文献

[1]Anish.Seminoma[M].Treasure Island（FL）：StatPearls Publishing，2023.

[2]洪星磊，苗腾飞，乔保平.精原细胞瘤的临床特点及预后相关因素分析[J].肿瘤基础与临床，2022，35（02）：158-161.

[3]Coursey Moreno C，Small WC，Camacho JC，et al.Testicular tumors：what radiologists need to know——differential diagnosis，staging，and management[J].Radiographics，

2015，35（2）：400-415.

[4]TANDSTAD T，STÅHL O，DAHL O，et al.Treatment of stage I seminoma，with one course of adjuvant carboplatin or surveillance，risk-adapted recommendations implementing patient autonomy：a report from the Swedish and Norwegian Testicular Cancer Group（SWENOTECA）[J].Ann Oncol，2016，27（7）：1299-1304.

[5]laser SM，Vargo JA，Balasubramani GK，et al.Stage Ⅱ testicular seminoma：patterns of care and survival by treatment strategy[J].Clin Oncol，2016，28（8）：513-521.

[6]Alsdorf Winfried，Seidel Christoph，Bokemeyer Carsten et al.Current pharmacotherapy for testicular germ cell cancer[J].Expert Opin Pharmacother，2019，20：837-850.

[7]Bantis A，Sountoulides P，Metaxa L，et al.The diagnostic yield of fluorine-18 fluorodeoxyglucose positron emission tomography-computed tomography in recurrent testicular seminoma[J].Urol Ann，2016，8（4）：496-499.

[8]洪星磊，苗腾飞，乔保平.精原细胞瘤的临床特点及预后相关因素分析[J].肿瘤基础与临床2022，35（02）：158-161.

[9]International Prognostic Factors Study G，Lorch A，Beyer J，et al.Prognostic factors in patients with metastatic germ cell tumors who experienced treatment failure with cisplatin-based first-line chemotherapy.J Clin Oncol，2010，28（33）：4906-4911.

[10]Schmidtova S，Kalavska K，Kucerova L.Molecular mechanisms of cisplatin chemoresistance and its circumventing in testicular germ cell tumors.Curr Oncol Rep，2018，20（11）：88.

[11]Shen H，Shih J，Hollem DP，et al.Integrated molecular characterization of testicular germ cell tumors.Cell Rep，2018，23：3392-3406.

[12]Yarchoan M，Hopkins A，Jaffe EM.Tumor Mutational Burden and Response Rate to PD-1 Inhibition.New Engl J Med，2017，377（25）：2500-2501.

病例 27　CAR-T 治疗结肠癌发生 4 级 ICANS

一、病历摘要

（一）基本信息

患者男性，37岁，主因“结肠癌术后近4年，疾病第4次进展半个月”入住我院。

现病史： 4年余前体检发现结肠肿物，于2017年8月17日行腹腔镜下乙状结肠癌根治术，明确疾病分期为ⅢB期（$pT_3N_1M_0$）。术后给予XELOX方案化疗6个疗程时出现肝转移，疾病复发。2018年2月至2018年11月行西妥昔单抗联合伊立替康为主方案治疗16疗程后疾病进展；2018年11月至2019年11月先后7次行肝转移灶局部微创治疗。2019年11月出现双肺多发转移，2019年12月–2021年4月行贝伐珠单抗联合卡培他滨为主方案治疗20个疗程。期间行2次肝转移灶切除手术（病例27图1）。2021年5月再次因肺转移灶进展就诊于我中心。

既往史： 既往体健。

个人史： 居住地生长，否认吸烟、饮酒史，无冶游史。

家族史： 否认肿瘤家族史及精神疾病病史。

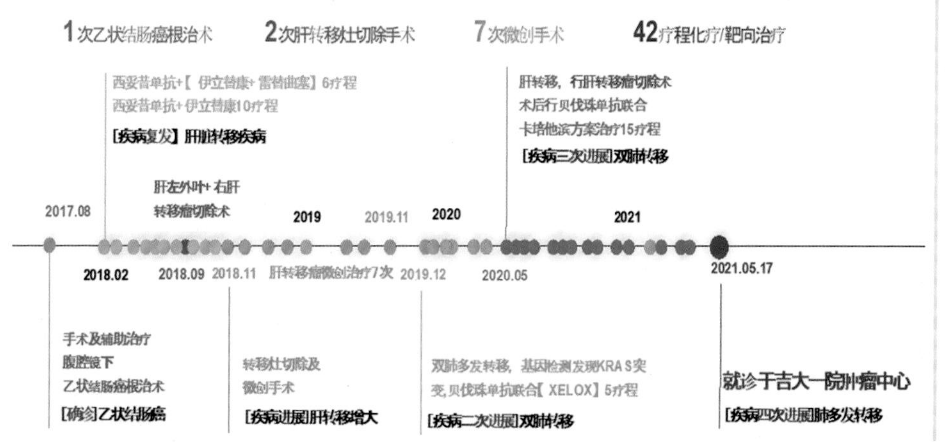

病例27图1　既往诊治经过

（二）体格检查

腹部术后瘢痕，愈合良好，余未见明显阳性体征。ECOG评分 1分。

（三）辅助检查

肿瘤标志物：CEA 19.63ng/ml（N<5.00）。双肺多发转移病灶，最大位于右肺，大小约1.4cm。头部核磁平扫+增强：未见转移灶。全腹CT平扫+三期增强（2021年5月20日，我院）肝脏治疗术后改变，未见转移病灶。

（四）临床诊断

乙状结肠中分化腺癌 $pT_3N_1M_0$ ⅢB期 MSS→Ⅳ期 双肺多发转移癌 KRAS突变。

二、诊治经过

患者于2021年5月17日成功入组我中心牵头开展的“靶向鸟苷酸环化酶/CD19（GCC19）的晚期结直肠癌的CAR-T细胞的安全性和有效性的I期临床研究”（ChiCTR2000040645）。于2021年5月21日顺利完成外周血单个核细胞采集。2021年6月4日即CAR-T细胞输注前3天，给予［氟达拉滨（30mg/m^2）+环磷酰胺（300mg/m^2）］方案进行清淋预处理。于2021年6月7日行GCC19 CART细胞（2×10^6/kg）回输。输注后，每2小时进行一次生命体征监测；每天服用左乙拉西坦（0.5g，q12h）预防神经系统毒性；同时早晚各进行1次CAR-T治疗相关毒性-10（CAR-T-cell-therapy-associated TOXicity-10，CARTOX-10）评分检测，每日进行血常规、生化、细胞因子等检测。

患者在接受CAR-T细胞输注后第1天出现体温增高，最高37.7℃，对症治疗及物理降温后体温可降至37℃以下。在CAR-T细胞输注后第4天，体温逐渐增高达到39.5℃，CARTOX-10评分为10分。发热过程中监测到血清IL-6、IL-10和IFN-γ的水平呈上升趋势（病例27图2），不伴有低血压、低氧血症等表现，排除感染迹象，明确诊断为细胞因子释放综合征（cytokine release syndrome，CRS）1级，物理降温及布洛芬等退热药对症治疗后体温控制不理想，给予托珠单抗560mg（8mg/kg）静脉输注后体温呈下降趋势，一般状态良好（病例27图3）。

在CAR-T细胞输注后第6天18：40左右，患者再次出现发热伴头痛；给予丙帕他莫（1.0g）输注后体温由38.2℃逐渐降至37℃。22：00查看患者出现困倦，意识淡漠，余神经查体未见阳性体征，给予多功能监护提示生命体征平稳，急查头部CT未见异常，考虑出现免疫效应细胞相关神经毒性综合征（immune effector cell-associated neurotoxicity syndrome，ICANS）1级，立即给予地塞米松10mg 每6小时静脉输注。2021年6月14日（CAR-T输注第7天）凌晨1：30患者出现癫痫发作，诊断ICANS 4

级，给予地西泮、苯巴比妥和甘露醇治疗后，癫痫得到缓解。清晨7点，第二次癫痫发作，给予地西泮、苯巴比妥治疗，仍处于癫痫持续状态，立即转至神经科重症监护室治疗。

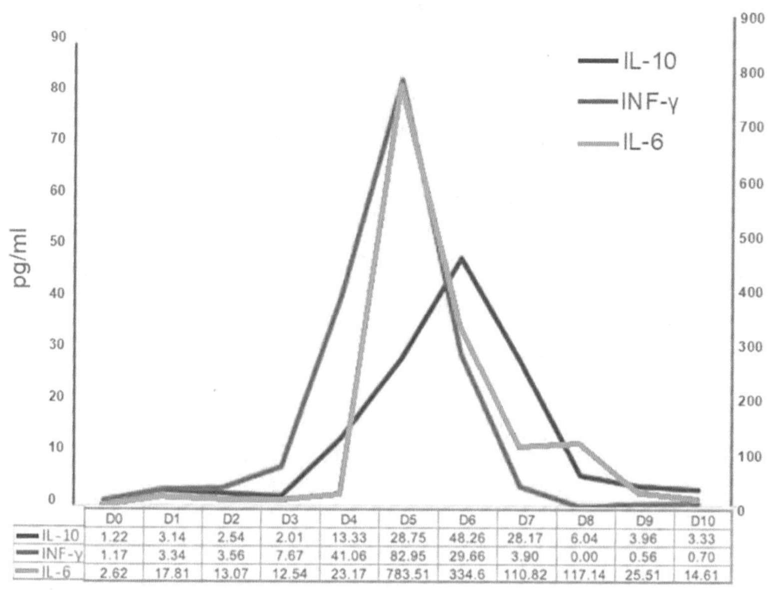

	D0	D1	D2	D3	D4	D5	D6	D7	D8	D9	D10
IL-10	1.22	3.14	2.54	2.01	13.33	28.75	48.26	28.17	6.04	3.96	3.33
INF-γ	1.17	3.34	3.56	7.67	41.06	82.95	29.66	3.90	0.00	0.56	0.70
IL-6	2.62	17.81	13.07	12.54	23.17	783.51	334.6	110.82	117.14	25.51	14.61

病例27图2　CAR-T输注后IL-6、IFN-γ和IL-10的水平变化

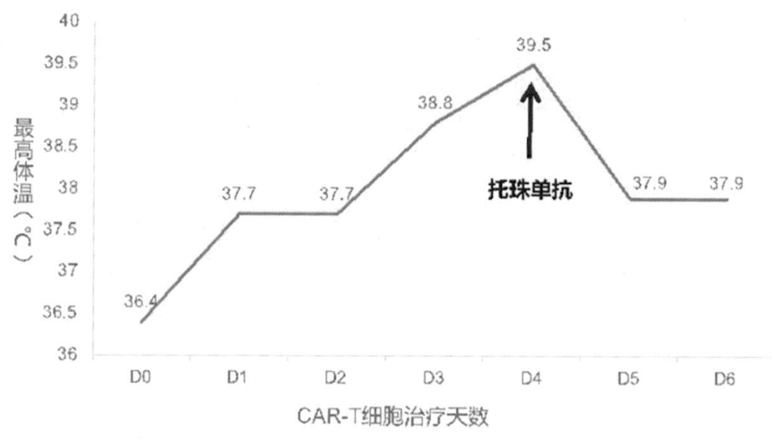

病例27图3　托珠单抗治疗后体温变化情况

治疗上同时给予甲基泼尼松龙1000mg/d，冲击治疗，患者仍处于癫痫持续状态，CAR-T细胞计数继续升高，因患者无法配合，未能行腰椎穿刺进行脑脊液检测。患者临床表现及实验检查提示ICANS程度与CAR-T细胞数量及活性增加明显相关，控制快速增殖的CAR-T细胞是逆转ICANS的关键。考虑达沙替尼（Dasatinib）毒副反应相对轻、起效快、能够透过血脑屏障的特点，对T细胞抑制作用可逆，给予患

者联合应用达沙替尼200mg/d（病例27图4）。同时应用苯巴比妥和左乙拉西坦抗癫痫治疗，甘露醇和甘油果糖降颅压治疗，预防性应用卡泊芬净和头孢吡肟预防真菌和细菌感染。达沙替尼用药3天后，外周血CAR-T细胞水平明显下降，患者意识逐渐恢复，病情好转，将达沙替尼剂量调整至100mg/d（CAR-T输注第10～第11天），监测长程脑电图未发现癫痫发作，仅观察到少量局部放电。CARTOX-10评分逐渐从0分恢复到10分。停用达沙替尼。达沙替尼停药后第4天患者外周血CAR-T细胞的水平开始回升。治疗过程中，甲基泼尼松龙逐渐减量至CAR-T回输后第20天停用（病例27图4）。

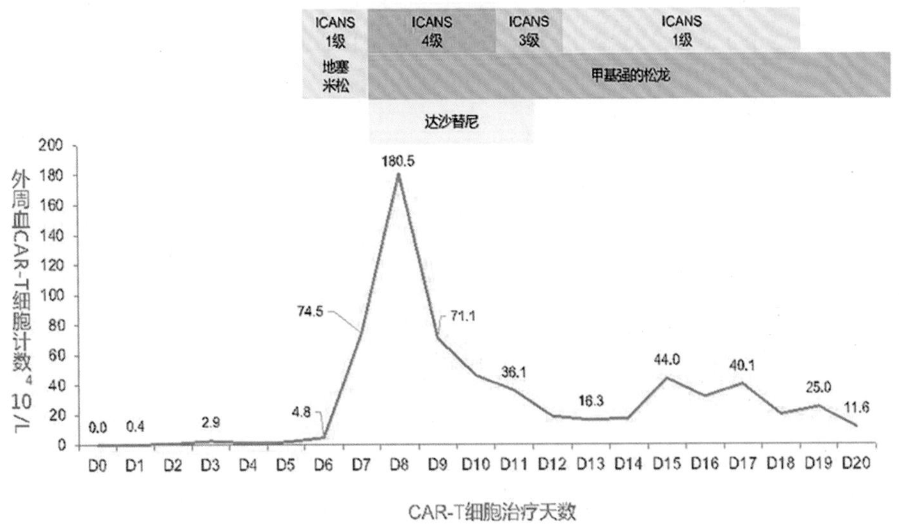

病例27图4　外周血CAR-T细胞水平与ICANS过程以及皮质类固醇和达沙替尼应用情况

患者在输注CAR-T后第16天开始出现3级水样腹泻的不良反应，排除感染因素，由于肠道黏膜上皮存在GCC表达，考虑存在"On-target off-tumor"效应，给予英夫利西单抗（5mg/kg）治疗后，腹泻得到有效控制。

CAR-T细胞治疗后1个月复查肿瘤标志物CEA从19.63ng/ml降至6.02ng/ml（正常范围＜5ng/ml）。根据实体瘤疗效评估标准（RECIST）1.1疗效评估：肺CT显示部分缓解（partial response，PR）（病例27图5B）；PET-CT疗效评估为部分代谢缓解（partial metabolic remission，PMR）（病例27图5D）。CAR-T治疗3个月疗效评价：RECIST 1.1标准持续PR；PET-CT显示出完全代谢缓解（complete metabolic response，CMR）（病例27图5E），CEA水平降至2.15ng/ml。最终患者获得了13个月的无疾病进展生存期（progression-free survival，PFS）。疾病第4次进展经CAR-T治疗后随访至今，患者仍有质量存活，目前OS已达到31个月。

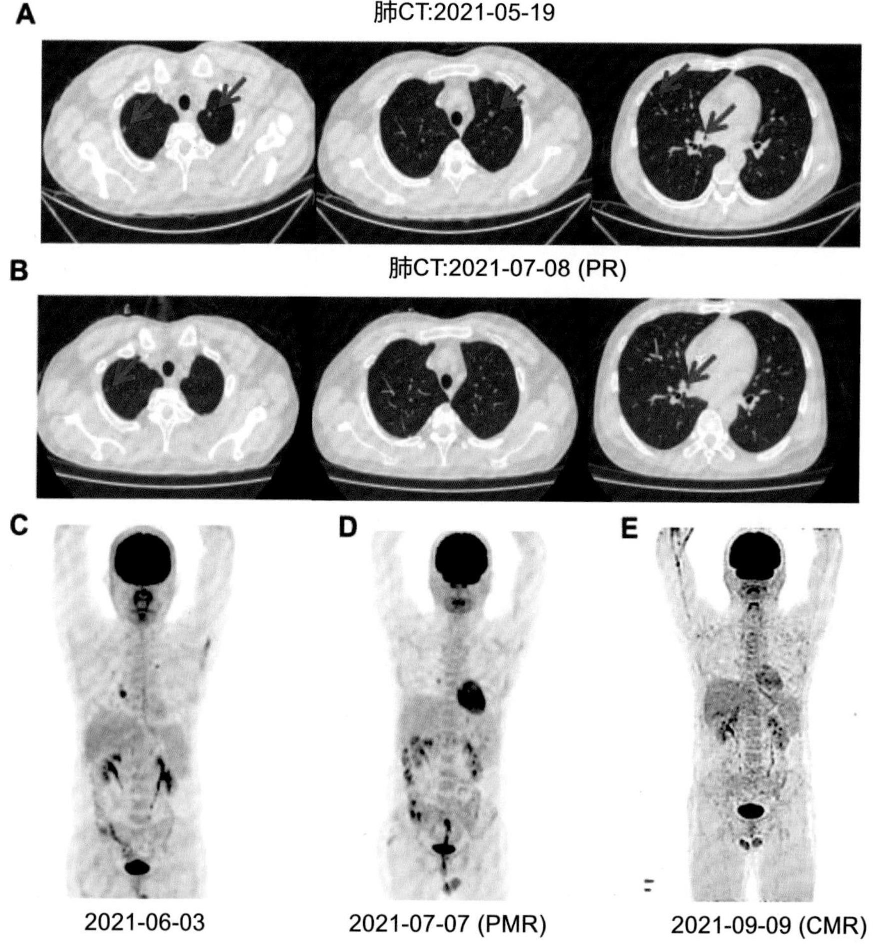

病例27图5　CAR-T细胞输注前后的肺CT和PET-CT

注：（A）基线时和（B）CAR-T 细胞输注后 1 个月的肺 CT；（C）基线、CAR-T 细胞输注后（D）1 个月和（E）3 个月的 PET-CT。

三、疾病介绍

本病例是一位经过多线治疗后，疾病仍然进展的年轻结肠癌患者，就诊时可供选择的后线治疗方案，整体有效率不足5%，无进展生存期（PFS）2～3个月，疗效甚微。患者选择加入此Ⅰ期临床试验尝试CAR-T治疗。既往报道开展的CAR-T治疗结肠癌临床试验均未取得成功。此临床试验CAR-T针对结直肠癌高表达鸟苷酸环化酶，同时针对B细胞表面抗原CD19，同时表达IL-12、IFN-γ以及IL6来进一步促进CAR-T细胞在体内扩增。患者取得CMR，“drug-free”PFS达到13个月，至总结本病例时仍高质量存活。但患者在接受治疗过程中出现CAR-T治疗相关并发症CRS和ICANS，脱肿瘤靶效应（On-target off-tumor），尤其是发生危及生命的4级ICANS，对临床决策及处理带来挑战。

ICANS又被称为CAR-T细胞相关脑病综合征（CAR-T cell relevant encephalopathy syndrome，CRES），相对于CRES，ICANS的定义更为广泛，是指免疫治疗后或继发于输注T细胞或内源性免疫效应细胞激活或应答所导致的中枢神经系统的病理过程和功能失调。其特点是中枢神经系统毒性，症状包括焦虑、震颤、失语症、书写能力受损、意识模糊和谵妄，甚至伴有严重的脑水肿和癫痫发作，危及生命。该患者体现了ICANS的症状或体征呈进行性发展，出现相对ICANS的特异性症状表达性失语，发展为意识丧失、癫痫等。广泛的ICANS分级体系为美国移植和细胞治疗学会（ASTCT）分级系统，该患者免疫效应细胞相关脑病（ICE）评分评分为0分，归类为4级ICANS。

研究显示，ICANS的发病率仅次于CRS，大概为20%～60%，3～4级ICANS发生率为12%～42%。ICANS通常在CRS之后发生，且经常发生在CRS缓解后，对托珠单抗疗效不佳，因此将ICANS与CRS视为两个独立的不良反应。皮质类固醇为控制ICANS的基础用药，且大多数情况下是可逆的。然而，皮质类固醇对伴有癫痫发作、颅内压升高或脑水肿的严重ICANS几乎没有作用。实体瘤的CAR-T治疗，ICANS发生率低，但更容易被忽视。2021年6月，“CAR-T细胞之父”CARLJUNE教授开展的前列腺癌CAR-T治疗的临床试验两名患者因ICANS死亡而终止，这无疑给CAR-T在实体瘤中的临床应用带来沉重的打击。

ICANS的发病机制尚不清楚，可能与血浆炎症因子升高、内皮细胞激活导致血管通透性增加、血脑屏障的完整性被破坏以及CAR-T对中枢神经系统的直接损伤有关。对于该患者，因为GCC19CAR-T同时针对CD19抗原，脑部壁细胞也表达CD19，在接受了GCC19CART治疗后，可能通过靶向壁细胞，影响壁细胞维持血脑屏障的完整性，也参与了ICANS的发生。此病例患者ICANS特点病情进展迅速、病情危重，即使在预防性应用左乙拉西坦，快速识别ICANS后立即给予皮质类固醇治疗，患者的ICANS仍处于癫痫持续状态。既往研究发现，CAR-T细胞治疗后，患者体温升高发生越早，ICANS发生程度越严重。这与此例患者高度吻合。我们发现患者4级ICANS的发生与外周血中CAR-T细胞的绝对数量密切相关。如何快速控制CAR-T细胞的增殖与活性成为控制患者4级ICANS的关键。免疫抑制剂，例如抗人胸腺球蛋白（ATG）治疗虽然可以迅速清除CAR-T细胞，但其作用不可逆，且对患者免疫系统是毁灭性打击，即使控制了ICANS，患者可能会面临疾病进展、严重感染等风险。我们根据达沙替尼体内外研究发现结果，选择其作为控制CAR-T细胞的药物。

达沙替尼是一种针对BCR-ABL融合蛋白的小分子多酪氨酸激酶抑制剂，已被批准用于费城染色体阳性慢性粒细胞白血病和急性淋巴细胞白血病的一线治疗。在临床前研究中发现达沙替尼可通过抑制LCK阻断CAR信号传导，并且其相互作用是可逆的，即CAR-T细胞的功能在去除达沙替尼后将迅速得到恢复。对于抗肿瘤功能，达沙替尼不仅可以通过预防CAR-T细胞衰竭或无效来增强CAR-T的疗效，还可以提高Th1和CD8+T细胞的水平，并通过抑制Treg细胞来增强免疫功能来促进NK细胞分化。此外，达沙替尼还可以通过血脑屏障，这促使我们选择达沙替尼作为治疗严重ICANS的潜在药物。与临床前研究结果一致，达沙替尼可逆地抑制CAR-T细胞的水平和活性。在联合应用达沙替尼后3天，患者CAR-T细胞水平开始下降，ICANS开始改善，由4级逐渐恢复至1级。停用达沙替尼4天后CAR-T细胞的水平再次升高。最终，患者获得了CMR的最佳疗效、13个月PFS，治疗后13个月出现肝脏病灶复发，给予局部治疗后缓解，随访到目前获得31个月的OS。这是首个CAR-T在实体瘤中诱导的4级ICANS获得治愈的病例，也是达沙替尼治疗CAR-T诱导的4级ICANS的首次尝试。

近期有报道显示，达沙替尼以100mg/d（连用7天）与地塞米松联合使用（第3～23天），可治愈复发性弥漫性大B细胞淋巴瘤CAR-T细胞相关的4级ICANS，再次验证了我们的结果。达沙替尼显示出在实体瘤和血液系统肿瘤中的严重ICANS的治疗潜力。此外，我们治疗的这例患者与报道的患者应用达沙替尼治疗ICANS治疗过程中均未观察到显著的不良反应，证实了达沙替尼治疗CAR-T细胞相关ICANS的安全性。本病例也提示，大剂量甲基泼尼松龙冲击治疗并逐渐迅速减量，虽未明显影响CAR-T细胞的疗效，但仍有免疫抑制、感染的风险。通过此病例分析，患者CAR-T水平下降并伴有ICANS的改善，目前尚不清楚这种影响是由达沙替尼单独使用还是与甲基泼尼松龙联合应用所致，需要在未来研究探索达沙替尼单独应用能否治疗ICANS，以防止糖皮质激素不良反应。

阻碍CAR-T临床常规应用的重要挑战之一是不良反应的管理，本病例除发生ICANS，还出现了CRS，托珠单抗治疗后，患者的体温迅速得到控制。因结直肠细胞也表达GCC，患者出现了“On-target off-tumor”3级腹泻的不良反应，应用英夫利西单抗后缓解，并未显示相应药物不良反应，提示托珠单抗、英夫利西单抗在CAR-T治疗相关不良反应控制方面的有效性和安全性。这些生物制剂的应用都是从个例尝试到成为CAR-T不良反应处理的共识，不断使CAR-T临床应用更加安全可控，本病例也是率先尝试达沙替尼在ICANS治疗中应用的可行性，为ICANS的治疗提供临床参考。

四、病例点评

转移性结直肠癌的治疗药物十分有限，尤其后线治疗的患者。对于dMMR/MSI-H mCRC患者应用PD1/PDL1抑制剂单药或与CTLA-4抑制剂联合使用显示出良好疗效。而对于pMMR（MSS）患者缺乏有效的免疫治疗手段。该病例是一种新型CAR-T治疗晚期MSS型结肠癌患者的临床试验尝试，有如下启示：

1. 为CAR-T细胞改造优化提供新的尝试　CAR-T细胞疗法已经革新了急性淋巴细胞白血病等恶性血液肿瘤的治疗。然而，在实体瘤治疗方面，这类疗法仍面临多重挑战，主要包括缺乏肿瘤特异性抗原、肿瘤微环境的抑制作用、内源性T细胞抑制信号以及改造后的T细胞归巢能力不确定。针对上述挑战，该病例所设计的CAR-T针对的靶点是鸟苷酸环化酶-C（guanylate cyclase-C，GCC）。GCC在80%以上结直肠癌中高表达，在正常组织低表达，具有特异性高的特点。尽管如此，前期针对肠癌近年来已开展了多个GCC为靶点的研究，包括肿瘤疫苗、抗体偶联药物、特异性双抗等，但是均未取得理想临床治疗效果。而本病例采用是经改造的GCC19 CART双靶点，实现设计理念上的更新与突破。用于治疗复发或难治性转移性结直肠（metastatic colorectal cancer，CRC）患者。GCC19 CART是针对GCC和CD19两个抗原。CAR-T细胞引入具有可控细胞因子IL-12、IFN-γ和IL-6。GCC19 CART在输注后在血液中与表达CD19抗原的B细胞识别，促进GCC19 CART活化增殖，以实现在体内扩增的效果，所载细胞因子具有在肿瘤微环增保持CAR-T细胞功能的作用。众观既往开展的研究提示，即使针对同一抗原，不同的免疫治疗策略，临床治疗作用存在不同，该病例所应用CAR-T设计策略，为如何增强CAR-T细胞在体内扩增与活性及在肿瘤微环境更好地发挥作用提供借鉴。

2. 为晚期结直肠癌免疫治疗开辟新的途径　晚期结肠癌尽管靶向治疗的加入提升了晚期结肠癌患者的生存期，但后线治疗的选择仍十分有限，成为影响患者生存期的重要瓶颈。占晚期结直肠癌95%以上的MSS类型患者，对免疫检查点抑制剂的反应率几乎为0。此部分患者被认为对免疫治疗无效的患者。既往报道所研发的CAR-T治疗结直肠癌的临床试验均未获得成功。该病例患者参加GCC19CART临床试验获得CMR，并获得持续1年多的PFS，至今非常有质量的存活。在第25届美国基因与细胞治疗学会（ASGCT）年会上，公布了该病例所应用的GCC19CART治疗R/R mCRC的临床数据。研究结果显示，接受2×10^6剂量治疗的患者，其客观缓解率（ORR）达到了50%。和接受1×10^6治疗剂量的患者ORR为15.4%相比，2×10^6剂量显著地提高了患者的客观缓解率，这将为后续的临床试验设计提供数据支撑。与目前晚期结直肠癌患者治疗方案有效率（5%左右）相比，明显提升了患者的治疗效果。美国食品和药物管理局（FDA）已授予GCC19CART快速通道资格，用于治疗复发难治转移型结直肠癌（R/RmCRC）的实体肿瘤。如果在扩大患者量的临床试验中进一步确认此结果，将会为晚期结直肠癌患者治疗带来重大突破。

3. 为CAR-T治疗相关不良反应的处理提供借鉴　CAR-T治疗为恶性血液肿瘤患者带来获益，但在多达1/3的患者中，发生免疫效应反应直接相关的毒性。最常见的免疫介导的毒性是CRS和ICANS，会影响患者预后，甚至危及患者生命安全，制约了CAR-T疗法的临床广泛应用。为了提升CAR-T细胞治疗的获益，更应重视如何预防与解决CAR-T细胞治疗相关不良反应，提高CAR-T细胞治疗的安全性，为更多患者带来获益。目前已出现了多种干预CAR-T引起CRS的策略，包括优化CAR的信号转导结构域、调节CAR活性、调控巨噬细胞炎症产生以及拮抗关键促炎细胞因子及CAR下游激酶等，部分已写入共识，例如本病例所应用糖皮质激素、托珠单抗和英夫利西单抗。但仍有未满足的临床需求。在这方面的探索，关键是如何更好地平衡抗肿瘤活性与免疫抑制作用，如果为了控制免疫治疗毒性，去除或过度抑制免疫细胞，可能会加速肿瘤患者肿瘤进展。

此病例患者ICANS特点病情进展迅速、病情危重，即使在预防性应用左乙拉西坦，快速识别ICANS后立即给予皮质类固醇治疗，患者的ICANS仍处于癫痫持续状态，对于此种情况，既往报道和此例患者提示糖皮质激素疗效欠佳，可以选择其他免疫抑制剂、化疗或者ATG以清除患者快速增殖的淋巴细胞，但这些措施杀伤T细胞是不可逆的，甚至对免疫系统产生毁灭性的打击，即使控制了ICANS，接踵而来的可能是严重的感染、肿瘤的爆发性进展等等，在权衡利弊下，该医疗团队采用了达沙替尼，其具有安全性高，起效快、停药后抑制作用可逆的特点，虽不能完全证明达沙替尼单药应用使CAR-T细胞数量迅速下降和ICANS缓解，但停用达沙替尼后，CAR-T细胞数量回升，患者获得肿瘤缓解，显示了达沙替尼临床应用的可行性与安全性。后续报道的其他研究也证明了其作用。达沙替尼可阻断CD3ξ、ZAP70和Lck激酶磷酸化和NFAT介导的基因转录。达沙替尼的瞬时ON/OFF开关可以防止CAR-T细胞过快衰竭，可逆性的关闭CAR-T细胞功能。鉴于达沙替尼的安全性与有效性，目前已有Ⅰ期临床试验，评估达沙替尼作为CAR-T细胞的预处理剂，称为控制CRS和神经毒性的潜在药物的可能性（NCT04603872）。对CRS和ICANS的分子和细胞病理生理学的更深入了解将有助于开发有效的靶向治疗方法，在不影响抗肿瘤活性的情况下降低毒性，这是CAR-T研发领域的重要研究方向。

总体而言，这是一个成功诊治的病例，为CAR-T治疗及不良反应的处理提供了很好的借鉴。但仍有一些遗憾，今后可进一步提升的方面：①由于患者发生ICANS时，处于癫痫持续状态，无法配合完成腰穿、脑脊液检查，在今后试验中如果对发生ICANS的患者进行脑脊液检测，将为ICANS发病机制研究提供更多的临床证据与发现，助力于ICANS管理；②患者再次出现肝脏病灶进展，有条件下应该获取组织标本，有助于明确CAR-T治疗失败的原因；③由于肺癌转移病灶，CAR-T治疗后，病灶太小或消失，未能获及肿瘤标本，以明确肿瘤组织内CAR-T分布及肿瘤微环境的改变，影响了CAR-T治疗机制的明确。

CAR-T细胞疗法在改善靶点选择、精确调控、功能增强、合成生物学和通用设计、突破实体瘤物的物理和免疫屏障方面仍然存在挑战。此外，CAR-T细胞治疗后不良反应和复发风险的机制也需要进一步探索，以CAR-T更广泛应用，更多的患者受益。

（病例提供：陈耐飞　赵玲玲　崔久嵬　吉林大学第一医院）

（点评专家：任秀宝　天津医科大学肿瘤医院）

参考文献

[1]Abreu TR，Fonseca NA，N é lio Gonalves，et al.Current challenges and emerging opportunities of CAR-T cell therapies[J].J Control Release，2020. DOI：10.1016/j.jconrel，2019，12.047.

[2]Genoud V，Migliorini D.Novel pathophysiological insights into CAR-T cell associated neurotoxicity[J].Front Neurol，2023，14：1108297.

[3]Schuster SJ，Bishop MR，Tam CS，et al.Tisagenlecleucel in Adult Relapsed or Refractory Diffuse Large B-Cell Lymphoma[J].N Engl J Med，2019，380（1）：45-56.

[4]Abramson JS，Palomba ML，Gordon LI，et al.Lisocabtagene maraleucel for patients with relapsed or refractory large B-cell lymphomas（TRANSCEND NHL 001）：a multicentre seamless design study[J].Lancet，2020，396（10254）：839-852.

[5] Munshi NC，Anderson LD Jr，Shah N，et al.Idecabtagene Vicleucel in Relapsed and Refractory Multiple Myeloma[J].N Engl J Med，2021，384（8）：705-716.

[6]Jain MD，Smith M，Shah NN.How I treat refractory CRS and ICANS after CAR T-cell therapy[J].Blood，2023，141（20）：2430-2442.

[7]Strati P，Ahmed S，Furqan F，et al.Prognostic impact of corticosteroids on efficacy of chimeric antigen receptor T-cell therapy in large B-cell lymphoma[J].Blood，2021，137

（23）：3272-3276.
[8]Qi C，Gong J，Li J，et al.Claudin18.2-specific CAR T cells in gastrointestinal cancers：phase 1 trial interim results[J].Nat Med，2022，28（6）：1189-1198.
[9]The Lancet Oncology.CAR T-cell therapy for solid tumours[J].Lancet Oncol，2021，22（7）：893.
[10]韩为东，梁爱斌，钱文斌.CAR T细胞治疗NHL毒副临床管理路径指导原则[M].北京：清华大学出版社，2021.
[11] 中国研究型医院学会生物治疗学专委会.CAR T细胞治疗NHL毒副作用临床管理专家共识[J].转化医学杂志，2021，10（1）：1-11. ISTIC（2021）.
[12]Chen Q，Lu L，Ma W.Efficacy，Safety，and Challenges of CAR T-Cells in the Treatment of Solid Tumors[J].Cancers（Basel），2022，14（23）：5983.
[13]Miao L，Zhang Z，Ren Z，et al.Reactions Related to CAR-T Cell Therapy[J].Front Immunol，2021，12：663201.
[14]Parker KR，Migliorini D，Perkey E，et al.Single-Cell Analyses Identify Brain Mural Cells Expressing CD19 as Potential Off-Tumor Targets for CAR-T Immunotherapies[J].Cell，2020，183（1）：126-142. e17.
[15]Zheng Y，Nandakumar KS，Cheng K.Optimization of CAR-T Cell-Based Therapies Using Small-Molecule-Based Safety Switches[J].J Med Chem，2021，64（14）：9577-9591.
[16]Weber EW，Parker KR，Sotillo E，et al.Transient rest restores functionality in exhausted CAR-T cells through epigenetic remodeling[J].Science，2021，372（6537）：eaba1786.
[17]Wei X，He L，Wang X，Lin M，et al.Effects of dasatinib on CD8+ T，Th1，and Treg cells in patients with chronic myeloid leukemia[J].J Int Med Res，2020，48（2）：300060519877321.
[18]Baur K，Heim D，Beerlage A，et al.Dasatinib for treatment of CAR T-cell therapy-related complications[J].J Immunother Cancer，2022，10（12）：e005956.
[19]Shaikh S，Shaikh H.CART Cell Therapy Toxicity.In：StatPearls[J].Treasure Island（FL）：StatPearls Publishing；April 19，2023.

病例28　SmarT细胞治疗进展期胃癌免疫治疗

一、病历摘要

（一）基本信息

患者男性，57岁。

现病史：2022年11月无明显诱因出现上腹部疼痛，反复发作，进食后加重，无恶心、呕吐，无呕血黑便，无进食哽噎，2018年12月21日胃镜检查（病例28图1）示：胃窦小弯、胃角及胃体下部小弯偏后壁可见不规则溃疡型病变，表面糜烂出血坏死，活检质硬，并见活动性少许渗血。同期病理示：腺癌，低分化。免疫组化：MLH1（+），PMS2（+），MSH2（+），MSH6（+），Her2（4B5）（1+）。

既往史：有高血压病史10年余，治疗方式：饮食运动控制，未服用药物。平时血压控制在130/80mmHg。

家族史：否认家族肿瘤病史。

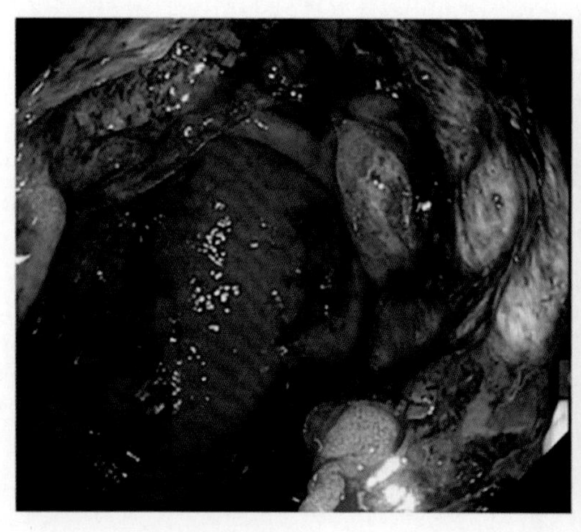
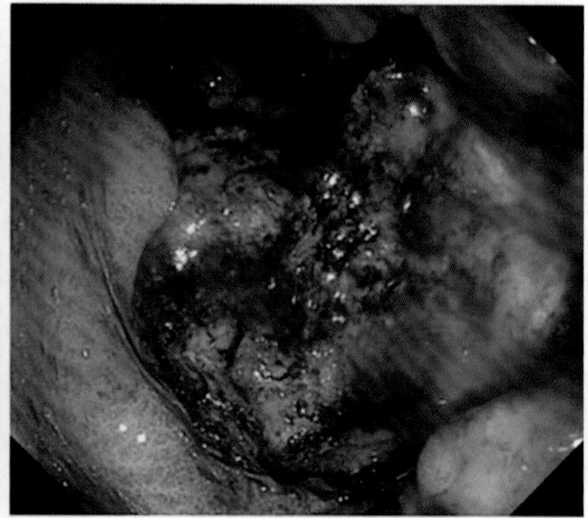

病例28图1　胃部巨大溃疡性病灶

（二）体格检查

T 36.6℃，P 65次/分，R 16次/分，BP 104/72mmHg。身高163cm，体重60kg，BMI 22.6kg/m^2，ECOG 1分，NRS评分 2分。浅表淋巴结未触及肿大；腹平软，无压痛及反

跳痛，肝脾肋下未触及，Murphy 征阴性，移动性浊音阴性。

（三）辅助检查

2022年12月27日查胸腹部CT示（病例28图2）：胃壁增厚，胃小弯及胃窦部周围多发肿大淋巴结，部分内伴坏死。

（四）临床诊断

胃低分化腺癌$cT_4N_{3c}M_x$。

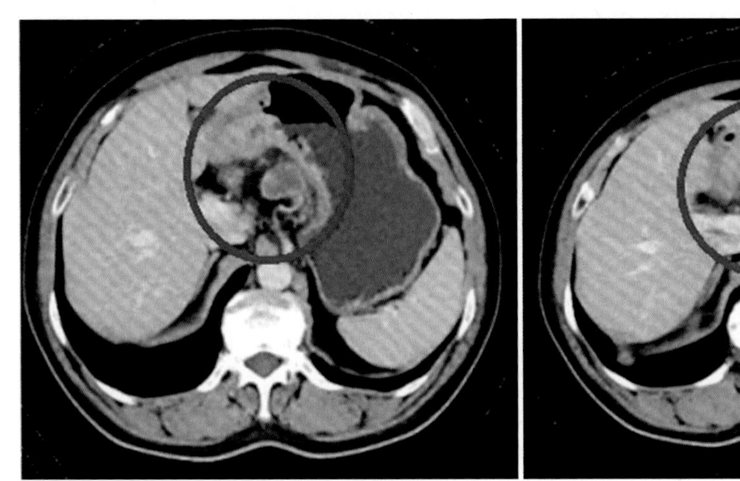
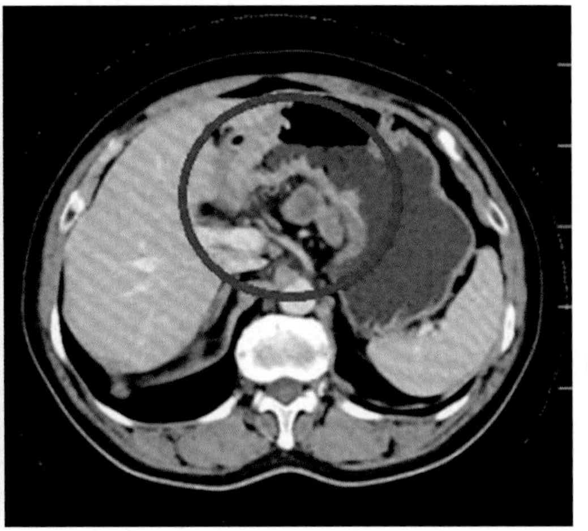

病例28图2 胃原发灶及胃周淋巴结

二、诊治经过

经胃癌多学科（MDT）讨论后考虑病灶累及范围广，肿瘤负荷大，暂无法行根治性手术，建议先行转化治疗。

在充分知情同意下，患者入组了"评价SmarT联合PD-1抗体和化疗一线治疗局部晚期不可切除或转移性、HER2阴性胃/胃食管结合部腺癌（GEJ）患者有效性和安全性的前瞻性临床研究"，于2023年1月起行6周期SmarT细胞联合PD-1抗体联合SOX方案治疗，每次免疫细胞前24小时内给予肿瘤累及野1Gy低剂量免疫性放疗。治疗期间复查影像学疗效评价PR（部分缓解，病例28图3），胃部原发灶和转移性淋巴结持续缓解。

后续于2023年6月6日行"腹腔镜检查、全胃切除伴食管空肠吻合术、空肠空肠吻合术、胃周围淋巴结清扫术"（腹腔镜检查术＋根治性全胃切除术＋Roux-en-Y吻合术＋淋巴结分拣术）。

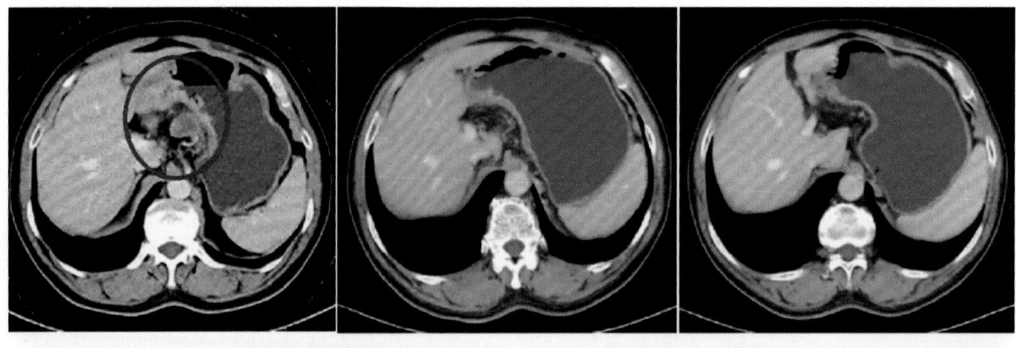

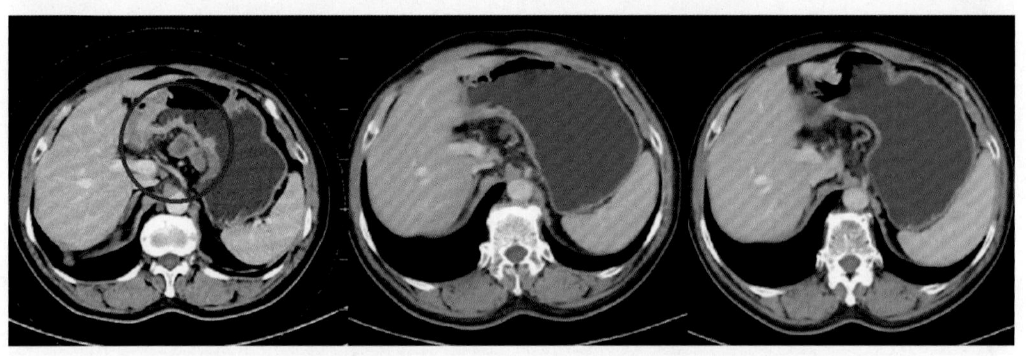

病例28图3　Smar T综合治疗模式后胃原发灶和胃周淋巴结明显缓解

注：（2022 年 12 月 27 日为治疗前影像，2023 年 2 月 23 日为治疗两周期后评估，2023 年 5 月 30 日为手术前评估）。

术后病理：

肉眼所见：全胃：胃大弯长25cm，小弯长8cm，上切直径2cm，下切直径3cm。距上切5cm、距下切2.5cm胃体小弯侧见一溃疡，范围约4cm × 2.5cm，切面灰白色、实性。大网膜：网膜组织大小10cm × 9cm × 5cm，其内未触及结节。吻合圈：环形组织2枚，最大径1.5cm。

镜下所见：

全胃切除标本："腺癌，中–低分化"（病理号B202280648）。治疗后，本次送检胃壁组织经充分取材后，部分区可见溃疡形成伴坏死、炎性渗出，未见明确癌残留。周围胃黏膜示轻度慢性萎缩性胃炎伴肠上皮化生。结合临床可符合治疗后完全缓解。脉管及神经未见癌组织侵犯。标本上、下切缘未见癌残留。

大网膜：未见特殊。

吻合圈：胃壁及食管壁组织2枚，未见特殊。

淋巴结：共清扫50枚淋巴结，均未见癌组织转移。

纤维化组织：纤维、脂肪组织内见灶性坏死，坏死周围纤维细胞增生及泡沫细胞反应，符合治疗后反应。

病理分期：ypT_0，ypN_0，cM_0。免疫组化：梭形细胞表达S100（+++），SMA（-），SOX10（-），DOG1（-），Ki67（约5%+）。

分子病理：微卫星不稳定性检测（MSI）检测结果：本例癌组织为微卫星稳定（MSS），肿瘤细胞MMR蛋白表达未见丢失（pMMR）。

患者经SmarT细胞联合PD-1抗体和化疗后达到病理完全缓解，术后行PD-1抗体联合口服替吉奥维持治疗，无瘤生存至今。

三、疾病介绍

1. 实体瘤免疫细胞治疗研究现状　免疫细胞治疗按是否经基因工程改造可分为两大类：经基因工程改造的主要包括嵌合抗原受体T细胞（CAR-T）、T细胞受体T细胞（TCR-T）等；非基因工程改造的免疫细胞治疗主要包括细胞因子诱导的杀伤细胞（CIK）、肿瘤浸润淋巴细胞（TIL）、淋巴因子激活的杀伤细胞（LAK）、CD3激活的杀伤细胞（CD3-AK）等。CAR-T细胞疗法在血液系统肿瘤中已取得了成功，但CAR-T细胞治疗技术在实体瘤治疗中仍存在以下挑战：①成本高：首个获批的靶向CD19的CAR-T药物阿基仑赛注射液，费用高达120万，一般患者无法承受；②靶点选择问题：从设计角度来讲，需要寻找有效且高度特异的靶点，目前国内外获批的以CD19为靶点的CAR-T细胞疗法仅适用于血液系统肿瘤，而在实体肿瘤治疗中尚未有获批的应用，仅有处于Ⅰ～Ⅱ期临床试验阶段的靶点如Her-2、CEA、Claudin 18.2、CAIX等，尚无Ⅲ期临床试验开展；③不良反应不容忽视：在临床应用中面临着脱靶效应、细胞因子风暴的难题，有不可逆性损伤风险，包括严重的神经毒性、肺毒性、肝毒性、肾毒性等。比如Her-2 CAR-T细胞回输后数小时曾出现过肺毒性诱发的患者猝死；CEA CAR-T治疗后有严重肝脏损伤发生的报道；Claudin 18.2 CAR-T治疗的患者均发生了大于等于3级的血液毒性。

非基因工程改造的细胞治疗技术具有相对经济、抗原谱广、可及性高、安全性高的特点，且实体肿瘤的临床数据相对较多。在临床应用范围较广的非转基因T细胞治疗主要有TIL细胞疗法和CIK细胞。TIL细胞疗法，是指从肿瘤组织中分离肿瘤浸润的淋巴细胞，在体外培养和扩增后回输患者体内的疗法。早在1988年，科学家就发现TIL细胞治疗可以在晚期黑色素瘤中诱导肿瘤退缩，近年来TIL在黑色素瘤、宫颈癌、头颈部肿瘤、肺癌等不同的实体肿瘤中展现出抗肿瘤疗效，但大多数晚期肿瘤患者难以再次获取足量肿瘤组织分离TIL，且分离过程耗时耗力、成功率低，这也是TIL细胞治疗在临床应用的主要障碍。

BiTE（Bispecific T-cell engagers），即双特异性单链抗体，是指利用DNA重组技术将两种特异性单链抗体scFv（Single chain antibody fragment）通过连接肽相连形成的双特异性抗体，一段scFv能特异性结合细胞表面的肿瘤相关抗原TAA（tumor associated antigen），另一段scFv则通过CD3 ε 亚基与T细胞结合。通过此方式将T细胞靶向到肿瘤组织，进一步使T细胞活化、增殖并杀伤肿瘤细胞。在BiTE的连接作用下，T细胞与肿瘤细胞之间可以形成“免疫突触”，使肿瘤细胞及周围T细胞在空间距离上靠近，活化的T细胞释放穿孔素及颗粒酶进入突触间隙，从而起到杀伤肿瘤细胞的作用。BiTE的优点是无需体外采集T细胞和分离扩增，可立即治疗，避免了像CAR-T细胞疗法需要转基因修饰、桥接治疗，使用更安全方便、产品均一性更好。但从临床试验结果来看，CAR-T比BiTE临床疗效更好，有更高的CR和更低的复发率。CAR-T对于高负荷患者有比BiTE更明显的优势。BiTE疗法的疗效依赖于患者内源性T细胞的效应功能。提高宿主免疫功能和改善肿瘤微环境是BiTE 治疗需要及时解决的主要障碍。

CIK细胞是将人外周血单个核细胞在体外用多种细胞因子如IL-2、IFN- γ 等培养一段时间后获取一群异质细胞，该种细胞同时表达CD3和CD56，故又被称为NK细胞样T淋巴细胞，兼具有NK细胞的非MHC限制杀瘤有点和T淋巴细胞强大的抗肿瘤活性。CIK具有可及性强、肿瘤抗原谱广且安全性高的特点。多项回顾性及前瞻性临床研究都提示CIK能够改善乳腺癌、肺癌、卵巢癌、胃癌、结直肠癌、肝癌、肾癌等多种恶性肿瘤患者的预后。

2．如果进一步提高晚期胃癌一线免疫治疗的疗效？

中国是胃癌的高发国家，胃癌的发病率和死亡率在我国均位于第三位，晚期转移性胃癌的5年生存率不到10%。在胃癌患者中，10%～20%的患者为Her-2阳性，Ⅲ期临床试验ToGA确立了曲妥珠单抗在Her-2阳性晚期胃癌一线治疗的地位，将化疗的有效率提高了10%左右，使晚期胃癌的中位生存时间突破1年。对于占比较高的Her-2阴性胃癌，随着Checkmate-649、Orient-16、Rational 305等多中心Ⅲ期临床试验取得阳性结果，目前抗PD-1单抗联合化疗已成为晚期胃癌的标准一线治疗方案。虽然免疫治疗联合化疗的治疗模式在一定程度上改善了晚期胃癌患者的预后，但晚期胃癌的中位总生存期仍难以超过一年半。如何进一步改善晚期Her-2阴性胃癌患者的预后，是目前临床上亟待解决的难题。不是所有患者能从免疫治疗中获益，目前常用的预测免疫治疗效果的生物标志物有dMMR/MSI-H、PD-L1CPS高表达、TMB-H、EBVaGC、HER-2等。除了精准筛选免疫优势人群外，为减少原发或继发免疫治疗的耐药，通常会根据可能的耐药机制进行选择，如清除肿瘤微环境（TME）免疫抑制状态、动员TME中效应免疫细胞以及促进免疫激活和（或）T细胞活化等，具体临床治疗策略目前主要包括联合局部治疗、抗血管生成药物治疗、靶向药物等其他的治疗药物如、更换或联合其他类别ICI等。

不同于传统抗肿瘤治疗，肿瘤免疫检查点治疗不是直接作用于肿瘤细胞，而是通过阻断T细胞增殖和活化的抑制信号来提高T细胞对肿瘤细胞的有效识别和杀伤功能，解除免疫系统对肿瘤细胞的耐受。过继性细胞治疗也为PD-1抗体等免疫检查点抑制剂提供了靶细胞，从作用机制来说两者有协同抗肿瘤效果。天津医科大学附属肿瘤医院任秀宝教授团队在多个瘤种开展了免疫细胞治疗联合化疗或抗PD-1抗体的Ⅱ～Ⅲ期临床试验。他们的研究显示CIK联合化疗或者标准治疗能够延长晚期结直肠癌、肺癌、肝癌、肾癌患者的无进展生存期（PFS）及总生存期（OS）。在进展期肺鳞癌中开展的Ⅲ期临床研究（NCT01631357）结果显示，CIK联合化疗相较于化疗显著改善了mPFS（8.7 vs.4.0个月）、mOS（21.0 vs.10.3个月）及ORR（62.2% vs.31.1%）。同时任教授团队还在非小细胞肺癌患者中对比了CIK联合PD-1单抗和单独使用PD-1单抗的疗效差异。该研究纳入了18例晚期非小细胞肺癌患者，7例接受了CIK联合PD-1单抗治疗，11例接受了PD-1单抗治疗。该研究发现CIK联合PD-1单抗治疗组客观缓解率（ORR）更高，有3例（28.6%）达到CR，降低了死亡率，开辟了免疫联合新思路。随着胃癌一线免疫治疗的新局面的开启，在免疫治疗联合化疗的基础上，联合CIK治疗能否进一步放大免疫反应、提高患者疗效值得进一步探索。

3．SmarT免疫细胞治疗有哪些优势？

如前所述基因工程改造或非改造的免疫细胞治疗技术在临床中都取得了一定的疗效，但在实体肿瘤中的应用仍然面临着如下挑战：

（1）免疫细胞肿瘤组织穿透性：T细胞从血液循环进入肿瘤组织是其与肿瘤血管及肿瘤实质相互作用的过程，包括滚动、激活和捕获三个环节。肿瘤组织往往通过多种机制抑制免疫细胞的浸润：肿瘤细胞通过激活WNT/β-catenin等信号通路降低趋化因子分泌量或降低趋化因子的趋化作用、下调选择素和黏附分子表达影响免疫细胞的滚动黏附过程；肿瘤组织富含基质且血管形态异常、紊乱，血流速度减慢，降低了T细胞的有效黏附；血管渗漏性增加，肿瘤间质液压变大，使外周循环中的免疫细胞难以有效到达肿瘤内部。既往研究表明，回输的免疫细胞中，仅有1%～2%的细胞真正浸润到肿瘤组织中，而肿瘤组织中免疫细胞的数量与过继细胞治疗的临床疗效密切相关。因此，提高免疫细胞在肿瘤组织中的数量是改善目前实体瘤T细胞免疫治疗现状需要解决的一个关键问题。

（2）免疫细胞治疗持续活化：诱导T细胞的活化与增殖需要两种信号刺激：第一信号依赖于CD3/TCR复合物对肽-MHC复合物的识别，第二信号依赖于共刺激分子的相互作用，其中B7/CD28复合物发挥着主要功能。CD3、CD28作为T细胞表面的关键分子，广泛的分布于T细胞表面，并在T细胞活化中发挥中重要作用。如何使得进入肿瘤内的T细胞保持持续激活和扩增需要CD3和CD28抗体的刺激。

（3）免疫抑制性微环境：T细胞进入肿瘤实质后，肿瘤微环境中的抑制性免疫细胞和细胞因子、负性 共刺激分子和缺氧条件都会影响T细胞的抗肿瘤效应。肿瘤的炎性微环境会导致大量的具有免疫抑制功能的髓系抑制性细胞（Myeloid-derived suppressor cells，MDSCs）、M2型肿瘤相关巨噬细胞（Tumor associated macrophage，TAMs）、调节性T细胞（Regulatory cells，Tregs）在瘤内聚集，这些细胞可以阻断CD4+ T、CD8+ T细胞的活化，抑制NK细胞和巨噬细胞功能及释放抑制性细胞因子如IL-10、TGF-β等。肿瘤细胞及免疫抑制性细胞均会通过高表达PD-L1、Galectin9、Galectin3等配体，进而诱导T细胞表面PD-1、Lag3、Tim3等抑制性受体表达升高，从而造成免疫细胞活力下降及功能抑制。此外，这部分细胞还会通过分泌具有免疫抑制性能的细胞因子比如IL-10、VEGF、TGF-β等，负性调控抗肿瘤免疫应答。重塑免疫微环境可以从靶向免疫抑制性细胞，调控细胞因子水平和应用免疫检查点阻断剂等多个角度着手。

2009年，美国加州大学学者通过噬菌体展示技术，筛选出一个具有肿瘤特异性靶向穿透作用的环肽iRGD（tumor penetrating peptide，internalizing，RGD）。该肽通过特殊机制触发一种特殊的细胞转运途径，使得肿瘤血管局部聚集的药物穿透进入肿瘤组织实质，并且该作用不依赖于iRGD与药物的直接偶联。自报道以来，iRGD已经被发表于Cancer Cell、Science等权威杂志的研究证实可以用于小分子药物、单克隆抗体以及纳米粒子等的肿瘤特异性靶向投递，提高药物的肿瘤靶向穿透性和抗肿瘤作用。以此为基础，南京大学医学院附属鼓楼医院刘宝瑞教授团队首次证实iRGD镶嵌在T细胞膜上之后，可以引导T细胞靶向结合于肿瘤组织，并穿入肿瘤组织深部，解决了T细胞靶向穿透肿瘤组织深部困难的共性难题。在进一步自主构建iRGD-antiCD3 scFv融合蛋白的基础上，将之在体外结合于活化的T淋巴细胞膜表面，使T细胞获得肿瘤靶向性、组织穿透性和T细胞持续活化信号，更好地发挥抗肿瘤效应。鉴于iRGD-antiCD3 scFv融合蛋白修饰的活化T细胞，获得了新的功能和更好的抗肿瘤活性，且该技术模式为完全自主创新设计，故暂命名为SmarT细胞治疗技术（病例28图4）。

（二）体格检查

体温36.2℃，脉搏89次/分，呼吸18次/分，血压140/83 mmHg，BMI 27.8，PS 0分，NRS（疼痛）0分。全身皮肤巩膜无黄染，浅表淋巴结未触及肿大；上腹见L型陈旧性手术瘢痕，腹部质地软，无压痛反跳痛，肝脾肋下未触及，墨菲征阴性，移动性浊音阴性。

（三）辅助检查

2015年7月术后病理提示：（左半肝切除标本）：恶性上皮性肿瘤，倾向肝内胆管细胞癌，中分化，部分区域为实体结构，胞浆嗜酸，约占60%，肿块大小2.8cm×2.5cm×2cm。癌组织未累及肝被膜。神经见癌组织侵犯；脉管内未见癌栓。标本切缘未见癌组织累及。周围肝组织示轻度脂肪变性伴汇管区少-中等量慢性炎症细胞浸润，肝窦内瘀血（F1，G3，S0）。病理分期：T1，Nx，cMx。免疫组化提示：癌细胞表达GPC-3（-），Ki-67（约8%+），GLS1（++），VEGFR2（-），PD-L1（-），PD1（-），AFP（-），Arg1（-），Desmin（-），EPCAM（-），CD56（-）；2张切片CK19（+++），Hept1（-），GPC3（-），AFP（-）。特殊染色：PAS（-），PASD（-）。

2019年6月患者复查腹部MRI，结果回报：前腹壁下、腹盆腔、双侧附件区多发软组织肿块及结节影，考虑转移可能性大。

（四）临床诊断

肝内胆管癌术后复发转移Ⅳ期。

二、诊治经过

由于患者拒绝化疗，且基因检测未发现可供选择的靶向治疗药物，遂于2019年7月起接受仑伐替尼（8mg/qd）联合抗PD-1单抗治疗（200mg/q3w，iv）。2020年5月14日患者复查CT（病例29图2），结果回示：前腹壁下、腹盆腔、双附件区多发软组织结节及肿块，较前增大，总体疗效评价为PD。由于腹盆腔转移性病灶的进展，患者本人强烈要求参加我们的放疗联合个体化新抗原纳米疫苗临床试验（ChiCTR1900022986）。通过对肿瘤组织和外周血进行全外显子测序（WES）鉴定体细胞突变，多肽结合预测算法评估突变基因编码的多肽与人类白细胞抗原（HLA）同种异型结合的亲和力，最终制备了受自体MHC Ⅰ类和Ⅱ类同种异型限制的7个预测结合肽（病例29表1）。

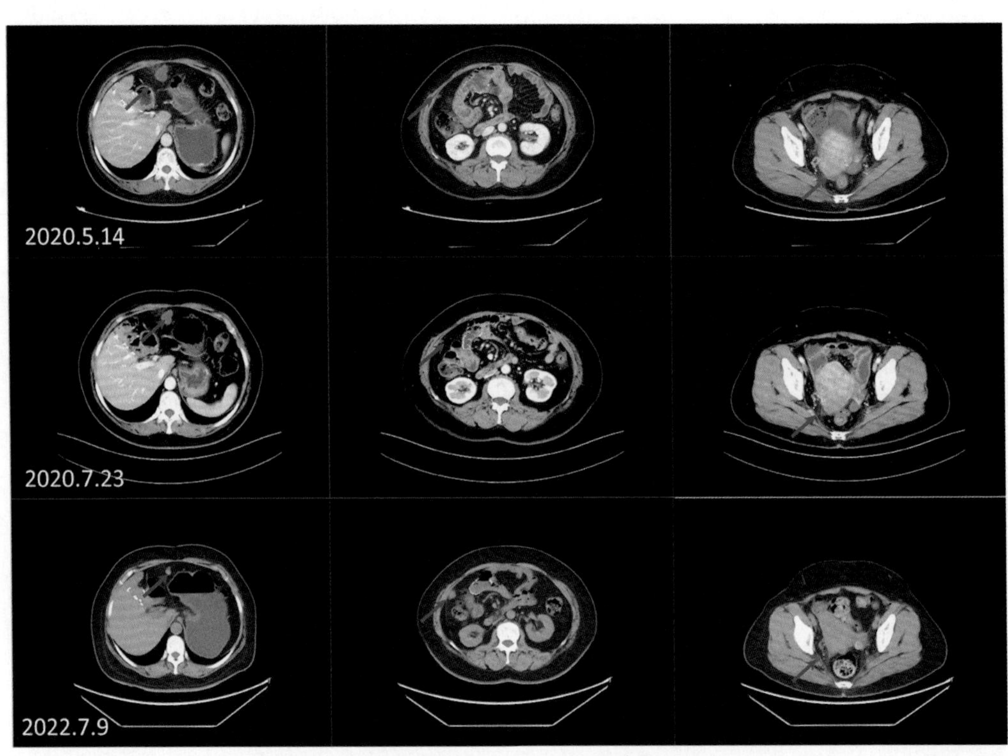

病例29图2　复查CT图像

病例29表1　个体化新抗原纳米疫苗预测肽

No.	Gene	Mutant amino acid	HLA type	No. of peptide	Sequence of neoantigen	Mutant peptide affinity（nM）	VAF（%）
1	BAP1	p.D184Y	A*02：03	1	RLFELYGLKV	12	68.6
2	BAP1	p.D184Y	DRB1*09：01	3	FVSYVPITGRLFELY	52	68.6
3	CD79B	p.A105T	A*02：03	5	SLTTLTIQGI	38	39.8
4	CD79B	p.A105T	C*03：03	9	SQNESLTTL	139	39.8
5	NFIB	p.R39L	*09：01	11	AYTWFNLQARKLKYF	63	37
6	SETD2	p.S1012Pfs*4	B*40：01	13	MEDWCNLCI	257	57.7
7	SETD2	p.S1012Pfs*4	C*03：03	15	LTMEDWCNL	204	57.7

患者行腹盆腔转移灶放疗（5Gy×6f）后，自2020年5月18日起，患者分别于第1、第5、第9、第16、第23、第44、第65、第86、第116天皮下注射500μg新抗原纳米疫苗，每次疫苗注射时联合应用100ug重组人粒细胞巨噬细胞集落刺激因子（rhGM-CSF）与小剂量环磷酰胺（CTX，q3w）。此外，患者仍维持仑伐替尼（8mg/qd）联合抗PD-1单抗（200mg/q3w，iv）治疗。

在患者注射新抗原纳米疫苗6次后复查CT（2020年7月23日），结果回报：前腹壁下、腹盆腔、双附件区多发软组织结节、肿块，部分转移灶较前缩小，总体疗效评价为PR（图2）。至2020年9月10日患者完成了共计9次的新抗原纳米疫苗注射。2020年9月23日至2021年5月18日患者共进行了3次新抗原纳米疫苗负载DC细胞诱导后的免疫细胞回输。

在完成疫苗相关治疗之后，患者继续维持仑伐替尼联合抗PD-1单抗治疗，直到2021年9月患者因心肌梗死行冠状动脉支架置入术，术后停止了抗肿瘤治疗，仅定期随访。2022年7月9日患者复查CT，结果回报：显示腹腔病灶较前进展，同时新发肺转移灶（图2）。PFS长达2年余。该患者于2022年7月再次进行基因检测，发现FGFR3突变为敏感突变。因此，改用佩米替尼（9mg/d，po）治疗，该患者病情持续稳定至今。

三、疾病介绍

1．放疗与免疫治疗的协同效应　放疗可通过诱导原位疫苗产生、重塑肿瘤微环境等多种机制激活全身免疫反应，与免疫治疗产生协同效应。放疗可使肿瘤细胞（dead cancer cells，DCCs）通过损伤相关分子模式（damage associated molecular patterns，DAMPs）释放肿瘤相关抗原及细胞因子，如三磷酸腺苷（adenosine triphosphate，ATP）、高迁移率族蛋白B1（high mobility group protein 1，HMGB1）等，此类分子则通过促树突细胞（dendritic cells，DCs）成熟，募集抗原呈递细胞（antigen presenting cells，APC）、效应CD4+和CD8+细胞等多种机制，最终介导全身抗肿瘤免疫反应。

此外，放疗还可重塑肿瘤微环境。如作用于血管内皮细胞引发内皮炎症，促使T细胞募集于肿瘤病灶产生抗肿瘤免疫反应；改变肿瘤相关巨噬细胞（tumor associated macrophages，TAMs）构成，使其转变为可分泌多种细胞因子，增强肿瘤免疫反应的M1型。基于上述机制，放疗与免疫治疗的协同效应可激活全身抗肿瘤免疫反应。

2．新抗原纳米疫苗和新抗原反应性T细胞治疗　近年来，研究不断表明新抗原反应性T细胞是在有效的抗肿瘤免疫治疗中介导实体肿瘤缓解的关键和主要因素。Science、Nature、NEJM等权威期刊的多项研究指出：基于患者自身的肿瘤基因组变异信息，建立以肿瘤突变蛋白产生的新抗原为基础的个体化免疫治疗模式是未来免疫治疗的重要发展方向，对肿瘤有着治愈性的潜力，尤其在实体瘤中相比其他免疫治疗模式更具优势。

新抗原反应性T细胞的制备的关键是新抗原的选择。我中心建立了两种高效的新抗原筛选策略：①在高通量测序后，采用改进的抗原预测算法和更灵敏的体外筛选方式，降低候选抗原肽的数量、提高抗原鉴定的成功率；②建立常见实体肿瘤的新抗原肽库，患者检测到热点突变后直接使用肽库来源的抗原在体外筛选，可以显著缩短新抗原鉴定的时间（10天）。此技术已在该团队研究者发起的多项实体瘤免疫治疗临床研究中应用，新抗原肽纳米疫苗，负载新抗原肽的DC疫苗，富集的新抗原反应性T细胞等不同形式的治疗策略。我中心新抗原反应性T细胞的制备是通过高通量测序或者热点突变肽库筛选，筛选出针对患者HLA限制性的2～4条反应性强的新抗原肽。从患者自体来源的PBMC诱导DC，DC负载筛选的新抗原肽后，与自体T细胞进行共培养，通过两轮刺激，体外诱导出多靶点的新抗原反应性$CD4^+$和$CD8^+$ T细胞，质控合格后，静脉回输。

3．免疫治疗在胆道肿瘤中的价值　人体免疫系统具有识别和杀伤肿瘤细胞的能力，而为防止失控的免疫激活发生，这一能力又受到复杂的免疫检查点的调节。肿瘤细胞则是通过调节局部肿瘤微环境以创造免疫抑制环境、提高免疫检查点蛋白表达等多种免疫逃逸机制来抑制或逃避机体抗肿瘤免疫反应。其中最为常见的免疫检查点蛋白主要包括细胞毒T淋巴细胞抗原4（cytotoxic T lymphocyte-associated antigen-4，CTLA-4）和程序性死亡蛋白1（programmed cell death protein-1，PD-1）。免疫检查点抑制剂（immune checkpoint inhibitors，ICIs）可通过阻断CTLA-4或PD-1与其同源配体之间的相互作用来提高T细胞对肿瘤细胞的有效识别和杀伤，此外，伴有较低的免疫介导毒性，使得ICIs在各瘤种抗肿瘤治疗中显示出强大而持久的抗肿瘤活性。

随着对胆道肿瘤分子特征、生物学机制的深入研究，胆道肿瘤的治疗正在从传统的标准化疗为主向精准靶向和免疫治疗联合新时代发展。国内外指南已经将度伐利尤单抗＋吉西他滨＋顺铂作为晚期BTC一线优选推荐。Ⅲ期TOPAZ-1研究（NCT03875235），评估了durvalumab联合吉西他滨和顺铂作为晚期胆道癌（BTC）一线治疗的疗效和安全性。与安慰剂联合吉西他滨和顺铂组相比，durvalumab联合吉西他滨和顺铂组具有较高的客观缓释率（ORR：26.7% vs.18.7%，95% CI：1.11～2.31，P=0.011），改善了患者生存时间（mOS：12.8个月vs.11.5个月，HR=0.80，95% CI：0.66～0.97），延长了无疾病进展期（mPFS：7.2个月vs.5.7个月，HR=0.75，95% CI：0.63～0.89）。Ⅲ期KEYNOTE-966研究也表明，一线接受帕博利珠单抗联合西吉他滨和顺铂的治疗，能够改善晚期胆道肿瘤患者的OS。以ICIs为基础的联合治疗已使晚期胆道肿瘤获得生存获益。

四、病例点评

这是一个综合治疗获益的案例。2019年6月复查发现肿瘤复发，但该患者拒绝化疗，要求行靶向联合免疫治疗，2020年5月复查提示病情再次进展，考虑靶免治疗效果不佳，随后该患者接受了放疗联合个体化新抗原纳米疫苗的综合治疗，期间仍维持仑伐替尼联合抗PD-1单抗治疗。复查发现病灶显著缩小，其余病灶稳定。

研究表明，原先存在的抗肿瘤T细胞可能功能受损，需要抗PD-1单抗药物来恢复活力。基于上述研究，该患者在疫苗治疗期间继续使用仑伐替尼联合抗PD-1单抗治疗。此外，为了优化临床疗效，我们使用纳米颗粒负载抗原肽进行皮下接种，理论上可以增加新抗原反应性T细胞的数量，有效抑制肿瘤生长，同时增加负载新抗原的摄取和呈递；同时在新抗原纳米疫苗注射结束后，进一步行新抗原纳米疫苗负载DC细胞诱导后的免疫细胞回输，巩固疗效，PFS长达2年余。

我们的研究已初步显示了新抗原疫苗强效的免疫原性与靶向肿瘤细胞杀伤的能力，且患者在接受新抗原疫苗治疗期间复查血液学指标无明显异常，也未出现不适症状，提示新抗原纳米疫苗的安全性和有效性。

（病例提供：沈　洁　南京大学医学院附属鼓楼医院）

（点评专家：刘宝瑞　南京大学医学院附属鼓楼医院）

参考文献

[1]Shi Y，Evans JE，Rock K L.Molecular identification of a danger signal that alerts the immune system to dying cells[J].Nature，2003，425（6957）：516-521.

[2]Lotze MT，Zeh HJ，Rubartelli A，et al.The grateful dead：damage-associated molecular pattern molecules and reduction/oxidation regulate immunity[J].Immunol Rev，2007，220：60-81.

[3]Herrera FG，Bourhis J，Coukos G.Radiotherapy combination opportunities leveraging immunity for the next oncology practice[J].CA Cancer J Clin，2017，67（1）：65-85.

[4]Chakraborty M，Abrams SI，Camphausen K，et al.Irradiation of tumor cells up-regulates Fas and enhances CTL lytic activity and CTL adoptive immunotherapy[J].J Immunol，2003，170（12）：6338-6347.

[5]Klug F，Prakash H，Huber PE，et al. Low-dose irradiation programs macrophage differentiation to an iNOS（+）/M1 phenotype that orchestrates effective T cell

immunotherapy[J].Cancer Cell, 2013, 24（5）: 589-602.

[6]Llovet JM, Castet F, Heikenwalder M, et al.Immunotherapies for hepatocellular carcinoma[J].Nat Rev Clin Oncol, 2022, 19（3）: 151-172.

[7]Cowzer D, Harding JJ.Advanced Bile Duct Cancers: A Focused Review on Current and Emerging Systemic Treatments[J].Cancers（Basel）, 2022, 14（7）: 1800.

[8]Iii HAB, Okusaka T, Vogel A, et al.Patient-reported outcomes for the phase 3 TOPAZ-1 study of durvalumab plus gemcitabine and cisplatin in advanced biliary tract cancer[J].J Clin Oncol, 2022, 40（16_suppl）: 4070.

[9]Kelley RK, Yoo C, Finn RS, et al.Abstract CT008: Pembrolizumab（pembro）in combination with gemcitabine and cisplatin（gem/cis）for advanced biliary tract cancer（BTC）: Phase 3 KEYNOTE-966 study[J].Cancer Research, 2023, 83（8_Supplement）: CT008-CT.

[10]Lang F, Schrörs B, Löwer M, et al.Identification of neoantigens for individualized therapeutic cancer vaccines[J].Nat Rev Drug Discov, 2022, 21（4）: 261-282.

[11]Gubin MM, Zhang X, Schuster H, et al.Checkpoint blockade cancer immunotherapy targets tumour-specific mutant antigens[J].Nature, 2014, 515（7528）: 577-581.

病例 30　CIK 治疗反复发作食管恶性黑色素瘤

一、病历摘要

（一）基本信息

患者女性，1940年出生，因“进食哽噎2个月余”2011年12月入院。

现病史：患者两月前无明显诱因下出现进食哽咽，与情绪波动无关，无胸骨后疼痛，无恶心、呕吐，无嗳气反酸，无呕血黑便，无腹痛腹胀。自患病以来，患者神志清，精神可，二便无殊，胃纳一般，体重无明显变化。

既往史：身体状况一般，否认高血压、冠心病、糖尿病病史，否认输血史等，有手术史，20余年行子宫切除术（具体不详），2年前因右乳癌行右乳切除术（具体不详）。无传染病史、过敏史。

家族史：无肿瘤家族史。

（二）体格检查

温度36.7℃，脉搏82次/分，呼吸16次/分，血压120/75mmHg。神志清，精神可，胸廓无畸形，右乳缺如，双肺呼吸音清，未闻及干湿啰音，心律齐，未闻及病理性杂音，腹软，无压痛反跳痛，未触及包块，肝脾未触及，肠鸣音正常，四肢活动自如，双下肢无水肿。

（三）辅助检查

血、尿、粪常规未见明显异常。肿瘤标志物：糖类抗原125 8.95U/ml，类抗原19-9 17.88U/ml，癌胚抗原3.16ng/ml，甲胎蛋白3.05ng/ml。胃镜提示：食管中段癌，HP阳性。

（四）临床诊断

食管占位。

二、诊治经过

患者入院完善术前检查后，于2011年12月26日行内镜下黏膜剥除术（ESD），术后病理：食管新生物，起源于黏膜层，大小约0.8cm×2.5cm。病理报告：食管恶性黑色素瘤。（食管距门齿29～32cm处）鳞状上皮黏膜息肉样隆起，上皮细胞增生伴重度不典型增生，呈高级别上皮内瘤变，同时细胞内见明显色素沉着。免疫组化Vimentin +，HMB45+，S100+，MART1 小灶+，CK34-，CK5/6-（病例30图1）。

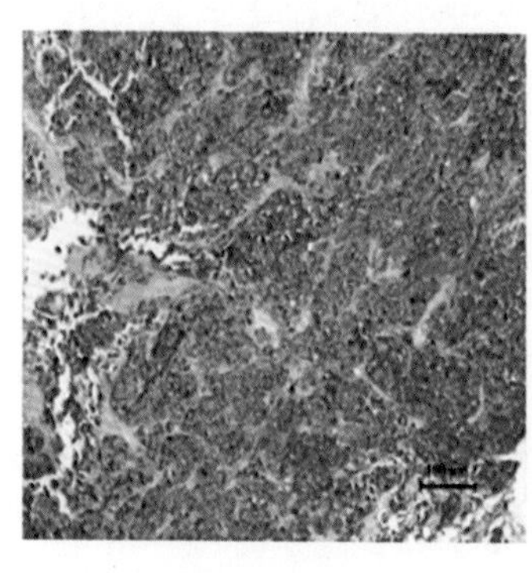

HMB45阳性

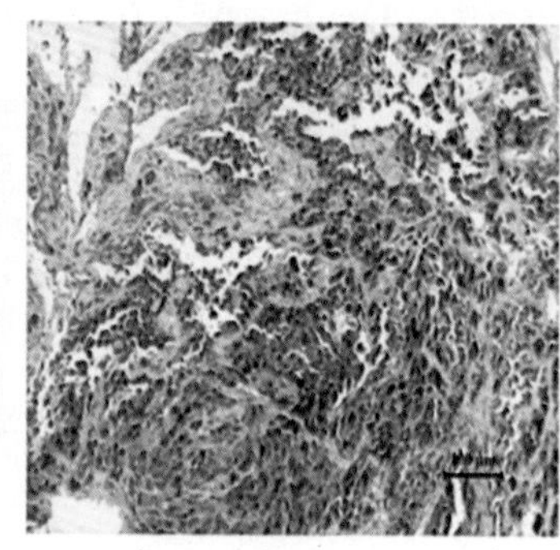

S100 阳性

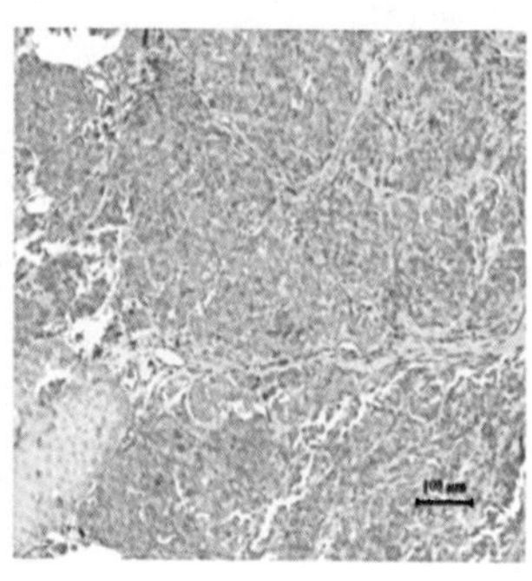

Vimentin 阳性

病例30图1　病灶部分病理免疫组化染色照片

入院诊断：食管恶性黑色素瘤（T1N0M0）。

患者术后恢复情况良好，未行辅助放射或化学治疗，于2012年1～11月行4次自体来源的细胞因子诱导的杀伤细胞（Cytokines Induced Killer，CIK）治疗，期间接受树突状细胞（dendritic cell，DC）肿瘤疫苗治疗1个疗程。

2012年12月再次因“进食哽咽1个月”入院，肿瘤标志物未见明显异常。2012年12月18日查头颅＋胸腹部CT示：食管下段MT增生，对照前CT（2011年12月21日），影像学提示病情稳定（病例30图2）。2012年12月26日查超声胃镜：距门齿24～26cm后壁见起源于黏膜层低回声团块，内部回声不均，大小0.8cm×1.5cm×2.0cm，黏膜下层、肌层、外膜完整，基底部未见明显较大的无回声管状结构；距门齿27～30cm处前左侧壁见起源于黏膜层低回声团块，大小为1.9cm×2.0cm×2.5cm，内部回声不均，局灶黏膜下层欠清，肌层、外膜完整。遂再次行ESD术，术后病理提示恶性黑色素瘤，综合考虑为肿瘤复发，于2013年1月和6月行异体CIK治疗2程，2013年6月9日查腰椎正侧位片（病例30图3）示：左侧髂骨及骶椎骨转移。复查肿瘤标志物正常。

2013年9月因“咯血1个月”入院，9月11日查CT（病例30图4、病例30图5）：食管中部管壁增厚，增强后可见强化，右侧鼻后孔占位，息肉可能，行食管ESD术，术后病理考虑恶性黑色素瘤复发，术前1天出现晨起痰中带血。查体：间断性右侧鼻塞，无鼻痒，喷嚏，无流涕，无眼球活动障碍，无视力视物改变。鼻内镜与头颅部CT均见右侧鼻后孔处新生物。行鼻内镜下鼻腔新生物切除术，病理提示（右鼻腔）恶性黑色素瘤，结合临床病史考虑转移性可能，另见黏膜组织及黏膜腺组织，少量骨组织，小梁间血管明显增生。术后继续异体CIK治疗2个疗程，复查肿瘤标志物正常。后暂停抗肿瘤治疗。

2014年6月发现进食哽咽，胃镜检查提示食管原手术部位局限性增厚，行ESD术，术后病理提示恶性黑色素瘤，切缘见肿瘤累及，再次辅以异体CIK治疗2个疗程。

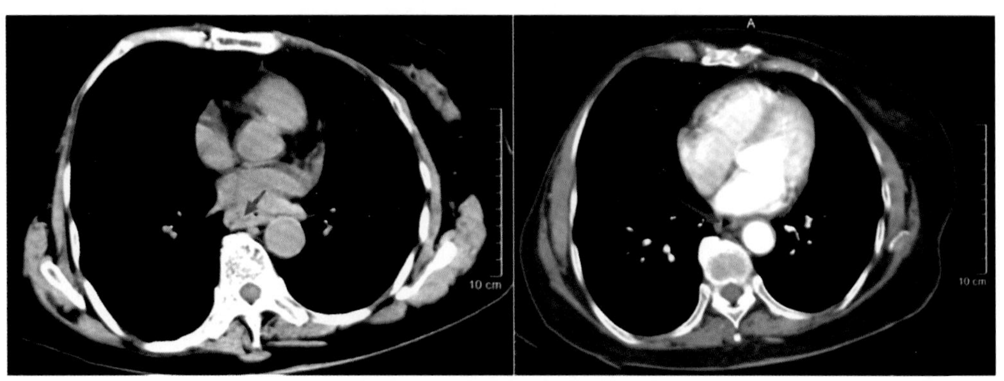

病例30图2 2012年12月18日CT

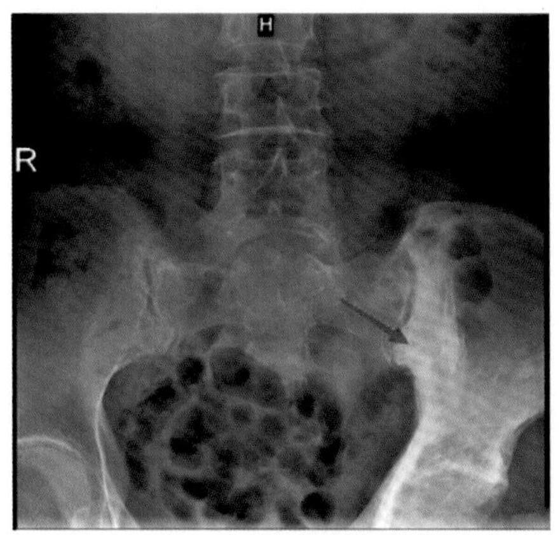

病例30图3 2013年6月9日X片

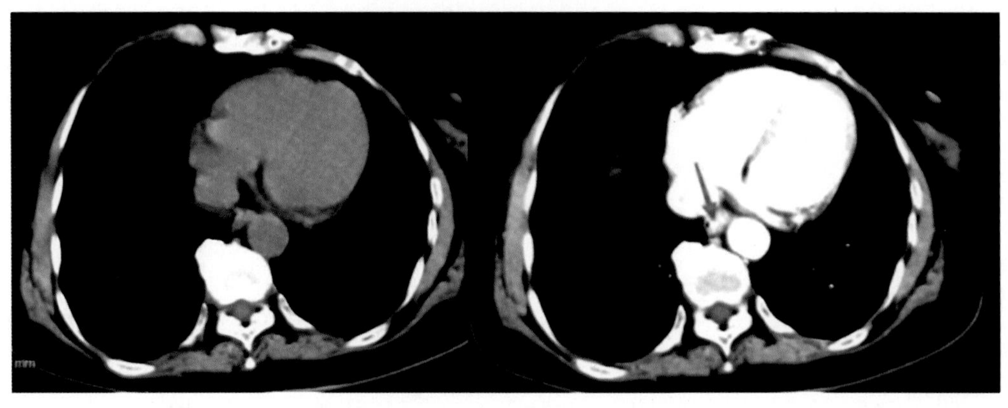

病例30图4 2013年9月11日复查CT

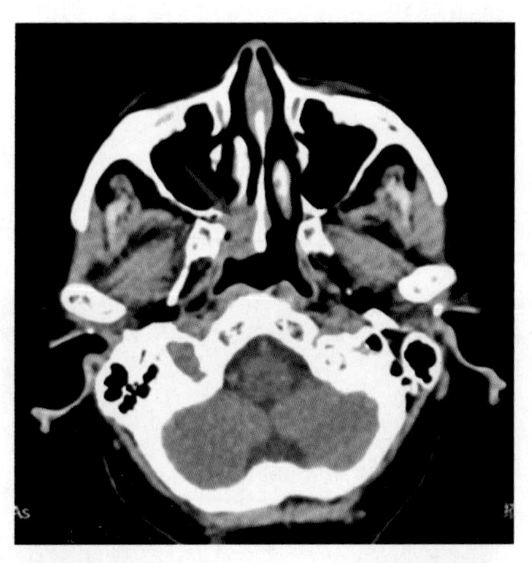

病例30图5　2013年9月12日头颅CT

2014年12月患者突发头晕，入院行头颅MRI检查发现颅内多发转移，提示病情进展，并于2014年12月11日因额叶血肿破入脑室死亡。总生存期：36个月。

三、疾病介绍

本部分内容为该疾病相关的知识延展，可撰写该疾病相关的国内外新进展、新技术、新观点等，不要求涵盖该疾病所有内容，要有一定针对性。

关于生物细胞技术的最新进展要做详细阐述，从而让读者能够充分了解生物治疗技术的水平与优势。

1．食管恶性黑色素瘤的诊断　食管恶性黑色素瘤（malignant melanoma of esophagus，MME）是一种高度侵袭性的恶性肿瘤，发病率占食管原发性恶性肿瘤的0.1%～0.3%。极易误诊和漏诊。其诊断标准为：①源于食管鳞状上皮的交界性改变区组织学表现具有黑色素瘤特征；②免疫组织化学染色人黑色素瘤蛋白45（human melanoma black 45，HMB45）和（或）钙结合蛋白S100呈阳性；③排除皮肤等其他部位发生的原发性恶性黑色素瘤。

由于黑色素含量不同，MME表现为黑色、棕色等不同的颜色，部分病例可由于无色素肿瘤细胞而表现为白色；原发性食管恶性黑色素瘤多呈息肉样，也可呈结节状、菜花状及髓质型浸润生长，好发于食管中下段，可排列成巢状、弥漫片状、条索状或血管瘤样等组织结构，间质内血管丰富。PMME细胞形态多样，呈多角形、梭形或卵圆形，含丰富胞质，细胞边界不清晰，细胞核较大，部分可见嗜酸性核仁，病理性核分裂易见。

免疫组织化学常用特征标志物有S-100蛋白、SOX-10、Melan-A、HMB45等。Melan-A、HMB45和酪氨酸酶特异性较高，但灵敏度较低。因此，对于疑似PMME

者，常需多种指标联合检测，以提高诊断准确率。

2. 食管恶性黑色素瘤的细胞治疗研究现况 发生在食管的恶性黑色素瘤，文献报道中位生存期仅为10～20个月，5年生存率为5%～20%。食管的恶性黑色素瘤，因其难以外科根治性手术切除，可能由此导致了其生存期远低于其他部位的恶性黑色素瘤。但本例患者经过细胞治疗后生存期达到36个月，同时第一次治疗的PFS达到了12个月，后续治疗过程中数次PFS接近甚至超过6个月。有研究回顾性分析了2009—2011年接受CIK治疗的10例黑色素瘤患者，无完全缓解与部分缓解患者，疾病稳定患者 8 例，疾病控制率为80%，全组患者中位至疾病进展时间为3个月（1～11个月），中位生存期为4.5个月（1～13个月）。而一般黑色素瘤肝转移患者的生存期仅为4个月，1年生存率为10%。是否体现细胞治疗在恶性黑色素瘤方面的优势。

细胞治疗最早用于治疗恶性黑色素瘤，由于KAWAKAMI等于1988年利用肿瘤浸润淋巴细胞（tumor infiltrating lymphocyte，TIL）治疗20例转移性恶性黑色素瘤，其中12例达到部分或完全缓解，提示TIL成为治疗恶性黑色素瘤的一种新型生物免疫治疗方法。

去年，基于一项Ⅱ期C-144-01试验的积极结果，美国FDA授予细胞疗法优先审评资格，用于治疗在接受抗PD-1/L1治疗和靶向治疗期间或之后发生进展的晚期黑色素瘤患者。该研究共纳入153名既往接受过PD-1/L1的患者，中位随访36.5个月后，在所有患者中，根据RECIST v1.1标准评估的客观缓解率为31.4%，其中8例完全缓解，40例患者部分缓解。中位总生存期和无进展生存期分别为13.9个月和4.1个月。

当然这并不意味着细胞治疗成为了恶性黑色素瘤的终极治疗手段，张启婷等[8]研究发现手术联合细胞治疗皮肤黑色素瘤的疗效仅在总生存期（49 vs.53，M）、3年生存率（62.5% vs.29.6%）和生活质量上的表现优于手术联合姑息治疗，而5年生存率（37.5% vs.14.8%）和无进展生存期（19.5 vs.13，M）上均无统计学差异。也有报到$T_2N_0M_0$期的食管恶性黑色素瘤患者，在经历根治性手术以及针对原发性肺癌的放疗后，25个月未见恶性黑色素瘤复发。

由此可见手术依旧是食管恶性黑色素瘤的首选治疗手段，而对于难于手术，或者术后复发的患者，细胞治疗在改善患者总生存期、短期PFS以及生活质量上有其独到优势，可一定程度上更有利与患者。

3. 恶性黑色素瘤生物细胞技术的优势与局限性 TIL治疗有其独特的优势，例如他对肿瘤特异性抗原有更强的针对性，可以提高治疗的精准度和效率；同是在一定成都上帮助克服肿瘤免疫逃逸机制，增强免疫细胞的持久性和记忆性；协同其他免疫治疗或靶向治疗相结合，产生1＋1＞2的治疗收益。

但其没能成为临床上的常规治疗手段，也有其固有局限性。一是TIL制备技术复杂，通常需要筛选上百个甚至几百个T淋巴细胞克隆才能得到肿瘤特异性的TIL；二是TIL在T淋巴细胞分类中属于效应T细胞，虽然杀瘤功能强大，但其寿命短，不具备记忆能力；三是用于临床治疗的TIL细胞局限于新鲜且无菌保存的肿瘤组织样本，对于那些无法提供此类样本的患者，无法应用TIL治疗；四是不同肿瘤或相同肿瘤的不同个体间异质性大，并非所有患者或肿瘤均有TIL细胞浸润，故无法从该类肿瘤或患者肿瘤组织样本中分离得到TIL细胞。这些局限性限制了TIL的使用。

联合治疗可以在一定程度上克服这种局限性，目前已经有TIL和化疗、IL-2、放疗、靶向、免疫等的联合治疗取得不错成绩的相关报导，但这些报导多为临床前研究，因此我们期待更多大数据、多中心的TIL的有效性和安全性研究，以便更好地指导TIL治疗从理论走向临床、从个别走向大众的转化，帮助更多患者从中受益。

四、病例点评

恶性黑色素瘤占食管恶性肿瘤的少数，此病例初诊时分期早，在完成充分术前评估并尊重患者意愿的前提下，采用ESD手术具有创伤小、恢复快的优势，术后采用免疫细胞治疗的方式辅助巩固，后患者数次局部复发和出现寡转移灶时，均采用局部治疗的方式，具有一定创新性，并且评者考虑免疫细胞治疗在对预防远处转移方面起到很重要的作用。

恶性黑色素瘤一直是免疫治疗的范本，Steve Rosenberg教授从20世纪80年代开始进行研究TILs（Tumor infiltrating lymphocytes）在恶性黑色素瘤中的抗肿瘤作用，截至目前，总体有效率达到56%，包括22%的晚期病人被“临床治愈”。CIK细胞具有制备简便易行，输注安全等优势，可以尝试设计术后辅助治疗的临床试验以加强验证在恶性黑色素瘤或其他实体肿瘤中的作用。

（病例提供　蒋敬庭　郑　晓　陈陆俊　常州市第一人民医院）

（点评专家　张　毅　郑州大学第一附属医院）

参考文献

[1]葛金童，徐克平.原发性食管恶性黑色素瘤临床诊断及治疗的研究进展[J].医学综述，2021，27（12）：5. DOI：10.3969/j.issn.1006-2084.2021.12.014.

[2]Cazzato G，Cascardi E，Colagrande A，et al.The Thousand Faces of Malignant

Melanoma：A Systematic Review of the Primary Malignant Melanoma of the Esophagus. Cancers（Basel），2022，14.
[3]Williams E，Bolger JC，Darling G.Radical Resection in an Era of Immune Therapy for Primary Esophageal Melanoma.Ann Thorac Surg，2022，114：e423–e425.
[4]Rass K，Diefenbacher M，Tilgen W． Experimental treatment of malignant melanoma and its rationale[J]．Hautarzt，2008，59（6）：475–483.
[5]张勇，王子兵，赵玲娣，等.CIK细胞治疗黑色素瘤肝转移的临床效果观察[J].河南医学研究，2015，24（02）：15–17.
[6]Kawakami Y，Rosenberg SA，Lotze MT.Interleukin 4promotes the growth of tumor–infiltrating lymphocytes cytotoxic for human autologous melanoma[J].J Exp Med，1988，168（6）：2183–2191.
[7]Chesney Jason，Lewis Karl D，Kluger Harriet，et al.Efficacy and safety of lifileucel，a one–time autologous tumor–infiltrating lymphocyte（TIL）cell therapy， in patients with advanced melanoma after progression on immune checkpoint inhibitors and targeted therapies： pooled analysis of consecutive cohorts of the C–144–01 study.[J].J Immunother Cancer，2022，10：undefined.
[8]张启婷，赵华，李文明，等.手术联合细胞治疗皮肤型黑色素瘤的疗效观察[J].安徽医科大学学报，2019，54（06）：957–962．DOI：10.19405/j.cnki.issn1000–1492.2019.06.026.
[9]Patel Pooja，Boudreau Colton，Jessula Samuel et al. Primary esophageal melanoma：a case report[J].Melanoma Manag，2022，9：MMT63.
[10]SCHOBER K，BUSCH D H.TIL 2.0：more effective and predictive Tcell products by enrichment for defined antigen specificities[J].Eur J Immunol，2016，46（6）：1335–1339．DOI：10.1002/eji.201646436.

病例31　常规治疗失败胃癌患者接受CLDN18.2 CAR-T治疗

一、病历摘要

（一）基本信息

患者男性，53岁，主因“确诊胃癌2年”于2019年11月1日入院。

现病史：2017年10月患者无明显诱因出现进食后不畅，无腹痛，无呕血黑便，无大便习惯改变。2017年11月23日行胃镜活检病理：贲门中分化腺癌。2017年12月5日腹盆CT：贲门及胃体小弯侧胃壁增厚，考虑贲门癌累及胃体小弯。贲门周围、肝胃韧带区及腹腔干周围多发淋巴结肿大，考虑转移。患者2017年12月5日至2018年2月28日予多西他赛＋奥沙利铂＋亚叶酸钙＋替加氟新辅助化疗4周期，2、4周期后评价效果SD。患者2018年3月28日行根治性全胃切除术伴Roux-en-Y吻合术＋空肠造瘘术，术后病理：中-低分化腺癌，免疫组化：Her-2（0），分期：pT4N1M0。2018年8月8日复查CT：腹膜后淋巴结肿大，考虑进展。患者2018年8月24日至2019年3月12日予二线希明替康联合沙利度胺治疗15周期，最佳疗效SD，2019年3月25日评效PD。患者2019年5月10日至2019年8月16日予三线赛帕利单抗（GLS-010，PD-1单抗）免疫治疗8周期，最佳疗效增大SD，2019年8月28日评效PD。2019年9月因梗阻性黄疸行PTCD引流。2019年8月出现食欲差、乏力、后背及小腹疼痛。2019年10月我院完善胸腹盆CT（病例31图1）：双肺多发转移。腹腔腹膜后多发淋巴结转移。腹膜转移。肝多发转移。患者为进一步诊治入我院。

既往史：无其他慢性病病史。

个人史：长期大量烟酒史，未戒。

家族史：否认家族肿瘤病史。

（二）体格检查

体温36.5℃，脉搏84次/分，呼吸20次/分，血压98/74mmHg，BMI 16.9，BSA 1.54m^2，ECOG 1分，NRS（疼痛）4分。浅表淋巴结未触及肿大；腹平软，无压痛及反跳痛，肝脾肋下未触及，Murphy征阴性，移动性浊音阴性。

（三）辅助检查

2019年10月CT检查（病例31图1）结果示全胃切除术后。双肺多发转移，较大者为14mm×11mm。肝多发转移，较大者约15mm×13mm。腹腔腹膜后多发淋巴结转移，较大者约54mm×31mm。腹膜转移。

CLDN18.2靶点检测结果：靶点强度3+，靶点阳性率60%。

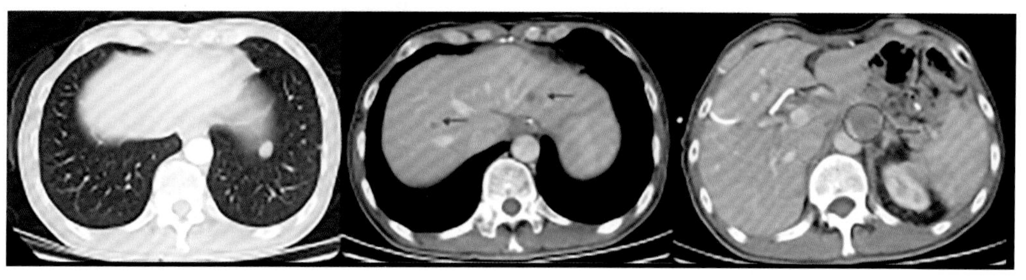

病例31图1　CAR-T细胞治疗前胸腹盆CT图像

（四）临床诊断

贲门中低分化腺癌术后 肝转移 肺转移 腹膜转移 腹膜后淋巴结转移 梗阻性黄疸PTCD术后。

二、诊疗经过

2019年11月11日行首次CLDN18.2 CAR-T细胞回输11ml，回输细胞数量2.5×10^8。

2020年5月6日胸腹盆CT（病例31图2）：肺转移、肝转移、腹膜淋巴结转移灶较前缩小。评效PR。

2020年6月17日胸腹盆CT（病例31图3）：纵隔及右锁骨上区新发肿大淋巴结转移。双肺及叶间胸膜多发转移结节较前缩小。肝多发转移较前进展。

2020年6月30日行第2次CAR-T细胞回输。

2020年8月10日胸腹盆CT（病例31图4）：双肺及叶间胸膜多发转移结节部分增大、增多。纵隔及右锁骨上区转移淋巴结增大、增多。左侧胸腔新发积液。肝多发转移较前增大、增多。腹水较前增多。脾门区不规则低密度区较前增大，并侵犯胰尾。胰腺转移。双侧肾上腺转移。评效PD，PFS 9个月。

2020年8月12日至2020年10月31日开始行白蛋白紫杉醇+S1方案治疗4周期。

2020年11月患者出现恶心、呕吐伴视物不清，查头部MRI：脑转移。

2020年11月至2020年12月行脑部放疗。

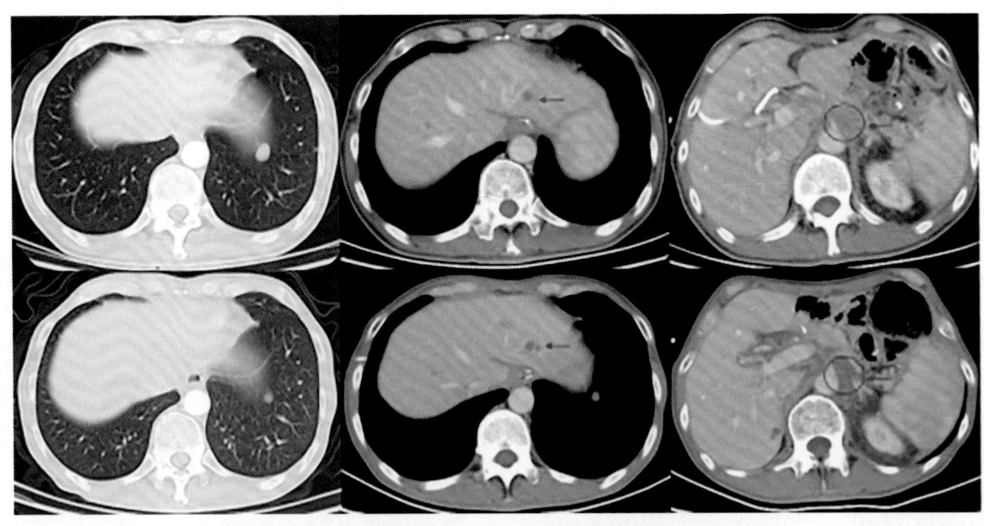

病例31图2 第1次CAR-T细胞治疗前后胸腹盆CT图像

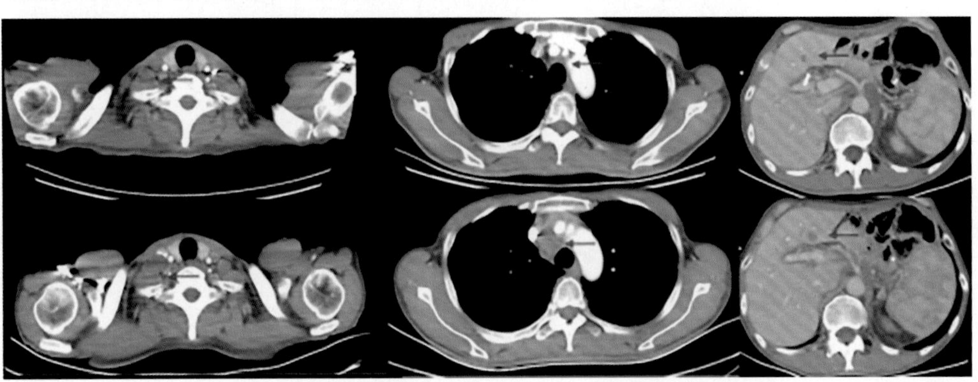

病例31图3 第1次CAR-T细胞治疗7月后胸腹盆CT图像

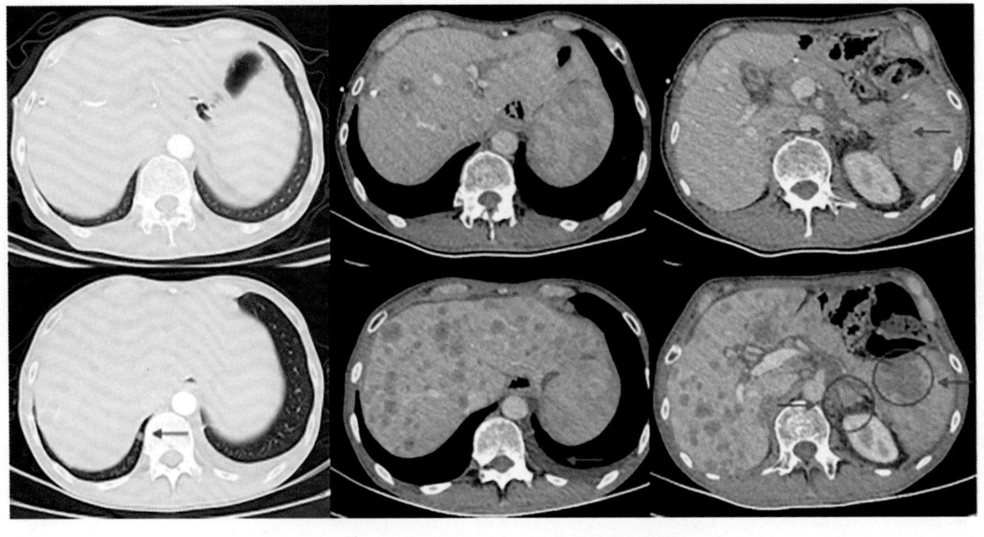

病例31图4 第2次CAR-T细胞治疗前后胸腹盆CT图像

2020年11月27日至2021年3月15日开始间断口服阿帕替尼。

2021年3月胸腹盆CT（病例31图5）：左侧胸腔积液消失。腹膜后淋巴结较前缩小。肠系膜血管旁淋巴结增大。肝多发转移大部分缩小。腹水较前减少。脾门不规则低密度区较前缩小。

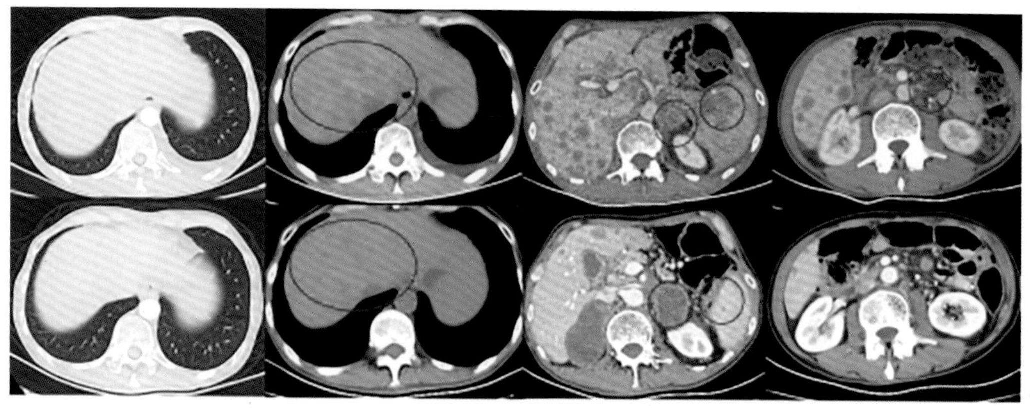

病例31图5　第2次CAR-T细胞治疗后化疗前后胸腹盆CT图像

2021年3月26日行第3次CAR-T细胞回输。

2021年4月2日、2021年4月22日行第1～2周期特瑞普利单抗治疗。

2021年4月25日胸腹盆CT（病例31图6）：双肺及胸膜多发转移结节较前增大、增多。纵隔及右锁骨上区、双内乳区转移肿大淋巴结部分增大。新发双侧胸腔少量积液。腹膜后、肠系膜淋巴结较前增大增多。肝多发转移增大、增多。腹膜增厚较前明显，腹水较前增多。评效PD。

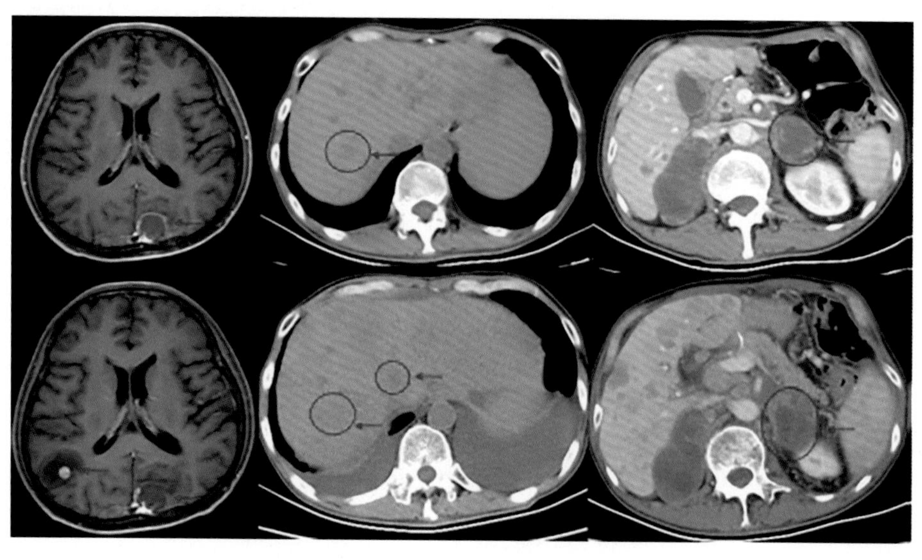

病例31图6　第3次CAR-T细胞治疗前后胸腹盆CT图像

2021年5月10日患者死亡，OS 18.2个月。

三、疾病介绍

胃癌是全世界发病率和病死率最高的恶性肿瘤之一。我国也属胃癌高发的国家，且大多数患者首诊即出现了转移，即使局部进展期胃癌患者，经根治性手术治疗后，仍有很高的复发转移概率。针对无法手术/复发转移性胃癌患者，以药物为主的综合治疗是其首选方案，但目前的化疗联合靶向治疗、甚至免疫治疗只能给这部分患者带来有限的生存期延长，其中位生存时间仅为1～1.5年，且这期间需要不断的接受治疗。细胞免疫治疗有可能会改变这个现状。

目前已经获批的CAR-T细胞治疗产品，适应证均为血液系统肿瘤，且给药方式均为一次给药。然而对于第一次CAR-T细胞治疗后疾病进展的血液肿瘤患者，后续可选的治疗方法很少，故二次回输CAR-T细胞成为改善预后的选择方案之一。但是对于二次输注CAR-T细胞的疗效目前还没有高级别的循证医学证据支持，尤其是第一次CAR-T细胞治疗失败的原因目前尚不完全清楚，可能涉及包括靶向抗原表达缺失、T细胞功能耗竭、肿瘤微环境出现免疫抑制等多种机制。Jordan Gauthier分析了接受过靶向CD19的CAR-T细胞治疗后复发的ALL、NHL和CLL患者，二次回输CAR-T细胞的疗效。在14位ALL患者中3位出现完全缓解（CR，21%），9位CLL患者的客观缓解率（ORR）达到33%，21位NHL患者的ORR达到52%。这一研究表明第一次接受CAR-T细胞治疗失败后的血液系统肿瘤患者中进行二次回输的策略是可行的。

然而，在实体肿瘤患者中，由于初次CAR-T细胞治疗本身尚缺少大规模的临床试验，故对于二次CAR-T细胞回输仅有极少数的病例报道。本例患者所使用的靶向CLDN18.2的CAR-T细胞治疗产品（CT041），在1期研究的中期分析中，所有胃肠道肿瘤患者中的客观有效率（ORR）为48.6%，疾病控制率（DCR）为73.0%，在胃癌患者中ORR为57.1%、DCR为75.0%，表明靶向CLDN18.2的CAR-T细胞治疗是对于多线治疗失败的胃癌少数十分有前景的治疗手段。

本研究允许患者在完成首次CAR-T细胞回输治疗后，如果未出现显著的安全性风险，研究者可以认为在患者可能获益的情况下，为患者再次回输CAR-T细胞。并且在CAR-T疗效评估达到缩小SD及以上，且持续至少12周的患者，在接受其他抗肿瘤治疗后达到PR或CR，研究者亦可以认为在患者可能获益的情况下再次为其回输CAR-T细胞。

本案例中的患者在初次接受CAR-T细胞治疗后获得PR，并相当长时间（半年）

未接受其他任何治疗仍能保持临床获益状态。我们持续监测了患者血液中的CAR-T细胞拷贝数，发现其并未出现明显下降，而腹水和胆汁中的CAR-T细胞拷贝数则是在初期快速扩增并且随着时间呈下降趋势（病例31图7）。而在这期间患者出现了疾病进展，故我们考虑CAR-T细胞在体内的数量不足可能为治疗耐药机制之一。所以我们在综合考虑之后，再次为患者输注了CAR-T细胞，但很可惜并未带来再次获益。

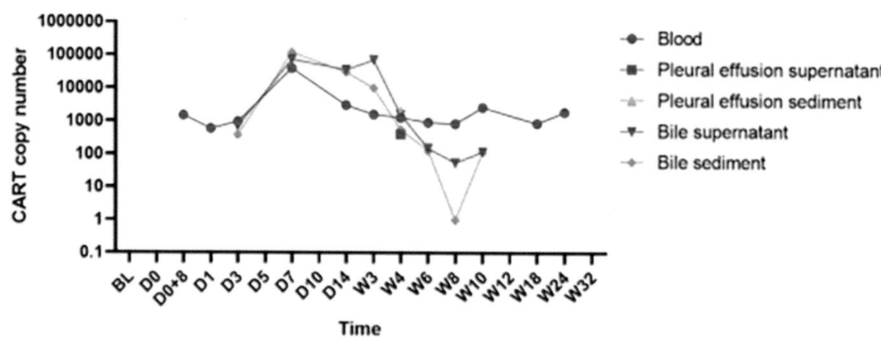

病例31图7　CAR-T细胞拷贝数随时间变化趋势

既往有许多的临床前数据表明CAR-T细胞会因为PD-1/PD-L1免疫检查点通路激活而导致进入耗竭状态，而联合PD-1抑制剂可以重新激活耗竭的CAR-T细胞，从而增强其的抗肿瘤疗效。本患者参与的临床试验允许若其既往接受过PD-1或PD-L1抑制剂治疗且最佳疗效评估达到SD及以上，可以在输注CAR-T细胞后的30天内给予PD-1抑制剂以期能逆转CAR-T的耗竭及耐药。但该例患者第3次接受CAR-T细胞治疗并联合PD-1抑制剂未能为其带来治疗获益。

四、病例点评

2020年全球胃癌死亡人数约为76.8万人，占全球癌症死亡人数的7.7%。尽管目前针对晚期胃癌开发出了化疗、放疗、靶向治疗和免疫治疗在内的多种治疗手段，但其预后始终不佳，中位生存期（OS）不足1年。CLDN18.2是一种细胞间紧密连接蛋白，以其表达模式的特殊性，是目前胃癌治疗领域具有巨大潜力的靶点。2022年，靶向CLDN18.2的CAR-T细胞治疗CLDN18.2表达阳性晚期消化系统肿瘤的I期临床研究的中期结果发表于Nature Medicine上，首次证明了CAR-T细胞在晚期胃癌治疗中的安全性和有效性，是CAR-T在实体肿瘤治疗领域的巨大突破。

该患者在初次接受CAR-T细胞治疗后，获得了相对长时间的部分缓解状态及临床获益，表明这一治疗手段十分具有前景。此外，我们在患者出现疾病进展之后，进行了再次CAR-T细胞回输、重启化疗及联合PD-1抑制剂治疗以期逆转CAR-T细胞治疗耐药的多种艰难探索，但很不幸的是，这些探索并没有为这名患者带来明确的治疗获益，表明CAR-T细胞治疗在实体瘤领域仍然需要持续不断的深入研究。

（病例提供：李嘉瑞　刘　畅　北京大学肿瘤医院）

（点评专家：齐长松　北京大学肿瘤医院）

参考文献

[1]Grupp SA，Kalos M，Barrett D，et al.Chimeric antigen receptor-modified T cells for acute lymphoid leukemia[J].N Engl J Med，2013，368（16）：1509-1518.

[2]Neelapu SS，Locke FL，Bartlett NL，et al.Axicabtagene Ciloleucel CAR T-Cell Therapy in Refractory Large B-Cell Lymphoma[J].N Engl J Med，2017，377（26）：2531-2544.

[3]Shah NN，Fry TJ.Mechanisms of resistance to CAR T cell therapy[J].Nat Rev Clin Oncol，2019，16（6）：372-385.

[4]Lynn RC，Weber EW，Sotillo E，et al.c-Jun overexpression in CAR T cells induces exhaustion resistance[J].Nature，2019，576（7786）：293-300.

[5]Chow A，Perica K，Klebanoff CA，et al.Clinical implications of T cell exhaustion for cancer immunotherapy[J].Nat Rev Clin Oncol，2022，19（12）：775-790.

[6]Gauthier J，Bezerra ED，Hirayama AV，et al.Factors associated with outcomes after a second CD19-targeted CAR T-cell infusion for refractory B-cell malignancies[J].Blood，2021，137（3）：323-335.

[7]Qi C，Gong J，Li J，et al.Claudin18.2-specific CAR T cells in gastrointestinal cancers：phase 1 trial interim results[J].Nat Med，2022，28（6）：1189-1198.

[8]Cherkassky L，Morello A，Villena-Vargas J，et al.Human CAR T cells with cell-intrinsic PD-1 checkpoint blockade resist tumor-mediated inhibition[J].J Clin Invest，2016，126（8）：3130-3144.

[9]Grosser R，Cherkassky L，Chintala N，et al.Combination Immunotherapy with CAR T Cells and Checkpoint Blockade for the Treatment of Solid Tumors[J].Cancer Cell，2019，36（5）：471-482.

[10]Song W，Zhang M.Use of CAR-T cell therapy，PD-1 blockade，and their combination for the treatment of hematological malignancies[J].Clin Immunol，2020，214：108382.

[11]Sung H，Ferlay J，Siegel RL，et al.Global Cancer Statistics 2020：GLOBOCAN

Estimates of Incidence and Mortality Worldwide for 36 Cancers in 185 Countries[J].CA Cancer J Clin，2021，71（3）：209-249.

[12]Van Cutsem E，Sagaert X，Topal B，et al.Gastric cancer[J].Lancet，2016，388（10060）：2654-2664.

病例32　CLDN18.2 CAR-T治疗晚期胰腺癌长期有效病例

一、病历摘要

（一）基本信息

患者老年女性，77岁。主因“发现CA199升高1年余”入院。

现病史： 2019年5月患者体检发现CA199提示800⁺U/ml，CT提示胰体占位。2019年5月6日外院行“根治性胰体尾＋脾切除术”，术后病理：囊腺癌，IPMN恶变；$pT_2N_0M_0$ ⅠB期。NGS：TMB 1Muts/Mb，PD-L1 TPS＜1%。术后CA199最低降至47U/ml。2019年10月复查CT示双肺多发结节，2019年10月26日外院穿刺并射频，穿刺病理：（肺结节穿刺）黏液腺癌，结合病史及免疫组化，考虑为胰胆管来源可能性大。2019年12月6日至2020年9月25日一线给予13周期替吉奥治疗，具体：替吉奥40mg Bid Po d1～d 14，q21d。最佳疗效：缩小SD。2020年10月21日我院PET/CT示：术区复发、腹主动脉旁淋巴结转移、双肺多发小结节。2020年11月16日开始行姑息性调适放疗：95%PGTV1，胰头术后复发病灶，50Gy/15次；95%PGTV2，腹膜后转移淋巴结，45Gy/15次；95%PTV，腹腔腹膜后淋巴引流区，40Gy/15次。2020年12月4日完成放疗，最佳疗效：缩小SD。2021年3月23日我院CT示部分肺M略增大，考虑肿瘤进展。

既往史： 1997年左乳腺癌根治术（ER+PR+），1999年原位复发再次切除术后放疗（胸壁病灶）。2021年4月发现压缩性腰椎骨折，2021年5月外院行骨水泥成形术。糖尿病20年，皮下注射门冬胰岛素30早18U、晚8U，血糖控制可。否认嗜酒及吸烟史。

家族史： 无家族史。

（二）体格检查

体温36.7℃，脉搏84次/分，呼吸20次/分，血压129/73mmHg，BSA 1.31m^2，ECOG 1级。浅表淋巴结未触及肿大；心肺查体无特殊；腹平软，上腹压痛，无反跳痛，肝脾肋下未触及，墨菲征阴性，移动性浊音阴性。

（三）辅助检查

Claudin18.2：靶点强度3+，靶点阳性率60%。

（四）临床诊断

胰腺癌术后多发肺转移。

二、诊疗经过

二线治疗2021年3月25入组CT041自体CART细胞临床试验2.5×10^8剂量组。

2021年7月7日入院行第1次CART细胞回输治疗15ml，回输后出现发热伴氧和下降，予吸氧、退热及托珠单抗治疗后好转，考虑CRS 2级。治疗后评估最佳评效PR（病例32图1）。

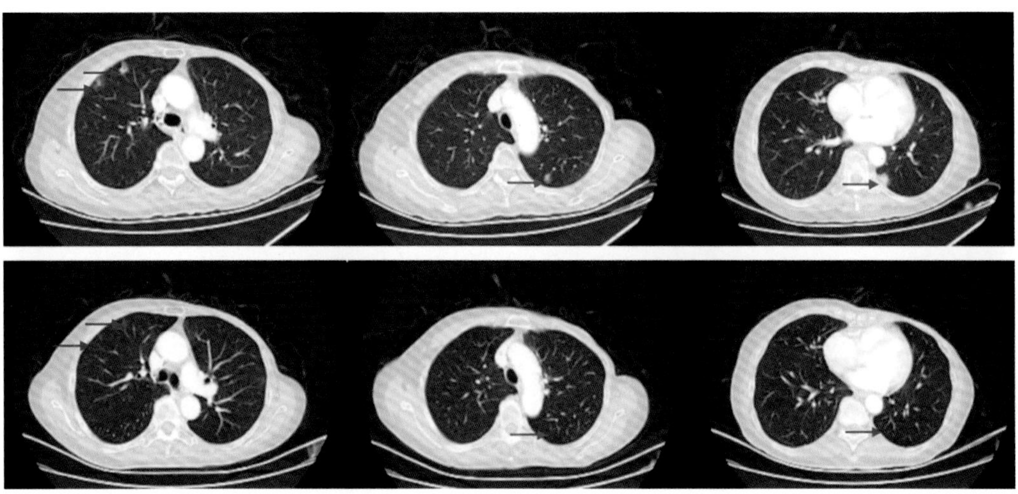

病例32图1　第一次CART细胞治疗前及治疗后PR胸部CT对比

自2022年8月开始CA199逐渐升高，2023年2月1日复查CT提示肺部病灶较前增多、增大。

2023年2月10日行第2次CART回输15ml，回输后W6（2023年3月27日）再次评估双肺转移较前缩小、CA199下降（病例32图2、病例32图3）。

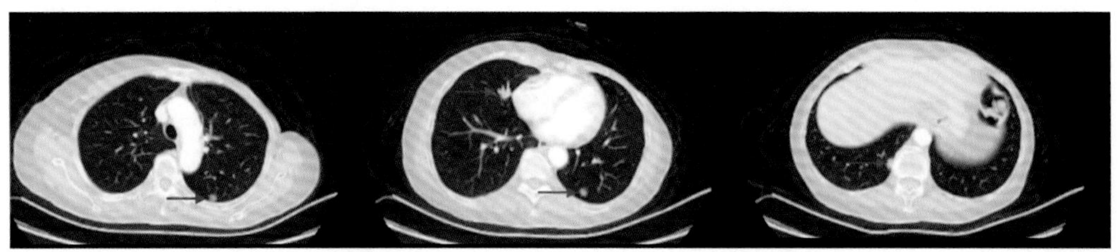

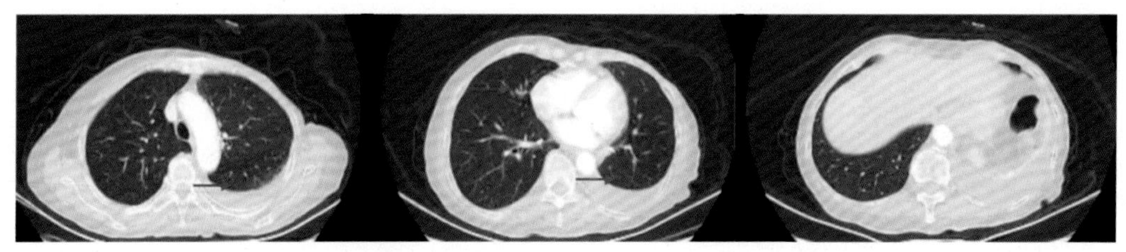

病例32图2　第二次CART细胞治疗前及治疗后有效胸部CT对比

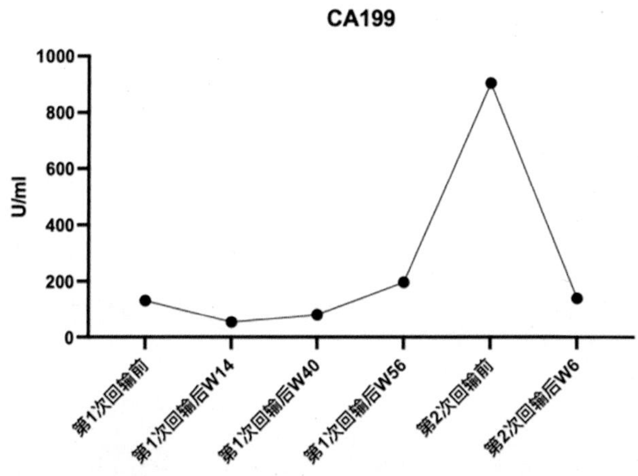

病例32图3　CART回输后CA199变化趋势图

三、病例介绍

胰腺癌是消化道常见恶性肿瘤之一，在肿瘤领域素有“癌症之王”的称号。据柳叶刀杂志记载，胰腺癌确诊后的5年生存率约为10%，是预后最差的恶性肿瘤之一。胰腺癌临床症状隐匿且不典型，是诊断和治疗都很困难的消化道恶性肿瘤。胰腺癌的药物治疗进展缓慢，仍以传统化疗为主，靶向治疗及免疫治疗仅对极少数特殊患者有效。CLDN18.2在胰腺癌中有一定程度的表达，使其成为胰腺癌治疗的潜在靶点。

本例患者为77岁老年女性，高龄，予CAR-T细胞回输后治疗有效，且未见明显不良反应，由此提问：高龄是否为回输的相对禁忌证。由于老年患者体力状况相对较差、常合并基础疾病，同时易伴随合并症，更容易发生细胞因子释放综合征（CRS）和免疫效应细胞相关神经毒性综合征（ICANS）。因此，通常认为老年患者（>65岁）不适合接受CAR-T细胞治疗。对于复发/难治性DLBCL应用嵌合抗原受体T（CAR-T）细胞疗法，可为30%～40%的患者提供长期缓解。在 ZUMA-1试验中，报告了年轻及老年人两个年龄组的CRS发生率、完全缓解（CR）和长期缓解均相似，但ICANS 3级的发病率在老年患者中更高。同时另一项多中心回顾性研究中，研究组和对照组的平均年龄分别为76.2岁和55.4岁，存活患者的中位随访时间分别为7.0个月（范围：1.3～17.2个月）和7.0个月（范围：1.3～16.7个月），研究组患者的预估3、6和12个月总生存（OS）率分别为84%、74%和69%，对照组为87%、76%和53%，DLBCL老年患者接受CAR-T细胞治疗后的疗效和毒性均与年轻患者相似。此外，在几项小型回顾性研究中也报告了令人鼓舞的响应率，尽管毒性概况仍有争议。所以，年龄本身不应单纯作为排除老年患者接受CAR-T细胞治疗的因素。虽然现阶段尚缺乏老年实体瘤患者细胞治疗的疗效及不良反应的数据，单以本病例而言，老年患者对CAR-T细胞治疗的耐受度值得期待。未来仍有待大规模或多中心研究来进一步确定高龄实体瘤患者接受CART细胞治疗的安全性及有效性。

CAR-T细胞回输后常出现如CRS、细胞渗漏综合征、中靶/脱肿瘤毒性等不良反应。对于局部呼吸系统而言，则可能引发胸腔积液、肺水肿、低氧血症甚至呼吸衰竭。例如Morgan等人曾报告，注射抗ERBB2 CAR-T细胞导致一名正常肺组织中ERBB2表达低的结肠癌患者在15分钟后出现呼吸窘迫，最终在5天后死亡。他们认为抗ERBB2 CAR-T细胞定位至肺部后，识别出由正常肺细胞表达的ERBB2，并释放炎症细胞因子（包括TNF-α和IFN-γ），导致肺毒性和水肿，继而出现严重细胞因子风暴，导致多器官衰竭继而死亡。因此，无论是否存在肺转移，鉴于肺部作为呼吸功能的重要脏器，呼吸系统毒性均需要进行重点评估。此外，肿瘤负荷是影响CRS发生率和严重程度最重要的临床因素，因此对于基础存在肺部病灶的患者，其发生呼吸系统相关症状的可能性也更大。根据基线CT可见，本例患者肺部病灶肿瘤负荷不大，所以CRS反应表现为2级，经鼻导管低流量吸氧可纠正。同时回输后6周左右评估肺部转移灶明显减小，提示治疗有效。然而，该成功案例并不能证明，肺转移患者进行细胞治疗都是绝对安全的。我们在患者治疗前，均需慎重考虑肿瘤负荷和部位，提前预判可能会出现的不良反应，以避免严重不良事件的发生。

四、病例点评

近年来，CAR-T细胞在血液肿瘤领域取得了巨大进展，这激发了许多研究人员对CAR-T细胞在实体瘤治疗中应用的兴趣，CAR-T细胞治疗实体肿瘤的多个早期临床试验正在进行中。目前，尽管针对实体肿瘤的CAR-T细胞免疫疗法的研究仍处于起步阶段，但初步试验的有益结果为它们在随后的实体肿瘤临床治疗中的应用提供了理论基础。CLDN18.2是消化道肿瘤目前研究的一个热门靶点，目前在研药物包括单抗、双抗、ADC、CAR-T细胞等，有希望成为继HER2后另一有效靶点。本例患者回输的CT041（CLDN18.2 CAR-T细胞）中期结果也已公布，其疗效及安全性均令人满意，展现了CAR-T治疗在实体瘤领域的极大前景。传统观念认为，老年患者常伴随体力状况相对较差、基础病多，且更易出现合并症，从而引发多种不良反应。但该病例提示高龄并不是CAR-T治疗的绝对禁忌证，理想情况下，可综合采用老年评分评估，并帮助建立老年组患者CAR-T细胞治疗的资格标准及风险评估。未来的临床研究应侧重于提高产品的安全性及长期有效性，促进肿瘤的早期干预和患者的积极康复，以提高该人群的治疗后生活质量。同时，对于存在肺转移的患者，回输后易出现呼吸系统相关不良反应，应予以重视。尤其是对于老年患者而言，易合并慢性阻塞性肺疾病、肺大泡、肺间质改变等，更应警惕严重不良反应。因此病人治疗前需要充分预判可能会出现的不良反应，从而避免患者因严重不良反应而缩短生存时间及降低生活质量。总之，实体瘤的细胞治疗仍处于初期阶段，仍需要进一步探索以期给病人带来最大获益。

（病例提供：刘　恋　刘　畅　北京大学肿瘤医院）

（点评专家：齐长松　北京大学肿瘤医院）

参考文献

[1]Yakoub-Agha I，Chabannon C，Bader P，et al.Management of adults and children undergoing chimeric antigen receptor T-cell therapy：best practice recommendations of the European Society for Blood and Marrow Transplantation（EBMT）and the Joint Accreditation Committee of ISCT and EBMT（JACIE）[J].Haematologica，2020，105（2）：297-316.

[2]Locke FL，Ghobadi A，Jacobson CA，et al.Long-term safety and activity of axicabtagene ciloleucel in refractory large B-cell lymphoma（ZUMA-1）：a single-arm，multicentre，phase 1-2 trial[J].Lancet Oncol，2019，20（1）：31-42.

[3]Schuster SJ，Bishop MR，Tam CS，et al.Tisagenlecleucel in adult relapsed or refractory diffuse large B-cell lymphoma[J].N Engl J Med，2019，380（1）：45-56.

[4]Neelapu SS，Jacobson CA，Oluwole OO，et al.Outcomes of older patients in ZUMA-1，a pivotal study of axicabtagene ciloleucel in refractory large B-cell lymphoma[J].Blood，2020，135（23）：2106-2109.

[5]Ram R，Grisariu S，Shargian-Alon L，et al.Toxicity and efficacy of chimeric antigen receptor T-cell therapy in patients with diffuse large B-cell lymphoma above the age of 70 years compared to younger patients—a matched control multicenter cohort study[J].

Haematologica，2022，107（5）：1111–1118. Published 2022 May 1. doi：10.3324/haematol.2021.278288.
[6]Gajra A，Zettler ME，Phillips EG，et al.Neurological adverse events following CAR T–cell therapy：a real–world analysis[J].Immunotherapy，2020，12（14）：1077–1082.
[7]Lin RJ，Lobaugh SM，Pennisi M，et al.Impact and safety of chimeric antigen receptor T cell therapy in older，vulnerable patients with relapsed/refractory large b–cell lymphoma[J].Haematologica，2020，106（1）：255–258.
[8]Zettler ME，Feinberg BA，Phillips EG，et al.Real–world adverse events associated with CAR T–cell therapy among adults age≥65years[J].J Geriatr Oncol，2021，12（2）：239–242.
[9]Morgan RA，Yang JC，Kitano M，et al.Case report of a serious adverse event following the administration of T cells transduced with a chimeric antigen receptor recognizing ERBB2[J]. Mol Ther，2010，18：843–851.
[10]Shimabukuro–Vornhagen A，Böll B，Schellongowski P，et al.Critical care management of chimeric antigen receptor T–cell therapy recipients[J].CA Cancer J Clin，2022，72（1）：78–93. doi：10.3322/caac.21702.

病例33　年轻胃癌患者接受CLDN18.2 CAR-T治疗后长期获益

一、病历摘要

（一）基本信息

患者青年女性，28岁。主因“腹痛1个月”入院。

现病史：2018年10月5日无明显诱因间断出现上腹部疼痛，向右侧后背部放射，伴恶心、呕吐，呕吐物为胃内容物，可见隔夜宿食，当地医院予抗感染治疗，症状未见缓解。2018年10月29日胃镜：胃窦变形，充血水肿，胃窦后壁见一直径2cm×1.5cm深凹溃疡。活检病理：低分化腺癌。我院会诊病理：低分化腺癌，伴印戒细胞癌，Lauren分型：弥漫型。2018年11月8日腹盆增强CT：胃角及胃窦部胃壁环周增厚，病变向上累及胃角，向下侵犯达幽门管，与正常胃壁分界不清，浆膜面模糊，考虑胃癌Borrmann Ⅲ型；胃周3组，6组，7组多发肿大淋巴结，考虑转移。经多学科会诊，胃窦癌 幽门不全梗阻诊断明确，临床分期cT_3N_2。2018年11月20日于我院行腹腔镜探查、全胃切除术。术后病理：胃低分化腺癌，伴印戒细胞癌，Lauren弥漫型；癌侵及浆膜层；可见神经侵犯，淋巴结可见癌转移14/40；病理分期：pT4aN3a。IHC：HER2（0），pMMR，PD-L1（-），EBER（-）。

2018年12月20日起行术后8周期SOX辅助化疗，末次化疗时间为：2019年6月16日。

2019年11月9日复查CT示：腹腔干周围密度增高，考虑转移，未治疗。

2020年6来院复查CT示腹腔干周围、腹膜后肿大淋巴结转移。双侧腹内外斜肌转移，右侧局部皮肤受累，腹壁转移。2020年6月4日行腹壁占位穿刺病理：低分化腺癌（部分细胞呈印戒样），结合病史符合胃癌累及。

既往史：2016年行双侧卵巢畸胎瘤术；有吸烟、饮酒史。

家族史：无家族史。

（二）体格检查

体温36.2℃，脉搏78次/分，呼吸20次/分，血压116/70mmHg，BMI 26，BSA 1.75m^2。浅表淋巴结未触及肿大；心肺查体无特殊；腹平软，右下腹可扪及直径约2cm包块，质韧，活动度差，触之无压痛，上腹压痛，无反跳痛，肝脾肋下未触及，Murphy征阴性，移动性浊音阴性。

（三）辅助检查

Claudin 18.2：靶点强度：3+，靶点阳性率：90%。

（四）临床诊断

胃癌术后 腹壁转移 腹膜后淋巴结转移。

二、诊疗经过

2020年6月2日腹盆增强CT：腹腔干周围、腹膜后肿大淋巴结转移，双侧腹内外斜肌转移，右侧局部皮肤受累，腹壁转移（病例33图1）。

2020年6月23日入组CT041自体CART细胞临床试验2.5×10^{8}剂量组，2020年7月22日行CAR-T细胞回输8ml，治疗后最佳评效PR（病例33图1）。

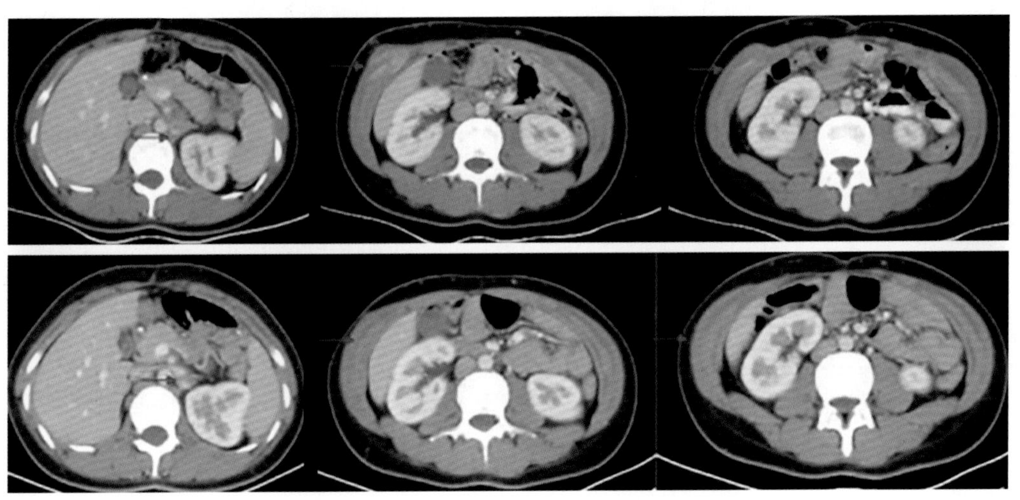

病例33图1　第1次CART回输前及回输后评效PR CT

2022年2月24日腹部超声：腹壁多发占位。2022年3月7日腹壁占位穿刺：纤维组织中异型细胞浸润，结合病史考虑胃癌细胞浸润。

2022年4月11日复查腹盆增强CT：双侧腹内外斜肌及腹壁转移增大（病例33图2），PFS 20.9个月。

2022年4月18日行二次CAR-T细胞回输8ml，最佳疗效缩小SD（病例33图2）。

2022年9月22日腹盆增强CT：双侧腹内外斜肌及腹壁肿物，部分范围较前增大，腹水增多，可见恶性肿瘤细胞，考虑进展（病例33图2），PFS 5.2个月。

2022年10月25日行第三次CAR-T细胞回输8ml，同时尝试联合PD-1单抗。2023年11月1日起行纳武利尤单抗治疗3周期，末次2022年12月22日，治疗后评估腹膜转移进展。后未行抗肿瘤治疗，患者后期因腹膜转移继发反复肠梗阻，最终引发肠穿孔、感染中毒性休克、多器官衰竭于2023年4月12日去世。CART细胞治疗后OS 34.1个月。

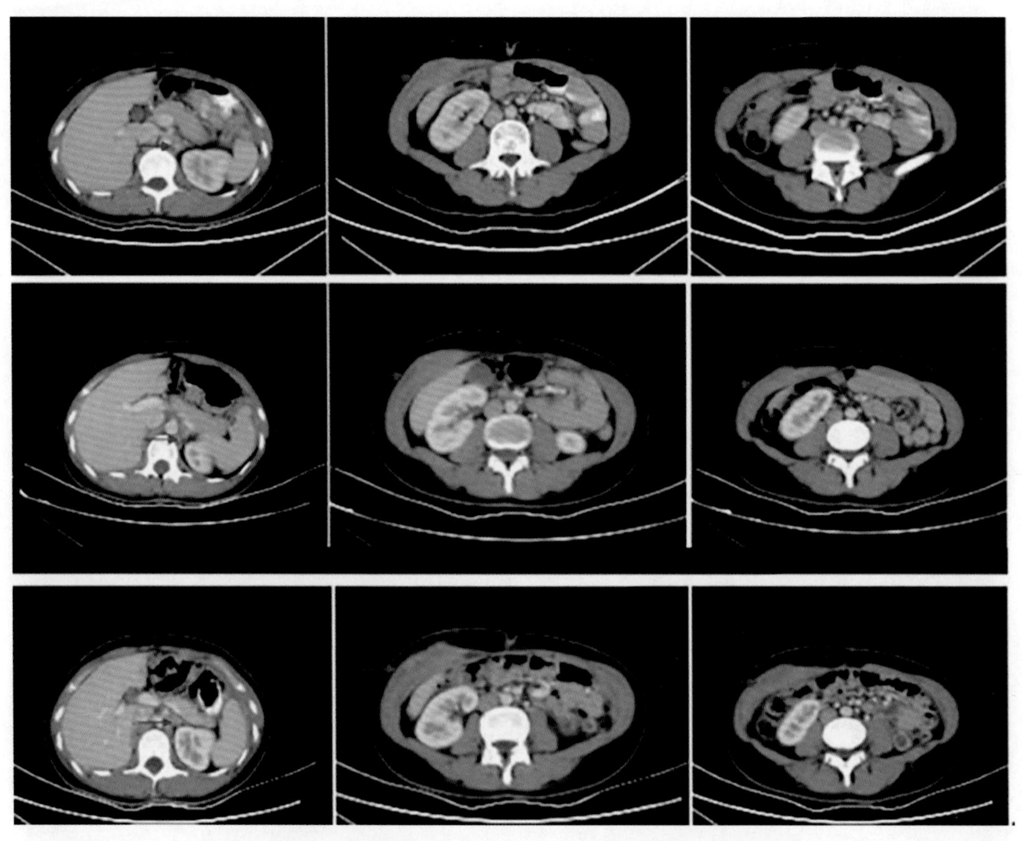

病例33图2 第2次CART回输前、评效缩小SD及进展CT

三、病例介绍

1．CLDN18.2 CART细胞治疗将成为晚期胃癌治疗新起之秀　在全球范围内，2020年有100多万例人确诊为胃癌，超过76.8万人死亡，其发病率和病死率分别居全球恶性肿瘤的第五位和第三位。在免疫及靶向治疗前时代，晚期胃或胃食管结合部（GEJ）腺癌患者预后不佳，中位总生存期（mOS）不超过1年。而对于胃癌腹膜转移患者，总生存期更是不足6个月。近年来，尽管免疫及靶向治疗在胃癌领域取得部分进展，但其生存获益的瓶颈仍然存在。以CheckMate649、ORIENT-16、RATIONALE305为代表的晚期胃癌一线研究结果显示：化疗联合免疫治疗组的mOS为13.8～15.2个月，即使对于CPS≥5的人群，mOS也仅为14.4～18.4个月，2年OS率为28%～37.6%。而对于HER2阳性晚期胃癌，KEYNOTE-811研究已证实化疗＋靶向基础上联合免疫治疗带来了ORR的获益（74.4% vs.51.9%，$P<0.001$），但HER2高表达人群不足20%，真正获益的人群仍是少数。其次，RAINBOW-Asia试验奠定了紫杉醇＋雷莫西尤单抗作为我国晚期胃癌二线标准治疗的基础，但其mOS也仅为8.71月。所以当前治疗手段仍然无法满足胃癌患者的临床治疗需求及取得长期生存获益改善。自从美国临床肿瘤学会（ASCO）2016大会上Ganymed公布了Zolbetuximab的Ⅱb期晚期胃癌临床试验的积极结果（一线化疗联合Zolbetuximab对比化疗组mOS 16.7 vs.9个月），Claudin 18.2开始受到广泛关注。Claudin 18.2是细胞间隙连接蛋白CLDN18的胃组织特异异构体。已有研究表明CLDN 18.2在胃癌、胰腺癌等多种肿瘤中表达，其在86.7%的胃癌组织中表达，其中73.3%是高表达（≥2+）。同时该基因在胃癌转移灶的表达与在原发灶的表达具有一致性，表明该靶点是胃癌较好的治疗靶标。Ⅲ期SPOTLIGHT研究显示胃癌晚期一线Zolbetuximab＋化疗组mOS可达18.23个，进一步表明该靶点有望突破当前胃癌治疗困境。目前靶向Claudin 18.2的多种药物正处于临床开发阶段，药物类型有单克隆抗体、双特异性抗体、CAR-T和抗体偶联药物（ADC）等。本病例患者为青年女性，诊断为胃癌伴腹腔多发淋巴结转移、腹膜转移、腹壁转移，肿瘤分期晚，一线治疗后进展，二线入组CLDN18.2 CART临床试验，经CART细胞回输后最佳疗效达PR，腹膜、腹壁及淋巴结转移灶控制良好，首次回输PFS达20.9个月，OS长达34.1个月，且首次回输后患者长期无需任何抗肿瘤治疗，生活质量较高。该例患者治疗获益显著，证实CLDN18.2 CART细胞治疗有巨大潜力。

2．CAR-T细胞全身回输后效果不佳能否考虑局部输注　本病例患者共进行三次CAR-T细胞回输，但二次回输PFS 5.2个月较第一次回输明显缩短，第三次回输未看到疗效，考虑CART细胞重复输注对该患者获益不明显，可能的原因之一与CAR载体诱发体液免疫源性相关。有研究显示，对于接受tisagenlecleucel（鼠源CD19 CAR-T）的88例B-ALL患者中84.6%的体内检测出抗CAR的抗体，同时在91.4%的大B淋巴瘤患者中检测出抗CAR的抗体。同时这种抗CAR的抗体会随着多次回输而增加。同时对于已产生抗CAR的抗体的患者，二次回输后CAR-T扩增往往非常弱，而且持续时间短，即使是增加白介素2的使用，也未能很好地解决扩增不良的问题，临床往往疗效不佳。本病例患者一直是以腹膜转移为主，治疗获益后再进展仍然是腹膜及腹壁进展，最终死亡原因也是由于腹膜转移继发反复肠梗阻引发肠穿孔、感染中毒性休克、多器官衰竭而死亡。由此提出疑问，是否可以通过局部腹腔灌注CAR-T细胞以增加局部疗效？近年来，在实体瘤患者中，为改善CAR-T的浸润和转运难题，可采用局部注射给药的方式，比如脑部、胸膜、肝脏等。与此同时，CAR-T细胞的局部注射也可能降低脱靶效应带来的风险。总之局部输注能够有效解决全身系统输送CAR-T细胞产生的毒副反应和CAR-T细胞转运及浸润能力不足的局限性。一项关于恶性胸膜疾病，包括转移性肺癌和乳腺癌以及恶性胸膜间皮瘤（MPM）的Ⅰ期临床研究，予胸腔区域输注自体间皮素（MSLN）CART细胞治疗，27名患者（25例MPM患者）的胸膜内给药0.3M至60M CAR-T细胞/kg是安全的，耐受性良好。39%的患者在外周血中检测到CAR T细胞＞100天，这提示我们局部输注CART细胞的同时亦能建立循环免疫记忆性，以进一步达到控制肿瘤的作用。另外，一名复发性多灶性胶质母细胞瘤患者颅内注射针对肿瘤相关抗原白细胞介素-13受体α_2（IL13Rα2）的CART细胞。患者治疗后，所有颅内和脊柱肿瘤均消退，其疗效持续了7.5个月。因此，对于CART细胞全身回输后效果不佳的局部病灶（如本例患者的腹膜转移），局部输注CART细胞可能成为争取临床获益的潜在选择。

四、病例点评

本研究小组报道的CT041的Ⅰ期中期分析结果，其对难治性CLDN 18.2高表达（定义为≥表达++，70%）的胃癌患者ORR为61.1%，中位PFS为5.6个月，证明了CAR-T细胞治疗的有效性，是消化道实体肿瘤治疗领域的巨大突破。腹膜转移是胃癌最常见的转移形式之一，也是临床诊治的难点，5年生存率不足10%。当前，胃癌腹膜转移的治疗仍以全身系统治疗为主，但效果欠佳。结合本病例，对常规治疗失败的CLDN 18.2高表达的晚期胃癌腹膜转移病人，CLDN 18.2 CART细胞治疗可能成为未来的治疗优选。但是，实体瘤CART细胞治疗较血液系统肿瘤疗效欠佳，原因可能与细胞毒性T细胞难以浸润肿瘤，实体肿瘤细胞分泌的趋化因子异常，T细胞向肿瘤部位的招募不足，以及免疫抑制性肿瘤微环境等相关。针对CAR-T细胞转运及浸润能力不足，CART细胞局部输注是目前研究的热点之一。对于难治性的胃癌腹膜转移患者，腹腔局部灌注CART细胞有望成为可选的治疗方案。区域给药可以将给药部位作为CAR-T细胞的集散地，以期能够克服CAR-T细胞转运及浸润障碍，进而发挥治疗效果，有效控制局部肿瘤，并同时建立循环免疫记忆性，从而有效阻止肿瘤的发展。然而值得注意的是，我们目前对于拥有多区域转移灶的患者的适应证及治疗效果仍不明确，且实体瘤局部给药仍然受到输送量和输送通道安全性的限制，此外局部细胞因子风暴的产生也可能对患者造成一定风险，以上均是有待解决的疑问，仍需我们持续深入研究和探索。

（病例提供：刘　恋　刘　畅　北京大学肿瘤医院）

（点评专家：齐长松　北京大学肿瘤医院）

参考文献

[1]Bray F，Ferlay J，Soerjomataram I，et al.Global cancer statistics 2018：GLOBOCAN estimates of incidence and mortality worldwide for 36 cancers in 185 countries[J].CA Cancer J Clin，2018，68：394-424.

[2]World Health Organization.International Agency for Research on Cancer.GLOBOCAN 2020：stomach cancer fact sheet[J].2020．Accessed July 9，2021.

[3]Van Cutsem E，Sagaert X，Topal B，et al.Gastric cancer[J].Lancet，2016，388（10060）：2654-2664.

[4]White MG，et al.Factors associated with resection and survival after laparoscopic HIPEC for peritoneal gastric cancer metastasis.Ann.Surg[J].Oncol，2020，27：4963-4969.

[5]Newhook TE，et al.Laparoscopic hyperthermic intraperitoneal chemotherapy is safe for patients with peritoneal metastases from gastric cancer and may lead to gastrectomy[J].Ann.Surg.Oncol，2019，26：1394-1400.

[6]Janjigian YY，Shitara K，Moehler M，et al.First-line nivolumab plus chemotherapy versus chemotherapy alone for advanced gastric，gastro-oesophageal junction，and oesophageal adenocarcinoma（CheckMate649）：a randomised，open-label，phase 3 trial[J].Lancet，2021，398（10294）：27-40.

[7]XU J，JIANG H，PAN Y，et al.Abstract CT078：First-line treatment with sintilimab（sin） vs placebo in combination with chemotherapy（chemo）in patients（pts）with unresectable gastric or gastroesophageal junction（G/GEJ）cancer：Final overall survival（OS）results from the randomized，phase III ORIENT-16 trial[J].Cancer Research，2023，83（8_Supplement）：CT078-CT.

[8]Markus H. Moehler，et al.Rationale 305：Phase 3 study of tislelizumab plus chemotherapy vs placebo plus che-motherapy as first-line treatment（1L）of advanced gastric or gastroesophageal junctionadenocarcinoma（GC/GEJC），2022 ASCO GI.Abs286.

[9]Yelena Y，Akihito K，Patricio Y，et al.The KEYNOTE-811 trial of dual PD-1 and HER2 blockade in HER2-positive gastric cancer[J].Nature，2021，600（7890）：727-730.

[10]Xu RH, Zhang Y, Pan H, et al.Efficacy and safety of weekly paclitaxel with or without ramucirumab as second-line therapy for the treatment of advanced gastric or gastroesophageal junction adenocarcinoma（RAINBOW-Asia）: a randomised, multicentre, double-blind, phase 3 trial[J].Lancet Gastroenterol Hepatol, 2021.

[11]Sahin U, Koslowski M, Dhaene K, et al.Claudin-18 splice variant 2 is a pan-cancer target suitable for therapeutic antibody development[J].Clin Cancer Res, 2008, 14（23）: 7624-7634.

[12]Jiang H, Shi Z, Wang P, et al.Claudin18.2-Specific Chimeric Antigen Receptor Engineered T Cells for the Treatment of Gastric Cancer[J].J Natl Cancer Inst, 2019, 111（4）: 409-418.

[13]Shitara K, Lordick F, Bang YJ, et al.Zolbetuximab + mFOLFOX6 as first-line（1L）treatment for patients（pts）with claudin-18.2+（CLDN18.2+）/HER2-locally advanced（LA）unresectable or metastatic gastric or gastroesophageal junction（mG/GEJ）adenocarcinoma: primary results from phase 3 SPOTLIGHT trial[J].J Clin Oncol, 2023, 41（suppl 4）: LBA292.

[14]Wagner DL, Fritsche E, Pulsipher MA, et al.Immunogenicity of CAR T cells in cancer therapy[J].Nat Rev Clin Oncol, 2021, 18（6）: 379-393.

[15]Hege KM, Bergsland EK, Fisher GA, et al.Safety, tumor trafficking and immunogenicity of chimeric antigen receptor（CAR）-T cells specific for TAG-72 in colorectal cancer[J].J Immunother Cancer, 2017, 5: 22. Published 2017 Mar 21.

[16]Adusumilli PS, Zauderer MG, Rivière I, et al.A Phase Ⅰ Trial of Regional Mesothelin-Targeted CAR T-cell Therapy in Patients with Malignant Pleural Disease, in Combination with the Anti-PD-1 Agent Pembrolizumab[J].Cancer Discov, 2021, 11（11）: 2748-2763.

[17]Brown CE, Alizadeh D, Starr R, et al.Regression of Glioblastoma after Chimeric Antigen Receptor T-Cell Therapy[J].N Engl J Med, 2016, 375（26）: 2561-2569.

[18]Cherkassky L, Hou Z, Amador-Molina A, et al.Regional CAR T cell therapy: An ignition key for systemic immunity in solid tumors[J].Cancer Cell, 2022, 40（6）: 569-574.

[19]Qi C, Gong J, Li J, et al.Claudin18.2-specific CAR T cells in gastrointestinal cancers: phase 1 trial interim results[J].Nat Med, 2022, 28（6）: 1189-1198.

[20]Liu Z, Zhou Z, Dang Q, et al.Immunosuppression in tumor immune microenvironment and its optimization from CAR-T cell therapy[J].Theranostics, 2022, 12: 6273-6290.

[21]Liu G, Rui W, Zhao X, et al.Enhancing CAR-T cell efficacy in solid tumors by

targeting the tumor microenvironment[J].Cell Mol Immunol，2021，18：1085–1095.

[22]Adusumilli PS，Cherkassky L，Villena–Vargas J，et al.Regional delivery of mesothelin–targeted CAR T cell therapy generates potent and long–lasting CD4–dependent tumor immunity[J].Sci Transl Med，2014，6（261）：261ra151.

第二篇 实体瘤细胞治疗的典型病例

病例34　一例鼻咽癌患者接受TIL细胞治疗达到长期生存

一、病历摘要

（一）基本信息

患者女性，29岁，主因“左颈肿物、耳鸣、涕血1个月余”于2015年10月16日首次入院。

现病史：患者2015年9月无意间发现左颈肿物，伴耳鸣、听力下降，偶有鼻塞、涕血，无面麻呛咳，就诊外院，在电子鼻咽镜下行活检，病理提示鼻咽癌。后就诊我院。2015年10月14日在我院（中山大学肿瘤防治中心）行鼻咽＋颈部MRI检查，检查显示：鼻咽占位，考虑鼻咽癌，侵犯左侧蝶窦，颅底骨质破坏。左侧咽后、左颈多发淋巴结，考虑淋巴结转移。副鼻窦炎、左侧乳突炎。右侧咽后淋巴结，不排除淋巴结转移。右颈Ⅱ区小淋巴结，性质待定。现患者为求进一步治疗收入我科。患者发病以来精神佳，食欲睡眠佳，大小便正常，体重无减轻。

既往史：既往体健。否认肝炎、结核、伤寒等传染性疾病史，否认高血压、糖尿病、冠心病、肾病病史，否认手术、外伤、输血史及献血史。

个人史：出生于原籍，无烟酒、药物等嗜好，无疫水接触史，否认不洁性生活史。无工业毒物、粉尘、放射性物质接触史。

家族史：患者阿姨患有肠癌，舅爷患有喉癌，具体发病时间和治疗过程及生存信息不详。患者否认家族中有遗传病史及精神病史。

（二）体格检查

体温36.8℃，脉搏90次/分，呼吸20次/分，血压93/60mmHg，身高160cm，体重41kg，BSA 1.38m^2，KPS 90。神志清楚，表情自然，发育正常，营养中等。自主体位，检查合作。皮肤黏膜无水肿，无出血，无溃疡，无皮疹、肝掌、蜘蛛痣。头颅五官无畸形，眼睑无水肿，无下垂；巩膜无黄染，结膜无充血、无苍白；眼球活动正常，角膜透明，双侧瞳孔等大等圆，直径3cm，直接、间接对光反射正常。耳廓无畸形，外耳道无溢脓溢液，乳突区无压痛。听力正常，鼓膜无穿孔。鼻无畸形，鼻中隔居中，副鼻窦区无压痛、叩击痛。口腔黏膜正常。齿龈无红肿，扁桃体无肿大。颈静脉无怒张，甲状腺未扪及肿大，颈无抵抗。胸廓对称，胸壁静脉无曲张，双肺触觉语颤对称，叩诊呈清音，双肺呼吸音清，未闻及干湿啰音。心前区无隆起，未触及震颤。心率90次/分，心率整齐，各瓣膜听诊区未闻及病理性杂音。腹部平软，未见胃型、肠型、蠕动波，全腹无压痛、反跳痛，未扪及包块。肝脾未扪及，Murphy's sign阴性，肝肾区无叩击痛；移动性浊音阴性，肠鸣音正常。肛门、外生殖器未查。脊柱四肢无畸形，肌力、肌张力正常。生理反射存在，病理神经反射未引出。

（三）专科检查

张口门齿距5cm；鼻咽双侧顶后壁结节状肿物；双侧颈部扪及肿大淋巴结，左侧颈部Ⅱa区可扪及1个淋巴结，最大径2cm×2cm，无融合，质地硬，边界清，活动度好，无压痛，无皮肤浸润，无溃烂；颅神经检查：阴性。

（四）辅助检查

2015年9月28日中山大学附属第一医院，病理会诊显示：鼻咽未分化型非角化性癌。

2015年10月8日我院（中山大学肿瘤防治中心）腹部B超检查显示：肝脾未见异常。

2015年10月10日我院（中山大学肿瘤防治中心）骨ECT检查显示：全身骨ECT未见异常。

2015年10月14日我院（中山大学肿瘤防治中心）鼻咽+颈部MRI检查显示：鼻咽占位，考虑鼻咽癌，侵犯左侧蝶窦，颅底骨质破坏。左侧咽后、左颈多发淋巴结，考虑淋巴结转移。副鼻窦炎、左侧乳突炎。右侧咽后淋巴结，不排除淋巴结转移。右颈Ⅱ区小淋巴结，性质待定。

（五）临床诊断

鼻咽未分化型非角化性癌$T_4N_2M_0$ Ⅳa期（AJCC第7版分期）；$T_4N_2M_0$ Ⅳa期（2008中国分期）。

二、诊疗经过

1．诊疗经过　入院后患者行放疗GTVnx：70Gy/32F，GTVnd（L/R）：70Gy/32F，2015年11月7日开始行3个疗程DDP同期化疗，2015年12月23日行1个疗程TIL细胞回输0.35×10^9个/L。

随访：末次随访时间2023年5月25日，患者存活且未见有肿瘤复发或转移情况。

2015年10月14日，鼻咽+颈部MRI检查（病例34图1）：显示鼻咽占位，考虑鼻咽癌，侵犯左侧蝶窦，颅底骨质破坏。左侧咽后见肿大淋巴结，直径约15mm（病例34图2）。

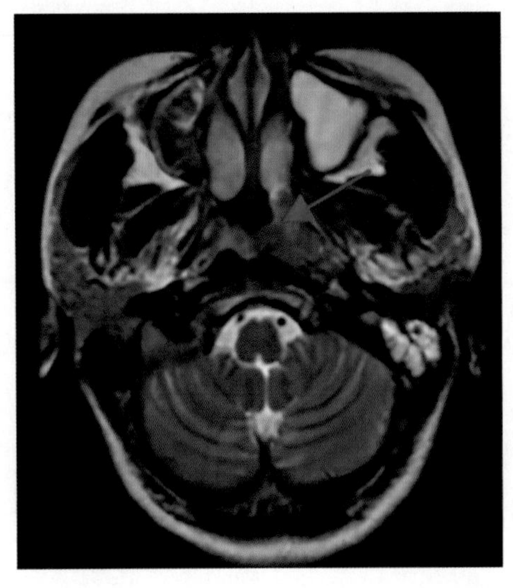

病例34图1　患者治疗前鼻咽+颈部MRI

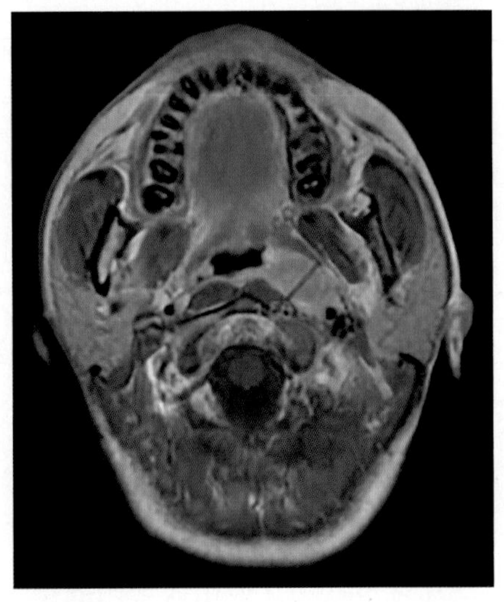

病例34图2　患者治疗前左侧咽后见肿大淋巴结

2016年3月25日，鼻咽+颈部MRI检查，检查显示（病例34图3）：鼻咽癌放疗后，病灶较前明显缩小，现鼻咽黏膜增厚，考虑放疗后改变可能性大。左侧咽后见稍大淋巴结，较前明显缩小（病例34图4）。

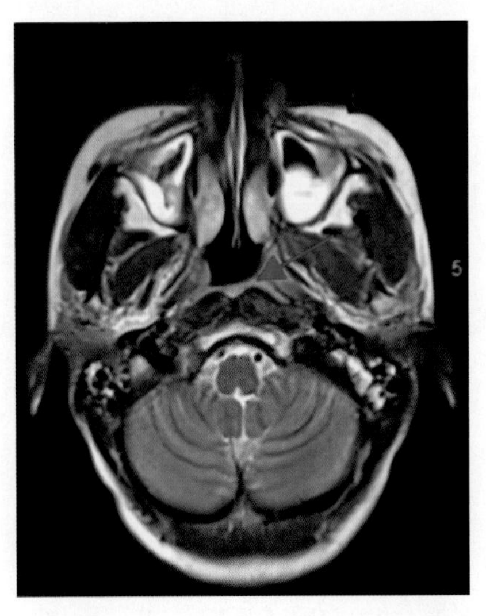

病例34图3　患者治疗后鼻咽+颈部MRI

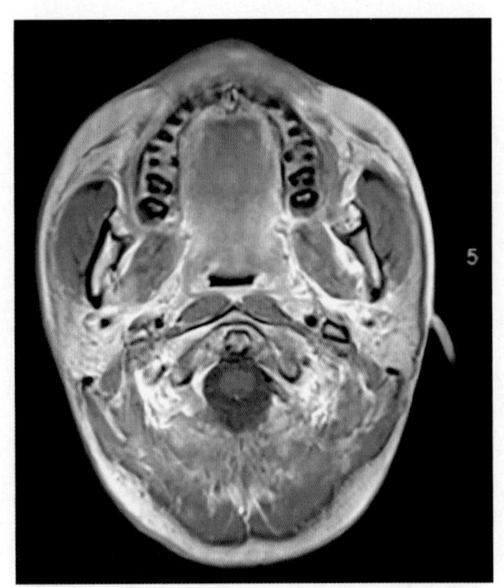

病例34图4　患者治疗后左侧咽后淋巴结较前明显缩小

2. 病例分析　患者系青年女性，隐匿起病。外院电子鼻咽镜下行活检提示诊断为：鼻咽癌，之后为进一步治疗收入我院。我院行鼻咽+颈部MRI检查，检查显示：鼻咽占位，考虑鼻咽癌，侵犯左侧蝶窦，颅底骨质破坏。左侧咽后、左颈多发淋巴结，考虑淋巴结转移。副鼻窦炎、左侧乳突炎。右侧咽后淋巴结，不排除淋巴结转移。右颈Ⅱ区小淋巴结，性质待定。完善入院相关检查后结合患者症状、体征考虑为：鼻咽未分化型非角化性癌$T_4N_2M_0$ Ⅳa期（AJCC第7版分期）；$T_4N_2M_0$ Ⅳa期（2008中国分期）。之后患者行放疗GTVnx：70Gy/32F，GTVnd（L/R）：70Gy/32F，2015年11月7日开始行3程DDP同期化疗，2015年12月23日行1个疗程TIL细胞回输0.35×10^9个/L。之后患者规律返回我院门诊进行随访，末次随访时间2023年5月25日，患者存活且未见有肿瘤复发或转移情况。

三、疾病介绍

1. 概述与流行病学　鼻咽癌（nasopharyngeal carcinoma）是一种常见的具有特定地理位置分布的头颈部恶性肿瘤。鼻咽癌高发于东南亚，在我国华南地区好发，尤其是广东地区高发，北方地区发病率较低。据统计，在2015年，中国鼻咽癌新发病例数约为6.06万人，死亡病例高达3.41万人，居世界首位。鼻咽癌具有一定的特点，在地理分布与种族方面上均有差异。移民到海外的海外华侨，虽然离开了华南地区，但是其个人和后裔仍然具有鼻咽癌的高发倾向。

2. 病理学和危险因素　根据世界卫生组织的说法，鼻咽癌有三种病理亚型：角化鳞状、非角化鳞状和基底样鳞状，其中非角化鼻咽癌可分为分化型和未分化型。角化亚型在全球病例中所占比例不到20%，在中国南方等流行地区相对罕见；非角化亚型在流行地区占大多数（>95%），主要与EB病毒感染有关。

影响鼻咽癌发病的病因目前尚未完全探察清楚，但就目前的研究水平来说，EBV病毒感染、环境因素和遗传因素是导致鼻咽癌发病较为肯定的致病因素。鼻咽癌病理诊断见下病例34表1。

病例34表1　鼻咽癌病理诊断

内容	Ⅰ级推荐	Ⅱ级推荐	Ⅲ级推荐
获取组织学或细胞学技术	鼻咽镜下肿块活检；钳取或者穿刺	颈部淋巴结穿刺或活检（无法从鼻咽取得活检的患者） 难以鉴别的远处转移灶（如软组织肿块）穿刺或活检	

第二篇　实体瘤细胞治疗的典型病例

续表

内容	Ⅰ级推荐	Ⅱ级推荐	Ⅲ级推荐
病理学诊断	鼻咽部位肿瘤根据组织病理形态，诊断为鼻咽癌，再进一步分型：鼻咽角化性鳞状细胞癌、非角化性癌（分化型和未分化型）和基底样鳞状细胞癌；颈部肿块穿刺病理诊断为转移性非角化性癌或者转移性未分化癌等		
分子辅助诊断	免疫组化/原位杂交检测：对于病变形态不能明确诊断为鼻咽癌的病例，须加做免疫组化（如 pancytokeratin）或原位杂交（如 EBER）检测，协助病理诊断 外周血 EBV 抗体和 EBV DNA：血清 EBV 抗体与血浆 EBV DNA 拷贝数可协助鼻咽癌的诊断		血浆 EBV DNA 拷贝数可协助鼻咽癌初治后远处转移/复发的诊断，其诊断远处转移的准确性高于复发

3．人群早期筛查与诊断　鼻咽癌生长位置隐蔽，且鼻咽癌早期没有任何特异的症状和体征，患者很难察觉到疾病的发生与发展，容易将其与普通的鼻炎、感冒和感染混淆进而延误治疗时间，加重病情。所以到目前为止，约有超过2/3的患者初次就诊时就已经是鼻咽癌中晚期。鼻咽癌的影像学诊断见病例34表2。鼻咽癌具有极强的侵袭能力和转移能力，患病早期就极容易出现淋巴结和全身转移，所以有很多患者是因为日常生活能够用手触及到肿大的颈部淋巴结或者是照镜子时发现“脖子不对称”而就诊的。鼻咽癌临床分期见病例34表3及病例34表4。所以有效的人群筛查可以通过识别早期患者的来改善治疗结果，同时，因为中国人口基数众大。简单有效的筛查能够极大程度上地避免医疗资源的浪费并在疾病早期进行干预提高患者生存率。

最近一项涉及20 000多名参与者的前瞻性筛查研究表明，血浆EBV DNA检测对鼻咽癌筛查有用，敏感性为97.1%，特异性为98.6%。

病例34表2　鼻咽癌影像诊断

部位	Ⅰ级推荐	Ⅱ级推荐	Ⅲ级推荐
原发肿瘤评估	鼻咽平扫＋增强 MRI（扫描序列为 T_1、T_2、T_1 增强及 T_1 压脂增强；上界：颅顶，下界：前颅窝下缘）	鼻咽平扫＋增强 CT PET/CT	PET-MR
区域淋巴结	颈部平扫＋增强 MRI（扫描序列为 T_1、T_2、T_1 增强及 T_1 压脂增强；上界：前颅窝下缘，下界：胸锁关节下缘）	颈部平扫＋增强 CT PET/CT*	PET-MR 超声引导下穿刺活检

续表

部位	Ⅰ级推荐	Ⅱ级推荐	Ⅲ级推荐
远处转移评估	腹部平扫＋增强 CT、腹部 B 超或上腹部平扫＋增强 MRI/CT、放射性核素骨显像 PET/CT	胸部 X 线片 腹部 B 超	PET-MR CT/ 超声引导下穿刺活检

注：* 对于 MRI 不达标的小淋巴结，若 PET/CT 检查为阳性，则应将其评估为转移淋巴结

病例34表3　临床分期（AJCC第8版）

原始肿瘤（T）	
T_X	原发肿瘤不能评价
T_0	无原发肿瘤存在证据，包含颈部淋巴结 EBV 阳性
T_{is}	原位癌
T_1	肿瘤局限于鼻咽部，或侵犯口咽和（或）鼻腔，无咽旁间隙累及
T_2	肿瘤侵犯咽旁间隙，和（或）邻近软组织（翼内肌、翼外肌、椎前肌）
T_3	肿瘤侵犯颅底骨质、颈椎、翼状结构，和（或）鼻旁窦
T_4	肿瘤侵犯颅内，累及脑神经、下咽部、眼眶、腮腺和（或）广泛的软组织区域浸润并超过翼外肌外侧缘
区域淋巴结（N）	
N_X	区域淋巴结不能评价
N_0	无区域淋巴结转移
N_1	单侧颈部淋巴结转移，和（或）单侧 / 双侧咽后淋巴结转移，转移灶最大径≤ 6cm，在环状软骨侧缘以上水平
N_2	双侧颈部淋巴结转移，转移灶最大径≤ 6cm，在环状软骨侧缘以上水平
N_3	单侧或双侧颈部淋巴结转移，转移灶最大径＞ 6cm，和（或）侵犯超过环状软骨下缘
远处转移（M）	
M_0	无远处转移
M_1	有远处转移

病例34表4　鼻咽癌临床分期

鼻咽癌临床分期					
	N_0	N_1	N_2	N_3	M_1
T_{is}	0 期				
T_1	Ⅰ期	Ⅱ期	Ⅲ期	ⅣA 期	ⅣB 期
T_2	Ⅱ期	Ⅱ期	Ⅲ期	ⅣA 期	ⅣB 期
T_3	Ⅲ期	Ⅲ期	Ⅲ期	ⅣA 期	ⅣB 期
T_4	ⅣA 期	ⅣA 期	ⅣA 期	ⅣA 期	ⅣB 期

4．现有治疗手段　鼻咽癌具有放射敏感性。目前，放疗已经成为鼻咽癌的重要治疗手段之一。虽然早期鼻咽癌仅以放疗作为主要治疗手段，但是鼻咽癌易复发、转移以及出现放疗抵抗导致患者治疗失败死亡。因此，局部晚期疾病需要的不仅仅是放疗。放疗结合化疗是治疗局部晚期疾病的关键发展。目前，NCCN指南建议，对于Ⅱ～Ⅳa期的鼻咽癌，同时放化疗和辅助化疗或诱导化疗后联合放化疗作为2A级证据，同时单独放疗作为2B级证据。

肿瘤免疫疗法是一种很有前景的鼻咽癌治疗方法，其主要策略包括EBV导向的疫苗接种、过继性细胞治疗和免疫检查点阻断。

在该病例中，我们主要介绍了过继性细胞治疗中的肿瘤浸润的淋巴细胞这一类型。过继性细胞疗法指抽取患者或健康人外周血后分离自体或者异体的免疫效应细胞，经过体外激活并且回输到病人体内，从而达到直接杀伤肿瘤，或者激发机体抗肿瘤免疫反应的作用，模式病例34图5如下。

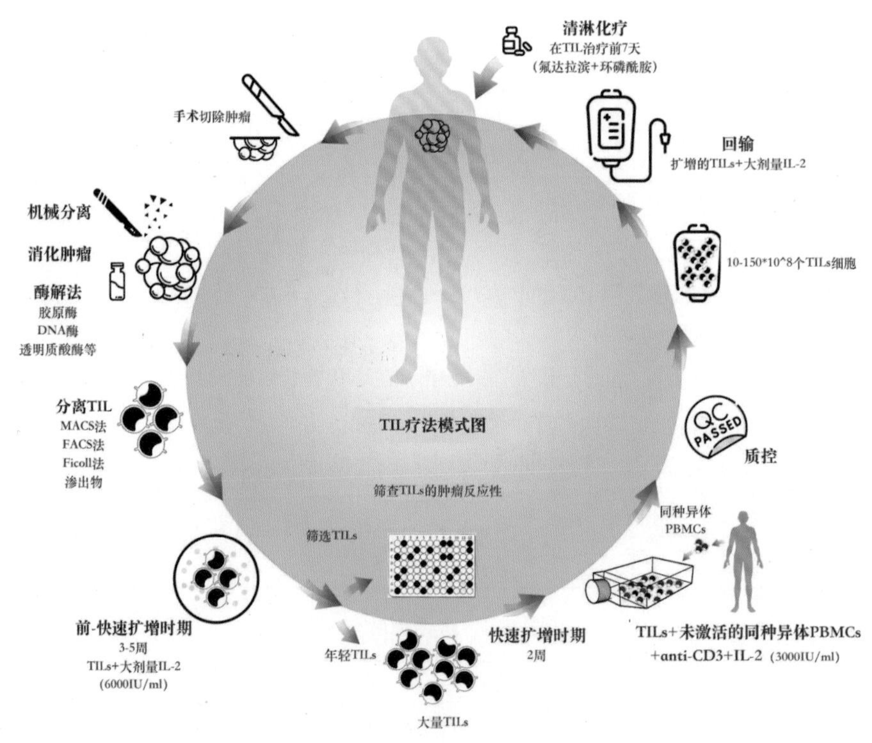

病例34图5　TIL疗法模式图

肿瘤浸润的淋巴细胞（tumor infiltrating lymphocyte，TIL）疗法的效应细胞是经过天然选择与富集后肿瘤特异性T细胞比例高且多样性丰富的群体，与CAR-T细胞疗法和PD-1/PD-L1抗体相比，具有多靶点、肿瘤趋向和浸润能力强、不良反应小等优点。TIL疗法在实体瘤领域内表现出了巨大的潜力，尤其在治疗转移性和晚期黑色素瘤患者。一项招募168名晚期黑色素瘤患者（86%的患者PD-1/PD-L1治疗无效）的Ⅲ期临床试验结果显示，在晚期黑色素瘤患者中，接受TIL治疗的患者的无进展生存期明显长于接受伊匹木单抗治疗的患者。其中TIL组的中位无进展生存期为7.2个月，伊匹木单抗组为3.1个月。TIL组的中位总生存期为25.8个月，伊匹木单抗组为18.9个月。同时TIL疗法在包括头颈部鳞状细胞癌、宫颈癌、非小细胞肺癌等实体瘤治疗领域也展现出了显著的临床疗效。

5．TIL疗法面临的挑战　TIL细胞治疗发挥很强大的抗肿瘤作用，在多种实体瘤中展现出强劲的肿瘤杀伤能力，能够协同放化疗等常规治疗减轻患者肿瘤负荷，延长患者生存时间。但同时，TIL细胞治疗也面临许多挑战（病例34图6）。如何解决这些问题并使细胞治疗走向更加安全、有效以及个体化成为了未来细胞治疗前进的方向。

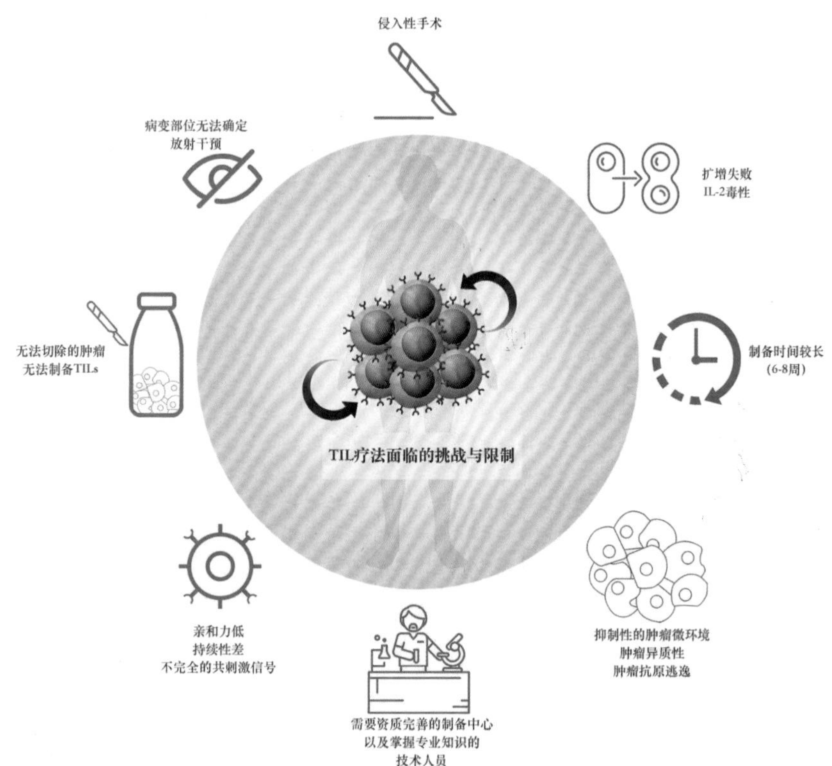

病例34图6　TIL疗法目前面临的挑战

四、病历点评

患者是青年的鼻咽癌女性患者。入院后完善相关检查，通过影像学和病理学结果明确诊断为鼻咽未分化型非角化性癌$T_4N_2M_0$ Ⅳa期（AJCC第7版分期）；$T_4N_2M_0$ Ⅳa期（2008中国分期），之后分别进行了放疗、DDP同期化疗和1个疗程TIL细胞回输。之后规律返院复查未见肿瘤复发或转移征象。

该患者的诊断思路清晰，因"左颈肿物，伴耳鸣、听力下降，偶有鼻塞、涕血，无面麻呛咳"来门诊，并且出生和生活都在原籍（华南地区），考虑到体征和生活背景高度怀疑是鼻咽癌，之后进行鼻咽癌专科检查后利用影像学和病理学确诊。根据NCCN指南患者需要进行根治性放疗加同期的化疗，该病例的亮点之一是在标准的放疗同期联合DDP化疗的基础上给予了TIL细胞免疫治疗，多管齐下杀伤肿瘤细胞，起到了锦上添花的作用，患者治疗效果非常好，在后续长达5年时间里定期复查未见肿瘤复发或转移征象，可以定义为"临床治愈"。目前TIL在鼻咽癌治疗中的研究并不是太多，该病例为鼻咽癌的治疗提供了很好的循证医学证据，后续可以继续开展大规模的前瞻性临床研究来进一步探索。另外我们知道鼻咽癌患者肿瘤组织一般是通过活检获得，组织非常少，TIL扩增数量难以达到要求，该病例第二个是亮点是TIL培养技术上的突破。患者回输TIL后未出现寒战、发热、疲乏、关节酸痛等副反应，证明TIL治疗是安全的。

在该病例中，使用了肿瘤浸润的淋巴细胞进行体外扩增并回输，作为常规放化疗的补充起到了很好的作用。与传统的放化疗直接杀死肿瘤细胞不同，TIL细胞疗法是通过增强患者自身的抗肿瘤免疫达到减轻患者肿瘤负荷或清除患者体内残存肿瘤细胞负荷的方法，为传统放化疗之外的治疗可能提供很好的新思路。

（病例提供：翁德胜　杨昕怡　向　橦　中山大学肿瘤防治中心）

（点评专家：赵婧婧　中山大学肿瘤防治中心）

参考文献

[1]Chen Y-P，Chan ATC，Le Q-T，Blanchard P，et al.Nasopharyngeal carcinoma[J]. Lancet，2019，394（10192）：64-80.

[2]Pathmanathan R，Prasad U，Chandrika G，et al.Undifferentiated，nonkeratinizing，and squamous cell carcinoma of the nasopharynx.Variants of Epstein-Barr virus-infected

neoplasia[J].Am J Pathol，1995，146（6）：1355-1367.

[3]Wang HY，Chang YL，To KF，et al.A new prognostic histopathologic classification of nasopharyngeal carcinoma[J].Chin J Cancer，2016，35：41.

[4]Tsao SW，Tsang CM，Lo KW.Epstein-Barr virus infection and nasopharyngeal carcinoma[J].Philos Trans R Soc Lond B Biol Sci，2017，372（1732）.

[5]Chan KCA，Woo JKS，King A，et al.Analysis of Plasma Epstein-Barr Virus DNA to Screen for Nasopharyngeal Cancer[J].N Engl J Med，2017，377（6）：513-522.

[6]Kazemi MH，Sadri M，Najafi A，et al.Tumor-infiltrating lymphocytes for treatment of solid tumors It takes two to tango? [J].Front Immunol，2022，13：1018962.

[7]Wang S，Sun J，Chen K，et al.Perspectives of tumor-infiltrating lymphocyte treatment in solid tumors[J].BMC Med，2021，19（1）：140.

[8]Sarnaik AA，Hamid O，Khushalani NI，et al.Lifileucel，a Tumor-Infiltrating Lymphocyte Therapy，in Metastatic Melanoma[J].J Clin Oncol，2021，39（24）：2656-2666.

[9]Lim AR，Shin SW.Tumor-Infiltrating Lymphocyte Therapy in Advanced Melanoma[J].N Engl J Med，2023，388（9）：859.

[10]Rohaan MW，Borch TH，van den Berg JH，et al.Tumor-Infiltrating Lymphocyte Therapy or Ipilimumab in Advanced Melanoma[J].N Engl J Med，2022，387（23）：2113-2125.

[11]Stevanović S，Helman SR，Wunderlich JR，et al.A Phase Ⅱ Study of Tumor-infiltrating Lymphocyte Therapy for Human Papillomavirus-associated Epithelial Cancers[J].Clin Cancer Res，2019，25（5）：1486-1493.

[12]Fujita K，Ikarashi H，Takakuwa K，et al.Prolonged disease-free period in patients with advanced epithelial ovarian cancer after adoptive transfer of tumor-infiltrating lymphocytes[J].Clin Cancer Res，1995，1（5）：501-507.

[13]Aoki Y，Takakuwa K，Kodama S，et al.Use of adoptive transfer of tumor-infiltrating lymphocytes alone or in combination with cisplatin-containing chemotherapy in patients with epithelial ovarian cancer[J].Cancer Res，1991，51（7）：1934-1939.

[14]Freedman RS，Kudelka AP，Kavanagh JJ，et al.Clinical and biological effects of intraperitoneal injections of recombinant interferon-gamma and recombinant interleukin 2 with or without tumor-infiltrating lymphocytes in patients with ovarian or peritoneal carcinoma[J].Clin Cancer Res，2000，6（6）：2268-2278.

[15]Creelan BC，Wang C，Teer JK，et al.Tumor-infiltrating lymphocyte treatment for anti-PD-1-resistant metastatic lung cancer：a phase 1 trial[J].Nat Med，2021，27（8）：1410-1418.